医科类专业（下册）

内科护理学　外科护理学

河南省教育科学规划与评估院　编

U0256603

Publishing House of Electronics Industry

北京·BEIJING

内 容 简 介

本书为"河南省中等职业学校对口升学考试复习指导"丛书之一，主要内容包括内科护理学、外科护理学的相关知识及试题。

本书适合参加医科类专业对口升学考试的学生使用。

图书在版编目（CIP）数据

河南省中等职业学校对口升学考试复习指导. 医科类专业. 下册，内科护理学 外科护理学 / 河南省教育科学规划与评估院编. —北京：电子工业出版社，2024.3

ISBN 978-7-121-47577-1

Ⅰ. ①河… Ⅱ. ①河… Ⅲ. ①医学—中等专业学校—升学参考资料 Ⅳ. ①G718.3

中国国家版本馆 CIP 数据核字（2024）第 056482 号

责任编辑：游 陆　　特约编辑：徐 震
印　　　刷：北京七彩京通数码快印有限公司
装　　　订：北京七彩京通数码快印有限公司
出版发行：电子工业出版社
　　　　　北京市海淀区万寿路 173 信箱　邮编　100036
开　　本：787×1 092　1/16　印张：16　字数：409.6 千字
版　　次：2024 年 3 月第 1 版
印　　次：2024 年 3 月第 1 次印刷
定　　价：48.00 元

凡所购买电子工业出版社图书有缺损问题，请向购买书店调换。若书店售缺，请与本社发行部联系，联系及邮购电话：（010）88254888，88258888。

质量投诉请发邮件至 zlts@phei.com.cn，盗版侵权举报请发邮件至 dbqq@phei.com.cn。

本书咨询服务热线：（010）88254489，youl@phei.com.cn。

普通高等学校对口招收中等职业学校应届毕业生，是拓宽学生成长成才通道的重要途径，也是构建现代职业教育体系、推动现代职业教育高质量发展的重要举措。为了做好 2024 年河南省中等职业学校毕业生对口升学考试指导工作，引导学校着力培养高素质技术技能人才、能工巧匠、大国工匠，帮助教师和学生有针对性地复习备考，我们组织专家编写了这套 2024 年"河南省中等职业学校对口升学考试复习指导"。这套复习指导以国家和河南省中等职业学校专业教学标准为依据，以国家和河南省中等职业教育规划教材为参考编写，栏目包括思维导图、复习要求、复习内容、真题回顾、巩固练习等。

在编写过程中，我们认真贯彻新修订的《中华人民共和国职业教育法》和《国家职业教育改革实施方案》，落实《关于推动现代职业教育高质量发展的意见》《关于深化现代职业教育体系建设改革的意见》，坚持以立德树人为根本任务，以基础性、科学性、适应性、指导性为原则，以就业和升学并重为目标，着重反映了各专业的基础知识和基本技能，注重培养和考查学生分析问题及解决问题的能力。这套书对教学标准所涉及的知识点进行了进一步梳理，力求内容精练、重点突出、深入浅出。在题型设计上，既有系统性和综合性，又有典型性和实用性；在内容选择上，既适应了选拔性能力考试的需要，又注意了对中等职业学校教学工作的引导，充分体现了职业教育的类型特色。

本套书适合参加 2024 年中等职业学校对口升学考试的学生和辅导教师使用。在复习时，建议以教学标准为依据、以教材为基础、以复习指导为参考。

本书是此丛书之一。其中"内科护理学"部分，由张彦芳担任主编，参加编写的有王芳、朱迪、张晓庚；"外科护理学"部分，由贾欣担任主编，参加编写的有李婧茹、房娴。

由于经验不足，书中难免存在疏漏和不足之处，恳请广大师生及时提出修改意见和建议，使之不断完善和提高。

编 者

CONTENTS 目 录

第一部分　内科护理学

第二部分　外科护理学

内科护理学

第一章

呼吸系统疾病

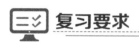 **复习要求**

1. 掌握：支气管哮喘、慢性阻塞性肺疾病、支气管扩张、肺炎、肺结核、原发性支气管肺癌、呼吸衰竭的临床表现和治疗要点；抗生素、镇咳祛痰药、平喘药等的用法；对支气管哮喘、慢性阻塞性肺疾病、肺结核患者进行健康指导。

2. 熟悉：咯血、支气管哮喘、慢性阻塞性肺疾病、呼吸衰竭的概念。

3. 了解：支气管哮喘、慢性阻塞性肺疾病、肺炎、肺结核、呼吸衰竭、支气管肺癌的病因、发病机制及常用检查项目。

考点详解

一、呼吸系统疾病常见症状、体征

（一）咳嗽与咳痰

1. 定义：咳嗽是一种呼吸系统疾病的常见症状，由气管、支气管黏膜或胸膜受炎症、异物、物理或化学性刺激引起，也是机体的一种反射性保护动作，借咳嗽反射以清除呼吸道分泌物和异物。痰是由支气管黏膜的分泌物或肺泡的渗出物形成的。咳痰是通过支气管平滑肌的收缩、支气管黏膜上皮细胞的纤毛运动及咳嗽反射将呼吸道分泌物排出体外的动作。

2. 原因：①感染（以病毒和细菌感染最常见）；②变态反应；③理化因素刺激；④机械性刺激；⑤其他。

3．护理要点

（1）改善环境，减少刺激。

（2）补充营养与水分。

（3）协助排痰。

（4）遵医嘱用药。

（5）预防并发症。

（二）咯血

1．定义：咯血是指喉部以下呼吸道或肺组织出血，血液随咳嗽经口腔咯出。

2．量：①痰中带血；②小量咯血：每日咯血量小于 100 mL；③中等量咯血：每日咯血量在 100～500 mL；④大量咯血：一次咯血量大于 300 mL 或 24 h 咯血量大于 500 mL。

3．原因：①支气管疾病，以支气管扩张多见；②肺部疾病，如肺结核（最常见）、肺癌；③心血管疾病，如二尖瓣狭窄等；④其他。

4．护理要点：

（1）生活护理：注意休息和合理饮食。

（2）病情观察：观察患者的情绪、呼吸音、咯血的顺畅度，有无窒息先兆和窒息表现。

（3）用药护理：遵医嘱应用止血药，首选垂体后叶素（冠心病、高血压、妊娠者禁用，改用生长抑素）；对烦躁不安者，可适当应用镇静剂，如地西泮、10%水合氯醛。禁用吗啡、哌替啶，以免引起呼吸抑制。

（4）防止窒息。

（5）心理护理：解释咯血的原因及对机体的影响，嘱患者勿屏气。

（三）肺源性呼吸困难

1．定义：肺源性呼吸困难是指由呼吸系统疾病引起患者自觉空气不足、呼吸费力（主观感觉），并伴有呼吸频率、节律与深度的异常（客观上）。严重时出现发绀、鼻翼扇动、张口耸肩、端坐呼吸。

2．原因及分类

（1）吸气性呼吸困难：与大气道狭窄梗阻有关。以吸气显著困难为特点，严重者可有三凹征（胸骨上窝、锁骨上窝、肋间隙在吸气时明显下陷），常见于喉头水肿、气管异物。

（2）呼气性呼吸困难：与细支气管痉挛、狭窄、肺组织弹性减弱有关。以呼气明显费力、呼气相对延长伴有广泛哮鸣音为特点，常见于支气管哮喘、阻塞性肺气肿等。

（3）混合性呼吸困难：吸气和呼气均感费力，呼吸浅而快。常见于重症肺炎、肺结核、大量胸腔积液、气胸等。

3．护理要点

（1）加强营养：给予高热量、高蛋白、高维生素、易消化、无刺激、清淡食物，补充营养，促进体力恢复。张口呼吸者注意口腔护理，补充水分。腹胀者进软食，少量多餐，避免进食干食和牛奶、巧克力。干食可刺激引起咳嗽，牛奶、巧克力可使唾液和分泌物黏稠。不能进食者，应用管饲饮食或全胃肠外营养。

（2）降低耗氧量：

1）控制体温，降低基础代谢率：用冰袋冷敷、乙醇擦浴，必要时应用退热药。

2）减轻体力消耗：指导患者取半卧位或端坐位，床上放跨床小桌，必要时伏桌休息，尽量减少活动和不必要的谈话。帮助患者制定每日活动和信息表。指导患者避免抬高上臂，做手臂动作时应采取坐位，以肘部支撑桌子，避免活动时影响呼吸。

（3）用药护理：遵医嘱给予抗炎、解痉、平喘、祛痰、镇咳药物治疗，注意观察药物疗效和不良反应。慢性呼吸困难痰量较多时，不宜选用强烈镇咳药物（如可待因等）治疗。

（4）通畅气道：分泌物较多者，协助患者翻身拍背，利于痰液排出。必要时应机械吸痰，保持呼吸道通畅。

（5）吸氧：呼吸困难和发绀明显者，立即给予吸氧。

（四）胸痛

1．定义：胸痛是由于胸内脏器或胸壁组织病变引起的胸部疼痛。

2．原因：

常见原因有：①内脏缺血、缺氧，如心绞痛、急性心肌梗死、肺梗死等；②炎症，如胸膜炎、带状疱疹等；③肿瘤，如肺癌等；④其他。胸膜炎患者的胸痛在深吸气或剧烈咳嗽时明显，屏气时消失，患侧卧位休息可减轻疼痛。

3．护理要点：

（1）解除不安情绪。

（2）调整体位。

（3）缓解疼痛。

二、慢性支气管炎、慢性阻塞性肺气肿和慢性阻塞性肺疾病

（一）概念

1．慢性支气管炎：简称慢支，是指气管、支气管黏膜及其周围组织的慢性非特异性炎症。

2．慢性阻塞性肺气肿：简称肺气肿，是指终末细支气管远端（呼吸性细支气管、肺泡管、肺泡囊和肺泡）的气道弹性减退、过度膨胀、充气和肺容积增大，或同时伴有气管壁结构破坏的病理状态。

3．慢性阻塞性肺疾病（COPD）：简称慢阻肺，是以慢性持续性气流受限为特征的一组疾病，其特征性改变是气道、肺实质及肺血管的慢性炎症。慢支和肺气肿患者肺功能检查出现气流受限并且不能完全可逆时，称为慢性阻塞性肺疾病。

（二）病因

1．感染是造成慢支起病、加重和复发的基本原因。

2．吸烟是 COPD 的重要发病因素。

3．理化因素。

4．过敏因素。

5．蛋白酶-抗蛋白酶失衡。

6．其他，如自主神经功能失调、营养不良、免疫功能低下等。

（三）临床表现

1．慢性支气管炎：以慢性咳嗽、咳痰或伴有喘息及反复发作为主要特征。

2．肺气肿：在咳嗽、咳痰的基础上出现进行性加重的呼气性呼吸困难。有典型肺气

肿体征。①视诊：桶状胸，呼吸运动减弱；②触诊：语颤减弱或消失；③叩诊：呈过清音，心浊音界缩小或不易叩出，肺下界和肝浊音界下降；④听诊：呼吸音普遍减弱，呼气延长，合并感染时有湿啰音，心音遥远。

3．COPD：以气短或呼吸困难为标志性症状。

4．慢支的临床分型与分期

（1）分型：可分为单纯型和喘息型。

（2）分期：①急性发作期：在 1 周内出现脓性痰，量增多或伴有发热等症状；②慢性迁延期：咳、痰、喘症状迁延 1 个月以上；③临床缓解期：经治疗或自然缓解，症状基本消失并保持 2 个月以上。

5．并发症

（1）慢性支气管炎：最常见的并发症是慢性阻塞性肺气肿。

（2）肺气肿、COPD：易并发慢性肺源性心脏病（最常见而严重的并发症）、呼吸衰竭、自发性气胸（突然加剧的呼吸困难或咳嗽后出现显著胸痛、发绀，叩诊呈鼓音，患侧呼吸音减弱或消失）、感染等。

（四）辅助检查

1．肺功能检查：测定第 1 秒用力呼气量占用力肺活量的比值（FEV_1/FVC）小于 70%，第 1 秒用力呼气量占预计值百分比（$FEV_1\%$预计值）小于 80%。残气量（RV）增加，残气量与肺总量（TLV）的比值大于 40%，对阻塞性肺气肿的诊断有重要意义。

2．X 线检查：胸部 X 线显示肺纹理增粗、紊乱。肺气肿时胸廓扩张，肋骨变平，肋间隙增宽，膈低平。两肺透亮度增加。心脏狭小，心影缩小。

3．随病情进展，可出现 PaO_2 降低，$PaCO_2$ 正常或升高。

（五）治疗要点

1．急性发作期：控制感染，辅以祛痰、镇咳、解痉、平喘、吸氧。

2．缓解期：戒烟；增强体质，预防呼吸道感染；合理氧疗；呼吸功能锻炼。

（六）护理要点

1．生活护理：多休息，采取节能体位减少耗氧量；加强营养，避免产气食物。

2．用药护理：遵医嘱应用抗生素、化痰镇咳药、平喘药，并观察药物的疗效及副作用。

3．协助排痰：①指导患者深呼吸，有效咳嗽；②拍背和胸壁震荡；③湿化呼吸道；④体位引流；⑤机械吸痰。

4．呼吸功能锻炼：包括缩唇呼吸和腹式呼吸。缩唇呼吸的作用是提高支气管内压力，防止呼气时小气道过早陷闭，以利于肺泡气体排出。腹式呼吸是通过腹肌的主动收缩与舒张，增加胸腔容积，可使呼吸阻力减低，肺泡通气量增加，提高呼吸效率。要领是：用鼻吸气，用口呼气，吸气时尽量挺腹，呼气时收腹，口唇缩拢似吹口哨状，吸与呼时间之比为 1：2 或 1：3。每分钟呼吸 7～8 次，如此反复训练，每次 10～20 min，每日两次。

5．合理氧疗：给予低流量（1～2 L/min）、低浓度（25%～29%）持续（每天 15 h 以上）吸氧。

6．防治自发性气胸、慢性呼吸衰竭等并发症。

（七）健康教育

1. 疾病预防：指导患者戒烟，避免粉尘和刺激性气体吸入，避免上呼吸道感染等；加强营养，合理锻炼，增强机体抵抗力。

2. 家庭氧疗指导：注意用氧安全；掌握吸氧的流量和时间；及时更换供氧鼻导管、鼻塞，预防感染；注意疗效判断。

3. 自我病情监测：监测生命体征，观察咳嗽、咳痰的变化及呼吸困难与活动的关系，判断病情变化；若出现体温升高、咳嗽加剧、痰量增多、痰液黏稠、呼吸困难加重，应及时就医。

三、慢性肺源性心脏病

（一）定义

慢性肺源性心脏病，简称肺心病，是由于慢性肺组织、肺动脉血管或胸廓病变引起的肺组织结构和（或）功能异常，致使肺循环阻力增加，肺动脉压力增高，右心室肥厚、扩大，甚至发生右心衰竭的一类疾病。

（二）病因

1. 支气管、肺疾病：以慢支并发阻塞性肺气肿最多见，占80%～90%，其他如支气管哮喘、支气管扩张、重症肺结核等亦可引起。

2. 胸廓运动障碍性疾病。

3. 肺血管疾病。

（三）发病机制

肺动脉高压是慢性肺心病发生的关键环节，缺氧是肺动脉高压形成最重要的因素。

1. 随着肺气肿的加重，肺泡内压增高，压迫肺泡毛细血管，造成毛细血管管腔狭窄或闭塞；肺泡壁破裂，造成毛细血管网毁损，肺循环阻力增大，促使肺动脉高压形成。

2. 气道阻塞引起的缺氧、高碳酸血症使肺血管收缩、痉挛，加重了肺动脉高压形成。

3. 缺氧和高碳酸血症使肾小动脉收缩，肾血流量减少，促使水、钠潴留而增加肺血流量。

4. 继发性红细胞增多，血黏度增高，增加血流阻力，促使肺心病发展，最终导致右心衰竭。

（四）临床表现

1. 肺、心功能代偿期

（1）原发病表现。

（2）肺动脉高压和右心室肥大表现。肺动脉瓣区第二心音亢进（$P_2>A_2$和或P_2亢进），提示肺动脉高压。三尖瓣区出现收缩期杂音或剑突下心脏搏动增强，提示右心室肥厚。

2. 肺、心功能失代偿期

（1）呼吸衰竭：急性呼吸道感染是最常见的诱因。以呼吸困难、发绀和肺性脑病为突出表现（肺性脑病：是指因慢性阻塞性肺疾病，导致通气和换气功能障碍致缺氧和二氧化碳潴留，引起中枢神经系统功能障碍的病理生理综合征）。

（2）心力衰竭：主要表现为右心衰竭，以下肢水肿、肝大、肝-颈静脉回流征阳性为主要表现。

3．并发症

（1）肺性脑病：是肺心病的首要死因。

（2）心律失常：主要表现为房性心律失常（心房颤动）。

（3）酸碱平衡失调和电解质紊乱：以代谢性酸中毒伴呼吸性酸中毒多见。

（4）休克：是肺心病较常见的严重并发症之一。

（5）其他：消化道出血、弥散性血管内凝血（DIC）等。

4．辅助检查

（1）心电图检查可有"肺型P波"。

（2）胸部X线检查见肺动脉扩张、肺动脉段突出及右心室增大。

（3）超声心动图可显示肺动脉高压和右心室肥大。

（五）治疗要点

肺心病的治疗以治肺为主、治心为辅，最主要的是控制感染。

1．急性期

（1）积极控制呼吸道感染。

（2）改善呼吸功能。

（3）控制呼吸衰竭和心力衰竭。

2．缓解期

（1）长期家庭氧疗。

（2）预防呼吸道感染。

（3）积极治疗原发病，促进心、肺功能恢复。

（六）护理要点

1．用药护理

遵医嘱应用敏感抗生素控制感染，呼吸中枢兴奋剂促进二氧化碳排出，利尿剂减轻水肿，强心剂控制心力衰竭。治疗中出现心悸、呕吐、震颤、惊厥等症状，提示呼吸中枢兴奋剂过量，应立即停药。利尿剂应缓慢、间歇、小量应用。因慢性缺氧和感染，患者对洋地黄药物耐受性降低，易发生中毒，因此应选作用快、排泄快的制剂，剂量宜小，为常规剂量的1/2或2/3量。观察洋地黄疗效时，不宜以心率为衡量指标。

2．生活护理

（1）休息与活动：合理安排患者活动与休息，指导患者取节能体位，减少体力消耗。

（2）饮食：心衰者限水钠，钠盐小于3 g/d，水分小于1500 mL/d。少量多餐，必要时静脉补充营养。

3．对症护理

（1）保持呼吸道通畅：根据患者情况采取翻身、拍背、湿化呼吸道、吸痰等措施。

（2）吸氧：持续低流量、低浓度。判断氧疗效果最重要的指标是神志。

（3）防压疮。

4．病情监测

观察患者的生命体征、意识状态，定期监测动脉血气分析。注意有无肺性脑病、心律失常、栓塞等并发症表现。出现头痛、烦躁不安、表情淡漠、神志恍惚、精神错乱、嗜睡和昏迷等症状时，及时通知医生。烦躁不安者应慎用镇静剂，以免诱发或加重肺性脑病。

四、支气管哮喘

(一) 概念

支气管哮喘，简称哮喘，是一种由多种细胞（以嗜酸性粒细胞和肥大细胞为主）和细胞组分参与的气道慢性炎症和气道高反应性为特征的异质性疾病。气道阻塞不同程度的可逆性是本病的特点。临床表现为反复发作的呼气性呼吸困难伴哮鸣音，可自行或经治疗后缓解。

(二) 病因和发病机制

1. 病因：受遗传和环境双重因素影响。常见环境因素有：①吸入性过敏原（最重要）：如花粉、尘螨、真菌孢子、动物毛屑、臭氧、二氧化硫、烟雾、烹调香气等；②感染：呼吸道感染（尤其是病毒感染）是哮喘急性发作的常见诱因；③其他：某些食物，如鱼、虾、蟹、蛋类和牛奶等；某些药物，如普萘洛尔、阿司匹林、抗生素（如青霉素、磺胺类）、碘造影剂等；气候变化、运动、精神因素等。

2. 发病机制：主要有以下 4 个方面：①变态反应；②气道炎症；③气道高反应性；④神经因素。

(三) 临床表现

1. 症状：具体表现为以下 4 个方面：①发作性伴有哮鸣音的呼气性呼吸困难；②张口、耸肩、端坐呼吸，大汗淋漓，严重者可出现发绀；③可自行缓解或用支气管扩张剂后缓解；④缓解期无任何症状和体征。

2. 体征：哮喘发作时，患者胸廓饱满，叩诊呈过清音，双肺闻及广泛哮鸣音，呼气延长，心率加快，重者端坐呼吸。但严重发作时，也可听不到哮鸣音（寂静肺）。

(四) 治疗要点

1. 原则：控制急性发作、避免和去除过敏原、预防复发。

2. 用药：具体用药方法如下：①β_2受体激动剂是控制哮喘急性发作的首选药物，长期使用可产生耐受性使疗效降低；②糖皮质激素是目前治疗哮喘最有效的抗炎药物；③抗胆碱药尤其适用于夜间哮喘发作和痰多者；④色甘酸钠对预防运动或过敏原诱发的哮喘最为有效。给药方式以气雾剂为首选。

(五) 哮喘持续状态

1. 定义：严重哮喘发作持续 24 h 以上，经一般的支气管扩张剂治疗无效者称哮喘持续状态。

2. 诱因：呼吸道感染未控制、过敏原未消除、严重脱水、酸中毒、精神紧张、并发心肺功能障碍等。

3. 表现：嗜睡或意识模糊，不能讲话，呼吸音、哮鸣音减弱或消失，胸腹部矛盾运动，心动过速或过缓，血压下降，严重脱水，可因呼吸、循环衰竭而死亡。

4. 抢救措施：①吸氧（氧流量 1～3 L/min，氧气应温暖湿化）；②纠正脱水（每日宜静脉补液 2 500～3 000 mL）；③迅速应用支气管扩张剂和糖皮质激素；④积极控制感染；⑤纠正酸中毒；⑥并发症处理。

（六）护理要点

1. 生活护理

（1）指导患者避免接触过敏原：避免进食易过敏的食物，如鱼、虾、蟹、蛋类和牛奶等；避免刺激性食物，如胡椒、生姜等；不宜在室内放置花草，不宜用羽绒枕头、羽绒被子；家中不养宠物，室内不铺地毯，以免吸入刺激性物质引起哮喘发作。

（2）保证患者足够的休息：为患者提供安静舒适的环境，保持患者舒适体位（如半卧位或坐位，提供床上桌以作支撑，减少体力消耗）以利于肺部扩张。合理安排各种治疗和护理措施，不影响患者的休息和睡眠。

（3）指导患者合理饮食：宜清淡、易消化、高热量、丰富维生素的流质或半流质饮食。避免进食硬、冷、油煎食物。多摄入新鲜蔬菜、水果，保持大便通畅。鼓励患者多饮水，无心、肾功能不全者，每日饮水 2 500～3 000 mL，以补充丢失的水分和稀释痰液。

2. 病情监测：监测患者的发作频率、持续时间、呼吸困难的程度和对药物的反应，发作对心率和血压的影响，以及机体的缺氧状况和吸入器的应用情况。

3. 用药护理

（1）支气管扩张剂：β_2 肾上腺素受体激动剂和茶碱类。

1）β_2 肾上腺素受体激动剂：是控制哮喘急性发作的首选药物。因长期使用可产生耐受性使疗效降低，因此不宜长期、规律、单一、大量使用。静脉滴注时应注意控制滴速，用药过程中观察有无心悸、骨骼肌震颤、低血钾等不良反应。心衰、高血压、甲状腺功能亢进症、糖尿病等患者慎用或禁用。

2）茶碱类：是目前治疗哮喘的有效药物。静滴用于控制急性发作或哮喘持续状态，口服主要用于慢性喘息的治疗及预防发作。茶碱缓释片或控释片主要用于慢性反复发作性哮喘和夜间哮喘。茶碱类主要有胃肠道、心脏和中枢神经系统的毒性反应。静脉注射时应以葡萄糖溶液 20～40 mL 稀释，在 5～10 min 内注射。使用茶碱缓释片或氨茶碱控释片时因药片内有控释材料，因此必须整片吞服。

（2）糖皮质激素：是目前治疗哮喘最有效的抗炎药物。琥珀酸氢化可的松静脉滴注可控制重度或严重哮喘发作。激素吸入疗法配合支气管扩张剂是治疗中、重度哮喘的有效措施。指导患者吸入激素后立即漱口、减少吸入次数；长期使用激素时，应密切观察是否有副作用。口服激素宜在饭后服用，以减少对胃肠道的刺激。应用激素 5 d 以上者应遵医嘱进行阶梯式逐渐减量，患者不得自行停药或减量。

（3）抗胆碱药：是哮喘治疗的辅助药物，常用异丙托溴铵雾化吸入。与 β_2 肾上腺素受体激动剂联合使用有协同作用，尤适用于夜间哮喘发作和痰多者。

（4）其他：①色甘酸钠，是一种肥大细胞膜稳定剂，对预防运动或过敏原诱发的哮喘最为有效。孕妇慎用。②酮替芬，对季节性哮喘和轻症哮喘有效。

（七）健康教育

1. 通过适当的措施，完全可以控制哮喘发作。

2. 避免接触环境中的过敏原，适当补充水分，饮食上避免鱼、虾、蟹、蛋类和牛奶。

3. 正确使用吸入器：

（1）应用定量雾化器时，按压与吸气应同步。

（2）药物吸入后尽可能屏住呼吸 5～10 s，然后呼气。

（3）每次用药后应漱口，以减少药物在口腔内残留。

（4）观察药物副作用。

4．自我病情监测和判断。

5．提高治疗依从性和管理能力。

五、肺炎

（一）分类

1．按病因分类：可分为感染性肺炎（细菌感染最常见）、理化性肺炎、变态反应性肺炎。

2．按病变部位分类：可分为大叶性肺炎、小叶性肺炎、间质性肺炎。

3．按患病环境分类：可分为社区获得性肺炎（是指患者在医院外罹患的感染性肺实质炎症）、医院获得性肺炎（是指患者在入院时不存在也不处于感染潜伏期，而于入院48 h后在医院内发生的肺炎）。

（二）肺炎球菌肺炎的病因、发病机制和诱因

致病菌为肺炎链球菌，它是寄居在健康人上呼吸道中的一种正常菌群。当机体免疫功能受损，如淋雨、疲劳、醉酒、精神刺激等因素的影响，细菌侵入下呼吸道，并在肺泡内繁殖。肺炎链球菌毒力大小与多糖荚膜有关。

（三）肺炎球菌肺炎的特征

1．症状：①起病急骤、寒战、高热；②胸痛；③咳嗽、咳铁锈色痰；④呼吸困难；⑤偶有明显消化道症状，易误诊为急腹症。

2．体征：肺实变体征（呼吸运动减弱，触觉语颤增强，叩诊呈浊音，听诊闻及管状呼吸音和湿性啰音）。

（四）治疗要点

1．抗生素应用：肺炎球菌肺炎首选青霉素，抗生素疗程一般为5～7 d或热退后3 d停药。

2．对症、支持疗法：高热者首选物理降温，于头部、腋下、腹股沟等处置冰袋，或用酒精擦浴降温。胸痛者取患侧卧位。气急者给予半卧位，吸氧，流量2～4 L/min。

（五）中毒性肺炎

1．定义：中毒性肺炎又叫休克型肺炎，是以周围循环衰竭为主要表现的一种重症肺炎。

2．表现：高热骤降至常温以下、脉搏细速、脉压变小、呼吸浅快、烦躁不安、面色苍白、肢冷出汗、尿量减少。

3．抢救措施：①调整体位（中凹卧位）；②吸氧；③扩充血容量（是抗休克最基本的措施）；④纠正酸中毒（碱性药物集中先行输入）；⑤应用血管活性药物（单独一路静脉输入，维持收缩压在90～100 mmHg）；⑥应用糖皮质激素；⑦应用抗生素。

（六）护理要点

1．指导患者正确留取痰液标本。

2．遵医嘱应用敏感抗生素。

3. 降温与保暖。

4. 协助排痰。

5. 吸氧。

6. 休克型肺炎的病情判断与疗效监测。

六、支气管扩张

（一）病因和发病机制

1. 支气管-肺组织感染和支气管阻塞：婴幼儿时期患百日咳、麻疹、支气管炎是支气管-肺组织感染所致支气管扩张最常见的原因。

2. 支气管先天性发育缺损和遗传因素。

（二）临床表现

1. 慢性咳嗽。

2. 大量脓痰（痰液静止后可分为三层：上层为泡沫，中层为浑浊黏液，下层为脓性物和坏死组织，合并厌氧菌感染时痰液有恶臭味）。

3. 反复咯血（少数患者反复咯血而平时无咳嗽、咳痰，称为"干性支气管扩张"）。

4. 继发肺部感染。

5. 病变部位可闻及固定、持久的湿性啰音。

（三）诊断要点

根据病史（婴幼儿时期患麻疹、百日咳）、临床表现、胸部 X 线检查可诊断。典型的 X 线表现为：粗乱肺纹理中有多个不规则的环状透亮阴影或沿支气管的卷发状阴影。支气管碘油造影可确诊，能确定病变部位、性质、范围、严重程度，为手术切除提供重要参考依据。高分辨率 CT 是目前诊断支气管扩张的主要方法。

（四）治疗要点

促进痰液引流和防治呼吸道反复感染同样重要。常采用有效抗生素控制感染，稀释脓痰和促进排痰，以保持支气管引流通畅；必要时手术切除扩张的肺叶或肺段。咯血者应及时止血，预防窒息。

（五）护理要点

1. 生活护理：协助患者取舒适体位，保证休息和睡眠；鼓励患者多饮水，给予高蛋白、高营养、高维生素、易消化、无刺激的饮食。

2. 用药护理：遵医嘱应用抗生素控制感染，局部雾化吸入以稀释痰液。

3. 协助排痰：协助患者翻身、拍背，指导患者有效咳嗽。对咳大量脓痰者，指导患者采取体位引流，促进排痰。引流时病肺处于高处，引流支气管开口向下。宜在饭前或睡前进行。

七、呼吸衰竭

（一）定义

呼吸衰竭是由于多种原因引起的肺通气和（或）肺换气功能严重障碍，以致不能进行有效的气体交换，导致缺氧伴（或不伴）二氧化碳潴留，从而引起一系列生理功能和代谢紊乱的临床综合征。

（二）病因、诱因、发病机制

1. 病因：支气管、肺疾病，以慢性阻塞性肺疾病最常见；胸廓、神经肌肉病变；肺血管病变。

2. 诱因：呼吸道感染是引起失代偿性慢性呼吸衰竭最常见的诱因。

3. 发病机制：肺泡通气不足；通气/血流比例失调；弥散障碍。

（三）分型

1. 根据血气分析分为Ⅰ型（低氧血症型）呼吸衰竭和Ⅱ型（高碳酸血症型）呼吸衰竭。

2. 根据呼吸衰竭发生的急缓分为急性呼吸衰竭和慢性呼吸衰竭。

（四）临床表现

1. 呼吸困难：是临床最早出现的表现。

2. 发绀：是严重缺氧的典型表现。

3. 精神、神经症状：轻度缺氧可出现注意力分散、定向力减退；重者出现烦躁不安、神志恍惚、嗜睡、昏迷。二氧化碳潴留早期出现烦躁、昼睡夜醒，严重者可表现为神志淡漠、间歇抽搐、昏睡、昏迷。缺氧和二氧化碳潴留所引起的精神、神经症状称为肺性脑病。昼睡夜醒是肺性脑病的早期表现。

4. 心血管系统症状：早期脉率增快、脉压增大、血压升高，晚期心律失常、血压下降，甚至休克。二氧化碳潴留引起外周静脉扩张，表现为颜面潮红、球结膜水肿、浅表静脉充盈、四肢及皮肤温暖潮湿。

5. 其他：可出现丙氨酸氨基转移酶（ALT）升高、消化道出血、肾功能损害和 DIC 等。

（五）诊断标准

1. 有导致呼吸衰竭的病因和诱因。

2. 有低氧血症或伴高碳酸血症的临床表现。

3. 在海平面大气压下，静息状态呼吸空气时 $PaO_2 < 60$ mmHg 或伴 $PaCO_2 > 50$ mmHg，并排除心内解剖分流或原发性心排血量减低时，呼吸衰竭即可诊断。

（六）治疗要点

1. 保持呼吸道通畅：是纠正缺氧和二氧化碳潴留的首要条件。

2. 氧疗：根据呼吸衰竭的类型不同，给予不同方式、不同流量的吸氧。

3. 增加通气量、减少二氧化碳潴留：可应用呼吸中枢兴奋剂或机械通气。

4. 纠正水、电解质及酸碱平衡失调。

5. 积极治疗原发病。

（七）护理要点

1. 保持呼吸道通畅。

2. 合理给氧：Ⅱ型呼吸衰竭给予持续、低浓度（25%～29%）、低流量（1～2 L/min）吸氧。

3. 遵医嘱用药。

4．病情判断与疗效监测。

5．机械通气。

八、肺结核

（一）病因及发病机制

肺结核是由结核分枝杆菌（俗称结核杆菌）引起的肺部慢性传染病，对人类的致病菌主要为人型菌，具有抗酸染色的特性，对外界环境抵抗力较强。入侵结核菌的数量、毒力、人体免疫力、变态反应的高低等决定了感染后结核病的发生、发展与转归。结核病基本的病理改变有渗出、增殖、干酪样坏死及空洞形成。

结核杆菌对外界环境抵抗力较强，在阴湿处可生存 5 个月以上，但在烈日下暴晒 2 h 或煮沸 1 min 能被杀灭，用一般消毒剂如 5%～12%的来苏水接触 2～12 h、70%酒精接触 2 min 也可杀灭。排菌患者（痰菌阳性）是主要的传染源，空气-飞沫传播（呼吸道传播）是主要传播途径，将痰吐在纸上直接焚烧是最简单的灭菌方法。

（二）分型与分期

1．分型：①原发型肺结核；②血行播散型肺结核；③继发型肺结核；④结核性胸膜炎；⑤其他肺外结核；⑥菌阴肺结核。

2．分期：进展期、好转期、稳定期。

（三）临床表现

1．症状

（1）结核毒血症状：午后低热；消瘦、乏力；夜间盗汗。

（2）呼吸系统症状：咳嗽、咳痰（最常见）；咯血（大咯血可致失血性休克，咯血不畅可致窒息）；胸痛（病变累及壁层胸膜）；呼吸困难（重症肺结核、病变范围较大者、并发气胸或大量胸腔积液时）。

2．体征

病灶范围较大者可见患侧呼吸运动减弱、语颤增强、叩诊浊音、听诊呼吸音减低，可听到支气管肺泡呼吸音及湿啰音。锁骨上下区、肩胛间区于咳嗽后闻及湿啰音，常有助于结核的诊断。病变广泛纤维化或胸膜增厚粘连时，病侧胸廓塌陷、肋间隙变窄、气管向病侧移位，对侧可有代偿性肺气肿征。

3．结核病各型表现

（1）原发型肺结核：①多见于儿童；②症状多轻微而短暂；③结核菌在肺内经淋巴道播散，表现为原发综合征（原发病灶、淋巴管炎和肺门淋巴结炎）；④X 线表现为哑铃形阴影；⑤绝大多数患儿的病灶可自行吸收或钙化。

（2）血行播散型肺结核：①可见于儿童或成人；②结核杆菌经血行传播；③分急性、亚急性和慢性三种；④急性者起病急，症状重，可有高热、盗汗、气急、发绀、虚弱等，可并发结核性脑膜炎；⑤X 线表现为"三均匀"（分布均匀、大小相等、密度一致）或"三不均"的粟粒状阴影。

（3）继发型肺结核

1）浸润型肺结核：①是最常见的继发性肺结核类型；②多见于成人；③症状轻重不一；

④细菌常沿支气管播散；⑤X 线显示有边缘模糊、片状或絮状阴影，可有结核球和虫蚀样空洞；⑥是主要的传染源。

2）纤维空洞型肺结核：①是肺结核的晚期类型；②表现为长期咳嗽、咳痰、反复咯血、活动后气促，严重者可发生呼吸衰竭；③痰中常有结核菌，为结核病的重要传染源；④X 线表现有广泛纤维化病灶，厚壁空洞，肺纹理呈垂柳状，气管和纵隔向患侧移位，健侧呈代偿性肺气肿，重者可有毁损肺。

（4）结核性胸膜炎：①因入侵细菌数量大或变态反应强所致；②分干性、渗出性和结核性脓胸三种；③主要表现为胸痛、干咳、呼吸困难等；④X 线表现为胸腔积液征象。

（四）常用检查及意义

1．结核菌检查：痰中找到结核菌是确诊肺结核的主要依据，并说明病灶为开放性、具有传染性。

2．胸部 X 线检查：是早期诊断肺结核的主要方法，并能判断病灶部位、范围、性质、发展情况和治疗效果，是肺结核临床分型的主要依据。

3．结核菌素试验：可确定人体是否受结核菌感染，帮助诊断结核病。3 岁以上成人有诊断意义。

4．其他检查：如血常规、血沉等。

（五）治疗

抗结核化学药物治疗对控制结核病起决定性作用，合理化疗可使病灶内细菌完全消灭最终达到痊愈。坚持早期、联合、适量、规律和全程治疗是抗结核化疗的原则。常用杀菌剂有异烟肼、利福平、链霉素、吡嗪酰胺，抑菌剂有乙胺丁醇、对氨基水杨酸钠等。常用抗结核药的用法及主要不良反应见表 1-1-1。

表 1-1-1　常用抗结核药的用法及主要不良反应

药　　名	每日剂量/g	间歇剂量/g	主要不良反应
异烟肼（H,INH）	0.3	0.6～0.8	周围神经炎、偶有肝功能损害
利福平（R,RFP）	0.45～0.6	0.6～0.9	肝功能损害、过敏反应
链霉素（S,SM）	0.75～1.0	0.75～1.0	听力障碍、肾损害、口周麻木、皮疹等
吡嗪酰胺（Z,PZA）	1.5～2.0	2.0～3.0	胃肠道不适、肝损害、高尿酸血症、关节痛
乙胺丁醇（E,EMB）	0.75～1.0	1.5～2.0	球后视神经炎
对氨基水杨酸钠（P,PASNa）	8.0～12.0	10.0～12.0	胃肠道反应、过敏反应、肝功能损害

化疗分为两个阶段：第一阶段为强化治疗，疗程 1～3 个月，每日用药；第二阶段为维持治疗，疗程 12～18 个月，每周 3 次间歇性用药。

（六）大咯血窒息的抢救

（1）立即置患者于头低足高位或抱起患者双腿呈倒立位。

（2）保持气道通畅，迅速清除口、鼻腔、咽喉内血块或用鼻导管接吸引器将呼吸道分泌物和血液吸出，严重者行气管插管吸出血块。

（3）高流量吸氧。

（4）给予垂体后叶素止血。

（5）必要时进行人工呼吸。

（七）护理要点

1．休息与营养：有高热、中毒症状明显及咯血者应卧床休息，宜采取患侧卧位，以利于健侧通气和防止病灶向健侧播散。进食高热量、高蛋白、高维生素的易消化饮食。

2．心理护理。

3．指导患者规律用药，并观察疗效及副作用。

4．预防传播：①早期发现，早期化疗，控制传染源；②固定用具或餐具、定时消毒；③不要随地吐痰，不要吞咽痰液，痰吐在纸上放入火内焚烧，或吐在加有消毒灵的痰杯内浸泡 1 h 灭菌；④咳嗽、打喷嚏时应以手纸等掩住口鼻；⑤被褥、书籍在强烈日光下暴晒 2 h；⑥室内隔日用 15 瓦紫外线灯照射 2 h，切断传播途径；⑦加强营养，增加机体的抵抗能力。

九、原发性支气管肺癌

（一）病因

吸烟是肺癌的重要危险因素。80%～90%的男性肺癌与吸烟有关。另外，长期接触职业性致癌因子、空气污染、电离辐射、肺部慢性疾病、遗传等也与肺癌的发生有关。

（二）分类

1．按解剖学分类：分为中央型肺癌和周围型肺癌。

2．按细胞分化程度、形态特征和生物学特点分类：

（1）鳞状细胞癌，最常见，多见于老年男性，与吸烟的关系最密切，生长慢、转移晚，手术切除概率大。

（2）小细胞未分化癌，恶性程度最高，生长快、转移早，对放疗、化疗较其他类型敏感。

（3）大细胞未分化癌，恶性程度高，转移较小细胞癌晚，手术切除概率较大。

（4）腺癌，女性多见，恶性程度介于鳞状细胞癌和小细胞未分化癌，对放疗、化疗敏感性较差。

（三）临床表现

1．由原发肿瘤引起的症状：①刺激性咳嗽，是最常见的早期症状，咳嗽呈高音调金属音；②咯血；③局限性喘鸣；④胸闷、气急；⑤消瘦或恶病质；⑥发热。

2．肿瘤压迫和转移引起的症状：①胸痛：约 30%的肿瘤直接侵犯胸膜、肋骨和胸壁，出现持续、固定、剧烈的胸痛；②呼吸困难；③咽下困难：为肿瘤侵犯或压迫食管引起；④声音嘶哑：肿瘤直接压迫或转移至纵隔淋巴结，肿大后压迫喉返神经所致（多见左侧）；⑤上腔静脉阻塞综合征：肿瘤侵犯纵隔、压迫上腔静脉，使头部静脉回流受阻，出现头面部、颈部和上肢水肿，以及胸前部淤血和静脉曲张，并有头痛、头昏或眩晕等；⑥霍纳（Horner）综合征：位于肺尖部的肿瘤称上沟癌，常侵犯颈部交感神经节，引起病侧眼睑下垂、瞳孔缩小、眼球内陷，同侧额部与胸壁无汗或少汗。

3．体征：肿瘤致部分支气管阻塞时，有局限性哮鸣音。远处转移致右锁骨上窝及腋下淋巴结肿大。部分患者有杵状指（趾）。

（四）辅助检查

1．胸部 X 线检查：是发现肺癌的重要方法之一。中央型肺癌主要表现为单侧不规则的肺门肿块。右上叶中央型肺癌向管腔内生长，引起支气管完全阻塞，导致右上叶肺不张；肺不张伴肺门淋巴结肿大时，下缘可表现为倒 S 状影像，是右上叶中央型肺癌的典型征象。周围型肺癌表现为边界毛糙的结节状或团块状阴影。

2．痰脱落细胞检查：是诊断肺癌简便易行的方法，痰中找到癌细胞可确诊。

3．纤维支气管镜检查：配合活检可确诊，主要适用于中央型肺癌。

4．其他：如开胸手术探查、胸水癌细胞检查、淋巴结活检、癌胚抗原检测等。

（五）治疗要点

以手术治疗为主，结合放疗、化疗、中医中药及免疫治疗。非小细胞肺癌首选手术治疗，然后是放疗或化疗。小细胞未分化癌首选化疗和放疗。

（六）护理要点

1．合理应用化疗药物：化疗期间饮食宜少量多餐，治疗前、后 2 h 内避免进餐。严密观察血象变化，当白细胞总数降至 $3.5×10^9/L$ 时，应及时报告医生并暂停化疗；当白细胞总数降至 $1×10^9/L$ 时，遵医嘱输白细胞及使用抗生素以预防感染，并进行保护性隔离。

2．合理保护静脉：静脉给药时应在输注化疗药物前、后输注无药液体，以防药液外漏使组织坏死，并可减少对血管壁的刺激。若化疗药液不慎外漏，应立即停止输注，迅速用 0.5%普鲁卡因溶液 10～20 mL 局部封闭，并用冰袋冷敷（忌热敷，热敷加速扩散，加重组织损伤），局部外敷氟轻松或氢化可的松软膏，以减轻组织损伤。

3．镇痛：肺癌患者晚期最突出的症状是呼吸困难和疼痛。止痛时遵循三阶梯止痛方案。首选口服，尽量避免肌内注射。24 h 内按规律用药（控制疼痛），而不是在患者疼痛时才用药。

4．给予关怀和心理支持。

5．合理营养：提供高热量、高蛋白、高维生素的易消化饮食，不能进食者鼻饲或静脉补充营养。

6．协助进行纤维支气管镜检查：检查前禁食 4 h，术前 30 min 按医嘱肌注阿托品 0.5 mg，口服地西泮 5～10 mg，静注 50%葡萄糖 40 mL（糖尿病患者除外）。用 2%利多卡因做咽喉喷雾麻醉。安置患者取仰卧位，帮助患者头部向后仰，使口喉与气管呈一条直线，以便纤维支气管镜插入。术后禁食、禁水 2 h，麻醉消失后方可进食（以防误吸），以温凉流质或半流质饮食为宜。

（七）健康教育

戒烟、防治大气污染，保持环境中的空气畅通和新鲜并定期消毒。成年人如出现反复呼吸道感染、经久不愈的咳嗽、咳血痰等，应及早到医院进行有关检查。积极防治慢性肺部疾病。

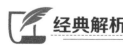

经典解析

1．肺炎患者出现高热，对患者的饮食护理不包括（　　　）。

    A．高热量   B．高脂肪

    C．高维生素   D．高蛋白

【答案解析】本题应选 B。本题的主要考点是肺炎球菌肺炎患者的饮食护理。肺炎患者因有炎症表现，一般给予清淡、易消化饮食，补充足量的维生素、热量及蛋白质来增强营养，而高脂肪饮食不仅会引发肥胖，且会降低机体免疫力。

2．患者，男，23 岁。咳铁锈色痰应考虑为（　　　）。

    A．肺癌   B．支气管扩张

    C．肺结核   D．肺炎球菌性肺炎

【答案解析】本题应选 D。本题的主要考点是肺炎球菌肺炎患者的临床表现，一般典型表现为咳嗽、咳铁锈色痰、胸痛、高热等，而铁锈色痰是肺炎球菌肺炎患者的特征性表现。

🛠 基础过关

一、名词解释

1．慢性支气管炎   2．支气管哮喘   3．哮喘持续状态

4．干性支气管扩张   5．医院获得性肺炎   6．社区获得性肺炎

7．原发综合征   8．肺性脑病   9．呼吸衰竭

10．结核病   11．咯血   12．三凹征

13．肺炎   14．慢性肺源性心脏病   15．慢性阻塞性肺疾病

16．中毒性肺炎

二、判断题

1．粉红色浆液泡沫痰见于急性肺水肿。 （　　）

2．正常成年人心率为 60～100 次/分。 （　　）

3．机械吸痰适用于痰液黏稠无力咳出者，尤其是昏迷、已行气管切开的患者。 （　　）

4．治疗肺炎球菌肺炎的药物首选青霉素。 （　　）

5．Ⅰ型呼吸衰竭是高碳酸血症型。 （　　）

6．肺炎球菌肺炎治愈后肺组织可完全恢复正常。 （　　）

7．反复呼吸道感染，是诱发肺心病症状加重的主要原因。 （　　）

8．Ⅰ型呼吸衰竭的氧疗原则是高浓度给氧，尽快纠正缺氧状态。 （　　）

9．高分辨率 CT 是目前诊断支气管扩张症的主要方法。 （　　）

10．右上叶中央型肺癌胸部 X 片呈倒"S"形。 （　　）

11．肺鳞癌多见于老年男性，与吸烟有密切关系。 （　　）

12．抗结核药物治疗以早期、联合、适量、规律、全程为原则。 （　　）

13．慢性肺源性心脏病死亡的首要原因是肺性脑病。 （　　）

14．COPD 的标志性症状是气短或呼吸困难。 （　　）

15．咯血可见于二尖瓣狭窄。 （　　）

16．支气管扩张症是由于支气管及其周围组织的急性炎症和阻塞，导致支气管腔扩张和变形的急性化脓性疾病。 （　　）

17．肺结核患者痰液的处理，最简易的方法是用纸包裹后焚烧。 （　　）

18．肺心病的治疗以治心为主，治肺为辅。 （　　）

19．引起肺炎的因素中以感染多见。 （　　　）

三、单项选择题

1．引起急性上呼吸道感染的细菌最常见的是（　　　）。

    A．流感嗜血杆菌   B．溶血性链球菌

    C．肺炎球菌   D．葡萄球菌

2．慢性支气管炎最常见的并发症是（　　　）。

    A．肺部感染   B．阻塞性肺气肿

    C．支气管哮喘   D．支气管扩张

3．对诊断和治疗 COPD 最有意义的检查是（　　　）。

    A．痰细胞学检查   B．胸部 X 线检查

    C．肺功能检查   D．动脉血气分析

4．慢性阻塞性肺疾病，加强腹式呼吸的原因是（　　　）。

    A．使呼吸幅度扩大增加肺泡通气量   B．有利于痰液排出

    C．借助腹肌进行呼吸   D．延缓小气道塌陷

5．阻塞性肺气肿最突出的表现是（　　　）。

    A．咳嗽、咳痰   B．肺部啰音

    C．呼吸音粗糙   D．进行性呼吸困难

6．咳铁锈色痰应首先考虑（　　　）。

    A．支气管扩张   B．支气管哮喘

    C．肺炎球菌肺炎   D．肺癌

7．预防 COPD 的首要措施是（　　　）。

    A．控制大气污染   B．戒烟

    C．预防呼吸道感染   D．增强免疫能力

8．低浓度吸氧，氧流量为（　　　）。

    A．5～6 L/min   B．2～3 L/min

    C．1～2 L/min   D．4～5 L/min

9．肺部叩诊过清音提示（　　　）。

    A．肺结核   B．肺气肿

    C．气胸   D．胸腔积液

10．哮喘急性发作时，患者需要采取端坐卧位，该卧位属于（　　　）。

    A．被动卧位   B．主动卧位

    C．稳定性卧位   D．强迫卧位

11．支气管哮喘发作时宜采取（　　　）。

    A．平卧位、头偏向一侧   B．健侧卧位

    C．半卧位或端坐位   D．头低足高位

12．某支气管扩张大咯血的患者，突然停止咯血，张口瞪目，两手乱抓，应首先考虑（　　　）。

    A．休克   B．窒息

    C．心力衰竭   D．脑栓塞

13. 目前防治哮喘最有效的抗炎药物是（　　　）。
    A．糖皮质激素　　　　　　　　　B．异丙肾上腺素
    C．沙丁胺醇　　　　　　　　　　D．特布他林

14. 用于预防运动或过敏原诱发的哮喘最有效的是（　　　）。
    A．氨茶碱　　　　　　　　　　　B．沙丁胺醇
    C．色甘酸钠　　　　　　　　　　D．泼尼松

15. 下列不是哮喘持续状态的诱因的是（　　　）。
    A．过敏原未消除　　　　　　　　B．呼吸道感染未控制
    C．脱水　　　　　　　　　　　　D．吸入糖皮质激素

16. 下列对哮喘持续状态的处理，错误的是（　　　）。
    A．控制感染　　　　　　　　　　B．纠正脱水
    C．解除支气管痉挛　　　　　　　D．肌注吗啡镇静

17. 肺部固定而持久的湿性啰音见于（　　　）。
    A．上呼吸道感染　　　　　　　　B．肺部病变早期
    C．支气管肺癌　　　　　　　　　D．支气管扩张

18. 治疗肺炎球菌肺炎，停用抗生素的指标一般是（　　　）。
    A．体温降至正常后 3 日　　　　　B．体温降至正常后 1 周
    C．体温降至正常后 2 周　　　　　D．X 线示炎症阴影完全消失

19. 普通型肺炎与休克型肺炎最主要的鉴别点是（　　　）。
    A．发热的程度　　　　　　　　　B．白细胞总数的多少
    C．胸痛、呼吸困难的程度　　　　D．有无末梢循环衰竭

20. 休克型肺炎抗休克治疗的首要措施是（　　　）。
    A．补充血容量　　　　　　　　　B．应用强心剂
    C．应用糖皮质激素　　　　　　　D．应用血管活性药物

21. 咳铁锈色痰应考虑为（　　　）。
    A．支气管扩张　　　　　　　　　B．肺炎球菌肺炎
    C．肺结核　　　　　　　　　　　D．肺癌

22. 肺炎球菌肺炎最具有特征性的表现是（　　　）。
    A．呼吸困难　　　　　　　　　　B．语颤增强
    C．咳铁锈色痰　　　　　　　　　D．咳嗽、胸痛

23. 关于肺炎球菌肺炎的抗菌治疗，下列叙述错误的是（　　　）。
    A．经抗菌治疗体温正常后即可停药
    B．体温正常后又发热应考虑并发症
    C．经抗菌治疗体温正常后仍应使用 72 h
    D．首选青霉素

24. 按病因学分类，临床上最常见的肺炎是（　　　）。
    A．细菌性肺炎　　　　　　　　　B．病毒性肺炎
    C．支原体肺炎　　　　　　　　　D．真菌性肺炎

25. 确诊支气管扩张最重要的依据是（　　　）。

  A．儿童或青年期发病　　　　　　　　B．有典型症状及病史

  C．持续存在的局限性啰音　　　　　　D．支气管碘油造影所见特征

26．支气管扩张症患者的痰液特点是（　　　）。

  A．大量脓性痰，静置后可分层　　　　B．粉红色泡沫痰

  C．砖红色胶冻样痰　　　　　　　　　　D．白色泡沫痰

27．关于体位引流，下列方法错误的是（　　　）。

  A．每日 2～3 次　　　　　　　　　　　B．依据病变部位不同取适当体位

  C．每次 15～30 min　　　　　　　　　D．原则上患肺处于低处

28．阻塞性肺气肿呼吸困难的特点是（　　　）。

  A．突发性吸气性呼吸困难　　　　　　B．持续性混合性呼吸困难

  C．劳累性呼气性呼吸困难　　　　　　D．可出现明显四凹征

29．肺源性心脏病肺动脉高压形成的最重要因素是（　　　）。

  A．缺氧　　　　　　　　　　　　　　　B．血容量增加

  C．继发性红细胞增多　　　　　　　　D．血液黏稠度增加

30．下列对慢性肺心病急性加重期的治疗，不适宜的是（　　　）。

  A．控制呼吸道感染　　　　　　　　　B．早期强心利尿

  C．纠正酸碱失衡　　　　　　　　　　D．低流量低浓度给氧

31．慢性肺源性心脏病最常见的病因是（　　　）。

  A．慢支并发肺气肿　　　　　　　　　B．类风湿性关节炎

  C．支气管哮喘　　　　　　　　　　　D．肺结核

32．呼吸衰竭最常见的诱因为（　　　）。

  A．呼吸道感染　　　　　　　　　　　B．过度劳累

  C．精神紧张　　　　　　　　　　　　D．长期吸烟

33．慢性肺源性心脏病死亡的首要原因是（　　　）。

  A．心律失常　　　　　　　　　　　　B．消化道出血

  C．酸碱失衡和电解质紊乱　　　　　　D．肺性脑病

34．患者，女，26 岁。诊断为"喉头异物"入院，查体：面色青紫，呼吸费力，伴有明显的三凹征。其呼吸困难类型属于（　　　）。

  A．潮式呼吸　　　　　　　　　　　　B．吸气性呼吸困难

  C．呼气性呼吸困难　　　　　　　　　D．混合性呼吸困难

35．下列血气分析结果符合 II 型呼吸衰竭的是（　　　）。

  A．PaO_2 65 mmHg，$PaCO_2$ 35 mmHg　　B．PaO_2 55 mmHg，$PaCO_2$ 55 mmHg

  C．PaO_2 40 mmHg，$PaCO_2$ 35 mmHg　　D．PaO_2 70 mmHg，$PaCO_2$ 35 mmHg

36．结核杆菌的主要传播途径是（　　　）。

  A．血液　　　　　　　　　　　　　　B．消化道

  C．尿道　　　　　　　　　　　　　　D．呼吸道

37．确诊肺结核最可靠的方法是（　　　）。

  A．结核菌素试验　　　　　　　　　　B．胸部 X 线检查

  C．胸部 CT 检查　　　　　　　　　　D．痰结核杆菌检查

38. 肺结核咯血后持续高热常提示（　　）。

    A. 炎症波及壁层胸膜　　　　　　　B. 并发血气胸

    C. 空洞形成　　　　　　　　　　　D. 病灶扩散

39. 下列关于肺结核患者消毒隔离措施的指导，不正确的是（　　）。

    A. 开放型肺结核患者用物单独使用　B. 剩余饭菜煮沸后弃去

    C. 餐具洗涤后再煮沸 5 min　　　　D. 病室每日用紫外线灯照射

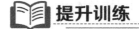

提升训练

一、单项选择题

1. 患者，男，60 岁。有慢性咳嗽、咳痰史 30 年，近 5 年常感劳累后呼吸困难，每遇气温下降时常常发热，咳嗽加重伴脓痰；体检呈桶状胸，语颤减弱，叩诊呈过清音，呼吸音明显减退。最可能的诊断是（　　）。

    A. 支气管哮喘　　　　　　　　　　B. 慢性支气管炎

    C. 慢性阻塞性肺气肿　　　　　　　D. 肺炎

2. 患者，男，50 岁。慢性支气管炎病史 20 余年，近日来呼吸困难加重，昼睡夜醒，血气分析：PaO_2 50 mmHg，$PaCO_2$ 55 mmHg，此时吸氧应采取（　　）。

    A. 间歇、低浓度、高流量吸氧　　　B. 间歇、高浓度、低流量吸氧

    C. 持续、高浓度、高流量吸氧　　　D. 持续、低浓度、低流量吸氧

3. 小丽，10 岁，小学生。经常在春天因哮喘发作不能上学。预防过敏原引起的哮喘发作最宜使用的药物是（　　）。

    A. 沙丁胺醇气雾剂　　　　　　　　B. 泼尼松

    C. 色甘酸钠　　　　　　　　　　　D. 氨茶碱

（4～5 题共用题干）患者，男，55 岁。咳嗽、咳痰 10 余年，近两年来加重，常咳黄色脓痰，伴有气喘；一周前受凉后症状加剧，发绀，两肺闻及湿性啰音及哮鸣音。

4. 该病例最可能的诊断是（　　）。

    A. 支气管哮喘继发感染　　　　　　B. 支气管扩张继发感染

    C. 慢性支气管炎急性发作　　　　　D. 肺炎

5. 该患者最重要的治疗措施是（　　）。

    A. 吸氧、解痉平喘　　　　　　　　B. 抗生素应用、解痉平喘

    C. 吸氧、糖皮质激素　　　　　　　D. 糖皮质激素、祛痰剂

6. 患者，男，25 岁。因酒后受凉，急起寒战高热，伴右侧胸痛、咳嗽 2 天入院；查体：T 39.5℃，R 23 次/分，P 94 次/分，BP 110/75 mmHg，神清合作，右腋中线第 4 肋间以下语颤增强，叩诊呈浊音，局部可闻及支气管呼吸音及细湿啰音；化验检查：WBC $25×10^9$/L，N 0.87，L 0.13，X 线检查示右下肺野有大片密度均匀、边缘模糊的阴影。其诊断为（　　）。

    A. 肺炎球菌肺炎　　　　　　　　　B. 金黄色葡萄球菌肺炎

    C. 肺炎杆菌肺炎　　　　　　　　　D. 肺炎支原体肺炎

二、简答题

1. 简述肺炎的分类。
2. 慢性阻塞性肺气肿有哪些体征？
3. 如何协助慢性阻塞性肺疾病患者合理吸氧。
4. 简述支气管扩张的临床表现。
5. 简述肺结核大咯血窒息的抢救措施。
6. 引起哮喘持续状态的原因有哪些？
7. 哮喘持续状态如何救治？
8. 简述肺炎球菌肺炎的典型临床表现。
9. 简述中毒性肺炎的抢救措施。
10. 简述肺心病急性期的治疗原则。
11. 简述呼吸衰竭的分型和判断标准。
12. 如何正确指导慢性阻塞性肺疾病患者进行缩唇呼吸？
13. 简述结核病的临床分型。
14. 如何预防肺结核传播？
15. 简述常用的抗结核药及其副作用。
16. 简述协助排痰的措施。

三、论述题

1. 患者，男性，68岁，有吸烟史30余年，出现慢性咳嗽、咳痰20余年；近5年来明显加剧，常年发病，伴有喘息和呼吸困难，且以冬、春季更甚；3天前因受凉感冒，而致发热、剧咳、咯多量黄脓痰、气急、发绀，今晨起出现神志模糊，躁动不安，故急送来院就诊；查体：T 39.2℃，P 122次/分，R 30次/分，BP140/80 mmHg；半卧位，意识模糊，唇颊发绀，球结膜充血，皮肤湿暖，有杵状指（趾）；桶状胸，双侧语颤减弱，叩诊呈过清音，听到哮鸣音及湿啰音；心尖搏动不明显，律齐，心尖部听到Ⅱ级收缩期吹风样杂音；肝肋下触及2 cm，质软，脾未触及；实验室检查：RBC 5.5×10^{12}/L，Hb 160 g/L；WBC 13×10^9/L，N 0.92；PaO$_2$ 50 mmHg，PaCO$_2$ 60 mmHg。

问题：（1）该病例诊断为何病？
（2）治疗原则是什么？

2. 患者，女性，26岁。诉昨日上午因淋雨受凉突发寒战、高热，今晨起又出现咳嗽、气急和右上胸痛，并咳出少量铁锈色痰液。体检：T 39.5℃，P 110次/分，R 28次/分，BP 105/75 mmHg；急性病容，口唇微发绀；右上胸呼吸运动减弱，语颤增强，叩诊浊音，可听到支气管呼吸音及细湿啰音。余未见异常。

问题：（1）请写出该患者可能的诊断。
（2）请写出该患者的治疗要点。
（3）请简述对该患者应采取的护理措施。

第二章

循环系统疾病

复习要求

1. 掌握：心力衰竭、高血压病、冠心病、风湿性心瓣膜病、感染性心内膜炎的临床表现、治疗要点和护理要点；洋地黄、利尿剂、血管扩张剂、降压药的应用；室性期前收缩、心房颤动、心室颤动、房室传导阻滞的心电图特点及治疗要点。

2. 熟悉：心力衰竭、高血压病、高血压脑病、高血压危象、冠心病、心绞痛、心肌梗死、心律失常的概念；慢性心功能不全、急性心力衰竭、冠心病的易患因素、病因和诱发因素；高血压病、冠心病、风湿性心瓣膜病患者的健康教育。

3. 了解：心瓣膜病、感染性心内膜炎、原发性心肌病、病毒性心肌炎的病因、发病机制、常用的检查项目；常用心电监护设备和除颤仪的使用。

考点详解

一、循环系统疾病常见症状、体征

（一）心源性呼吸困难

心源性呼吸困难是指由于各种心脏疾病发生心功能不全时而引起的呼吸困难。

1. 原因

（1）左心衰引起的肺淤血（最常见）。

（2）右心衰、心包积液、心脏压塞等引起的体循环淤血。

2. 分类

（1）劳力性呼吸困难：是最轻、出现最早的呼吸困难，通常在体力活动时发生或加重，休息后即缓解。常为左心衰竭早期表现。

（2）夜间阵发性呼吸困难：是左心功能不全的典型表现，常发生在夜间，于睡眠中突然憋醒而被迫坐起。轻者经数分钟至数十分钟后症状消失；有些患者伴有咳嗽、咳泡沫样痰或伴支气管痉挛，两肺出现哮鸣音，又称"心源性哮喘"。

（3）端坐呼吸：常发生于心功能不全后期，患者平卧休息时亦感呼吸困难，需取坐位或半坐位以减轻呼吸困难。

3．护理要点

（1）病情监测：严密观察心率、呼吸、SPO_2 及呼吸困难情况。

（2）休息：宜采取半卧位或坐位。

（3）吸氧：一般采用中等流量（2～4 L/min）、中等浓度（29%～37%）氧气吸入。

（4）严格控制输液滴速：20～30 滴/分，以防止急性肺水肿发生。

（二）心前区疼痛

心前区疼痛是指由各种理化因素刺激支配心脏的血管、神经的感觉纤维所引起的心前区或胸骨后阵发性压榨样疼痛。常见原因有：①冠心病（最常见）；②心包炎；③心血管神经官能症等。

（三）心悸

心悸是指患者自觉心跳或心慌，常伴心前区不适感。常见原因有：①心律失常；②各种器质性心脏病、全身性疾病；③某些生理情况；④药物因素（应用阿托品、肾上腺素、氨茶碱等药物）。

（四）心源性水肿

心源性水肿是由于心功能不全引起体循环静脉淤血，使机体组织间隙液体潴留过多，多见于右心功能不全。

1．特点

（1）从身体下垂部位开始，渐延及全身，长期卧床的患者水肿常发生在腰背、骶尾及会阴部，重者可出现胸腔积液、腹水。

（2）水肿发展较缓慢，坚实而移动性小。

（3）休息后或晨起减轻，活动后及下午加重。

2．护理要点

（1）病情观察：观察水肿程度、尿量和体重变化，记录 24 h 出入液量。

（2）饮食护理：给予低盐、高蛋白、易消化饮食。限制液体摄入量，每日进液量为前一日尿量加上 500 mL。

（3）休息与体位：嘱患者多卧床休息，下肢抬高，伴胸腔积液或腹腔积液的患者宜采取半卧位。

（4）用药护理：遵医嘱使用利尿药，注意药物的不良反应，定期监测血清电解质变化。

（5）皮肤护理：注意保持皮肤、床单的清洁干燥；注意无菌操作。

（五）心源性晕厥

心源性晕厥是由于心排血量突然减少或中断引起的急性脑缺血、缺氧导致的短暂、可逆性意识丧失。常见原因有严重心律失常（尤其是缓慢型心律失常）、主动脉瓣狭窄、急性心肌梗死引起的急性心源性脑缺血综合征、高血压脑病等。晕厥多在用力活动、剧烈运动时发生，可有心率增快、血压下降、心音低钝，一般在几分钟内恢复，严重者伴抽搐、心音消失，称为阿 - 斯综合征。

二、慢性心力衰竭

（一）定义

慢性心力衰竭又称充血性心力衰竭，是指在有适量静脉血回流的情况下，由于心肌收缩力减弱、心脏负荷过重或心室充盈受限，使心排血量不足以维持机体代谢需要的一组临床综合征。临床上以动脉系统缺血致组织血液灌注不足及肺循环和（或）体循环淤血为主要表现。

（二）基本病因

1．心脏负荷过重

（1）心室的容量负荷（前负荷）过重：①左心室负荷过重（如主动脉关闭不全、二尖瓣关闭不全等）；②右心室负荷过重（如房间隔缺损等）。

（2）心室的压力负荷（后负荷）过重：①左心室负荷过重（如高血压、主动脉瓣狭窄等）；②右心室负荷过重（如肺动脉高压等）。

2．原发性心肌损伤

（1）缺血性心肌损害：如心肌梗死、心肌缺血、弥漫性心肌损害等。

（2）心肌炎和心肌病：如病毒性心肌炎、原发性扩张型心肌病等。

（3）心肌代谢障碍：如糖尿病性心肌病等。

（三）诱因

感染（上呼吸道感染最常见、最重要），心律失常，过度体力活动或情绪激动，血容量增加，治疗不当，水、电解质紊乱等。

（四）分类

1．按部位可分为左心衰、右心衰和全心衰。

2．按心功能不同可分为收缩性心衰和舒张性心衰。

（五）临床表现

1．左心衰（以肺循环淤血为主要表现）

（1）症状：①呼吸困难；②咳嗽、咳痰、咯血；③动脉系统缺血表现：乏力、疲倦、头昏、少尿。

（2）体征：左心室增大，心率加快，心尖部可闻及舒张期奔马律，两肺可闻及湿啰音；

2．右心衰（以体循环淤血为主要表现）

（1）症状：①消化道症状（右心衰的最常见症状）：腹胀、食欲减退、恶心、呕吐等。②肾脏表现：水肿、尿少、夜尿增多。

（2）体征：①上腔静脉淤血：颈静脉怒张（右心衰主要体征）；②下腔静脉淤血：水肿（对称性、凹陷性和体位性即首先发生于下垂部位），肝大及压痛和肝 – 颈静脉回流征阳性（右心衰的特征性体征），发绀。

3．全心衰：同时有左心衰和右心衰的临床表现；因右心衰使右心排血量减少，导致肺循环淤血得以减轻，而发绀反加重。

4．并发症：呼吸道感染；下肢静脉血栓形成（易并发肺栓塞）；心源性肝硬化；电解质紊乱。

（六）诊断要点

1．原有心、肺疾患病史。

2．肺循环或体循环淤血的症状和体征。

3．其他辅助检查（X线、超声心动图、心电图等）指标。

（七）心功能分级（NYHA）

根据患者体力活动受限程度和临床症状将心功能状态分为四级。

Ⅰ级（心功能代偿期）：体力活动不受限制，一般活动不出现乏力、心悸、呼吸困难等症状。

Ⅱ级（心衰Ⅰ度）：体力活动轻度受限，一般活动可引起乏力、心悸、呼吸困难等症状。

Ⅲ级（心衰Ⅱ度）：体力活动明显受限，轻度活动即可引起乏力、心悸、呼吸困难等症状。

Ⅳ级（心衰Ⅲ度）：体力活动完全受限，休息时也有心悸、呼吸困难等症状。

（八）治疗

1．治疗原则：防治基本病因及诱因，减轻心脏负荷，增加心肌收缩力。

2．措施

（1）利尿剂：利尿剂可排出过多的体液，减轻周围组织和内脏的水肿，减少过多的血容量，减轻心脏前负荷，改善心功能，适用于左、右心力衰竭和急性肺水肿患者。常用的有：①噻嗪类，以氢氯噻嗪为代表；②袢利尿剂，以呋塞米为代表；③保钾利尿剂，常用的有螺内酯和氨苯蝶啶。

（2）血管扩张剂：①动脉型血管扩张剂，可扩张小动脉，减轻心脏后负荷，以酚妥拉明、肼屈嗪、钙离子拮抗剂为代表；②静脉型血管扩张剂，可扩张小静脉，使有效循环血量减少，降低回心血量，减轻前负荷，以硝酸甘油、消心痛（硝酸异山梨酯）为主；③动静脉血管扩张剂，以硝普钠和血管紧张素转化酶抑制剂为代表。

3．强心剂

（1）洋地黄类：适用于中、重度收缩性心衰、快速房颤等，禁用于Ⅱ度及Ⅲ度房室传导阻滞、病窦综合征、肥厚型心肌病等。常用药有地高辛、毛花苷丙、毒毛花苷 K。洋地黄类药的最佳疗效指标为：①呼吸困难明显减轻；②尿量增多；③肺部啰音显著减少或消失；④肿大的肝脏缩小；⑤心率接近正常或已正常。洋地黄中毒的反应为：①消化道反应如食欲减退、恶心、呕吐等最早出现；②神经系统反应如头痛、头晕、乏力、黄视或绿视；③心脏毒性反应可出现各种心律失常，以室性期前收缩最常见，多表现为二联律。

（2）其他正性肌力药物：如多巴酚丁胺、多巴胺、氨力农、米力农等。

（九）护理要点

1．生活护理

（1）休息与活动：根据心功能，指导患者活动与休息。

（2）饮食护理：给予低热量、低盐（Ⅰ度心衰每日氯化钠摄入量小于 5 g，Ⅱ度心衰每日氯化钠摄入量小于 2.5 g，Ⅲ度心衰每日氯化钠摄入量小于 1 g，但在应用利尿剂时不必严格限制钠盐摄入）、低脂饮食。

2．病情观察：监测生命体征、神志、血氧饱和度、血气分析等，加强巡视。

3．对症护理：呼吸困难者做好吸氧护理；长期卧床及水肿明显者做好皮肤护理。

4．用药护理：遵医嘱应用强心剂、利尿剂及血管扩张剂等，观察疗效及不良反应。

5．心理护理：及时和患者沟通，掌握患者病情变化，帮助患者树立信心。

6．健康教育：指导患者避免各种诱发因素。

三、急性心力衰竭

（一）病因和发病机制

1．急性心肌弥漫性损害，导致心肌收缩无力，如急性前壁心肌梗死、弥漫性心肌炎。

2．急性心脏排血受阻，如严重的二尖瓣狭窄、血压急剧升高等。

3．急性心脏容量负荷过重，如乳头肌功能不全、腱索断裂、瓣膜穿孔，以及过多过快输液。

4．严重的心律失常，尤其是快速型心律失常。

以上原因均可使心排血量急剧下降，左心室舒张末压增高，肺静脉压、肺毛细血管压迅速升高，使血管内液体渗入肺间质和肺泡内形成急性肺水肿，严重者可出现心源性休克。

（二）临床表现

1．起病急剧，突发严重呼吸困难，呼吸频率可达 30～40 次/分、端坐呼吸、面色灰白、口唇发绀、烦躁不安、大汗淋漓、频繁咳嗽、咳粉红色泡沫痰（特征性表现）。

2．体征：双肺满布干、湿啰音，血压下降，奔马律，速脉或交替脉。

（三）治疗要点

1．病因治疗。

2．体位：取坐位，双腿下垂，减少静脉回流。

3．吸氧：高流量（6～8 L/min）给氧，可同时使用抗泡沫剂（50%酒精置于氧气滤瓶中），纠正低氧血症。

4．吗啡：用于急性左心衰早期，不仅可以镇静，减少躁动带来心脏额外负担，还能舒张小血管减轻心脏负担，一般 5～10 mg 静脉缓慢注射。

5．快速利尿：如呋塞米 20～40 mg 静脉注射。

6．血管扩张药：如硝普钠或硝酸甘油。

7．洋地黄类药：如西地兰（去乙酰毛花苷）。

8．其他：注意营养，维持水电解质平衡，预防和控制感染。

（四）护理要点

1．生活护理：保持病室安静，减少探视，保证患者充分休息。病情好转后，逐步增加患者活动量，鼓励其生活自理。

2．病情观察：严密监测生命体征、血氧饱和度、心电图等；检查电解质、血气分析等，并记录出入液量；观察患者意识、精神状态、皮肤颜色及温度等。

3．对症护理：积极配合医生进行抢救，协助患者取坐位，双腿下垂，以减少回心血量。

4．用药护理：迅速建立静脉通路，遵医嘱及时、正确使用药物，观察疗效及不良反应。

5．心理护理：提供必要的情感支持，使患者放松情绪。

6．健康指导：指导患者合理休息与活动；指导患者坚持低盐、低脂、富含营养、高维生素饮食；指导患者遵医嘱服药，勿擅自停药或加药，如遇病情反复或不适情况及时复查。

四、原发性高血压

（一）定义

原发性高血压是以体循环动脉血压升高为主要临床表现伴或不伴有多种心血管危险因素的临床综合征，是最常见的心血管疾病。

（二）诊断标准

1．诊断

（1）在非同日连续测量 3 次血压，达到高血压标准，并排除继发性高血压者，即可诊断。

（2）18 岁以上成年人高血压定义为：在未服降压药情况下，收缩压≥140 mmHg 或舒张压≥90 mmHg。

2．血压水平的定义和分类见表 1-2-1。

表 1-2-1　血压水平的定义和分类

类　别	收缩压（mmHg）	舒张压（mmHg）
正常血压	<120 和	<80
正常高值	120～139 和（或）	80～89
高血压	≥140 和（或）	≥90
1 级高血压（轻度）	140～159 和（或）	90～99
2 级高血压（中度）	160～179 和（或）	100～109
3 级高血压（重度）	≥180 和（或）	≥110
单纯收缩期高血压	≥140 和	<90

注：当收缩压和舒张压分属不同级别时，以较高的分级为准。

（三）危险度分层

危险度分层见表 1-2-2。

表 1-2-2　危险度分层

心血管疾病的危险因素	血压（mmHg）		
	1 级 SBP 140～159 或 DBP 90～99	2 级 SBP160～179 或 DBP 100～109	3 级 SBP≥180 或 DBP≥110
无危险因素	低危	中危	高危
1～2 个危险因素	中危	中危	极高危
≥3 个危险因素或靶器官损害	高危	高危	极高危
有临床并发症或合并糖尿病	极高危	极高危	极高危

心血管疾病的危险因素包括：吸烟、高脂血症、糖尿病、年龄 60 岁以上、男性或绝经后女性、心血管疾病家族史。靶器官损害包括：左心室肥大、心绞痛、心肌梗死；短暂性脑缺血发作、缺血性脑卒中、脑出血；蛋白尿、血肌酐升高；周围动脉疾病，重度高血压性视网膜病变等。

（四）临床表现

1. 缓进型高血压：

（1）起病缓慢，病程长，早期多无症状。

（2）安静时血压正常，劳累、紧张及活动后血压升高。

（3）自主神经紊乱表现：头晕、头痛、耳鸣、失眠、心悸、健忘、注意力不集中等。

（4）后期可出现心、脑、肾及眼底的并发症。

1）心：①高血压性心脏病（左心室肥大，心功能不全）；②冠状动脉粥样硬化性心脏病。

2）脑：并发急性脑血管疾病。

3）肾：肾小动脉硬化，肾功能减退。

4）眼底：①视网膜动脉痉挛、变细（Ⅰ级）；②视网膜动脉狭窄，动静脉交叉压迫现象（Ⅱ级）；③视网膜出血或絮状渗出（Ⅲ级）；④视神经盘水肿（Ⅳ级）。

2. 高血压急症：指血压在短期内急剧升高，并伴有心、脑、肾功能损害的一种危急状态。按临床表现可分为以下几种情况。

（1）恶性或急进性高血压：①多见于青、中年，起病急剧、发展迅速；②舒张压持续在 130 mmHg 以上；③伴心、脑、肾功能的急剧减退；④多死于尿毒症。

（2）高血压危象

1）定义：在高血压的基础上，由于全身小动脉暂时性强烈痉挛，致使血压急剧升高，导致心、脑、肾功能急剧减退的临床病理生理综合征。

2）特点：①短期内血压显著升高；②前额部剧烈疼痛伴自主神经功能失调；③尿中儿茶酚胺增高伴血尿、蛋白尿，眼底出血或视神经盘水肿。

（3）高血压脑病：

1）定义：由于脑小动脉发生持久而严重的痉挛、脑循环发生急剧的障碍，导致脑水肿和颅内压升高，而致中枢神经系统功能障碍的临床综合征。

2）特点：①以颅内压升高和中枢神经系统症状为主要表现；②发作时间长短不一，历时数分钟至数日不等；③对降压治疗反应好。

（五）治疗要点

治疗目的是减少高血压患者心、脑血管病的发生率和死亡率。治疗原则为改善生活行为，应用降压药物将血压控制在目标值，控制心血管危险因素。

1. 非药物治疗：①控制体重：减少热量摄入，增加体力活动，体重指数应小于 24 kg/m^2；②饮食控制：主要包括限制钠盐的摄入，以每日不超过 6 g 为宜，减少脂肪摄入，多食蔬菜水果，摄入足量蛋白质、钾、钙和镁；③体育疗法：运动量适中，节奏缓慢，动作放松；④精神心理疗法；⑤戒烟，限酒（每日饮用酒的酒精量不超过 50 g）。

2. 降压药物治疗

（1）利尿剂。

1）适应证：适用于轻、中型高血压，老年人高血压，并发心衰的患者。

2）禁忌证：①伴糖尿病、高尿酸血症及肾功不全者慎用；②低钾、低氯血症禁用噻嗪类利尿剂，高钾血症禁用保钾类利尿剂。

（2）β受体阻滞剂。

1）适应证：适用于高肾素、高心排出量、心绞痛、嗜铬细胞瘤的高血压患者。

2）禁忌证：阻塞性肺疾病、心衰、心动过缓、房室传导阻滞、周围血管病变者。

（3）钙拮抗剂：对各期高血压患者均有效，尤其对中、重型和老年人高血压有效。

（4）血管紧张素转换酶抑制剂。

1）适应证：适用于2～3级高血压患者，尤其适用于肾素活性增高或正常，伴左心肥厚、糖尿病、肾损害及并发心衰的患者。

2）禁忌证：梗阻型心脏病、高血压合并高血钾症或严重肾衰者、合并妊娠及肝病者。

（5）α受体阻断剂：适用于高脂血症或前列腺肥大者，对胰岛素抵抗者有较好的作用。

3．高血压急症的治疗。治疗方法及选用药物大致有以下4个方面：①快速降压（首选静脉滴注硝普钠）；②降低颅内压（可选用甘露醇、山梨醇、呋塞米）；③制止抽搐（可选用地西泮、苯巴比妥钠、水合氯醛）；④处理并发症。

（六）护理要点

1．生活护理：高血压初期患者应适当休息，选择合适的运动，如散步、慢跑、步行、打太极拳等，不宜做剧烈运动。血压较高、症状较多或伴有并发症的患者，需要增加卧床休息时间，避免情绪激动和精神刺激，减少探视。饮食上应低盐、低脂、丰富维生素饮食，减少脂肪摄入，戒烟戒酒。

2．病情观察：定期测量血压，一旦发现血压急剧升高，出现剧烈头痛、呕吐、大汗、烦躁不安、视力模糊、意识障碍等情况，立即报告医生。

3．对症护理

（1）头痛的护理：嘱患者卧床休息，抬高床头，保持舒适体位。避免劳累、情绪激动、睡眠不足、吸烟、用力排便等不良因素。指导患者掌握一些放松技术。

（2）头晕的护理：定时测量血压并做好记录。患者外出或如厕时应有人陪伴，指导患者起床时动作缓慢，避免迅速改变体位，必要时可用床档保护。

（3）直立性低血压的预防和护理：指导患者掌握预防低血压的方法，避免长时间站立。尤其是服药后最初几小时，改变姿势时动作宜缓慢，一旦出现头晕、恶心、乏力、心悸等低血压表现，立即采取下肢抬高卧位，以促进下肢血液回流。

（4）高血压急症的护理：①一旦发现高血压急症，应绝对卧床休息，抬高床头，避免一切不良刺激和不必要的活动，协助生活护理；稳定患者情绪，必要时用镇静剂；②保持呼吸通畅，吸氧4～5 L/min；③做好心电、血压、呼吸监护，每5～10 min测血压一次，使血压缓慢下降并保持在安全范围；④立即建立静脉通道，遵医嘱迅速降压，常首选硝普钠，但应避免出现血压骤降。硝普钠须现用现配、避光滴注；⑤制止抽搐，发生抽搐时，用牙垫置于上、下磨牙间，防止咬伤唇舌。

4．用药护理：遵医嘱应用降压药物，测量血压的变化以判断疗效，观察药物不良反应。

5．心理护理：指导患者学会自我调节，使用放松技术，减轻心理压力，保持心态平和。必要时可对患者进行心理疏导，使患者积极配合治疗。

（七）健康教育

1．疾病知识指导：让患者了解自己的病情，了解控制血压的重要性和终身治疗的必要性；教会患者和家属正确测量血压的方法；每次就诊携带记录，作为医生调整药量或选择用药的依据；指导患者调整心态，避免激动。

2．饮食护理：限制钠盐摄入，每天摄入量应低于 6 g；保证充足的钾、钙摄入，多食绿色蔬菜、水果、豆类食物及虾皮、紫菜等含钙量高的食物；减少脂肪摄入，补充适量蛋白质；增加粗纤维食物摄入，预防便秘；戒烟，限酒；控制体重，控制总热量摄入。

3．合理安排运动量：注意劳逸结合，运动强度以不出现不适反应为度。

4．指导患者正确服药：强调长期药物治疗的重要性；嘱患者必须遵医嘱用药。

5．定期复诊：若为低危或中危者，可安排患者每 1～3 个月随诊一次；若为高危者，则应至少 1 个月随诊一次。

五、冠状动脉粥样硬化性心脏病

（一）概述

1．定义：冠状动脉粥样硬化性心脏病是指冠状动脉因粥样硬化病变而引起血管腔狭窄或阻塞，造成心肌缺血、缺氧或坏死而导致的心脏病，又称冠心病。

2．危险因素：高血压、高血脂、高血糖、高年龄、肥胖、吸烟、其他（性别、遗传、性格等）。

3．临床分型：隐匿型、心绞痛型、心肌梗死型、缺血性心肌病型、猝死型。

（二）心绞痛

1．定义：是冠状动脉供血不足、心肌急剧而短暂的缺血缺氧所引起的临床综合征。

2．临床特征：

（1）症状：

1）发作诱因：与体力劳动、情绪激动、饱餐等诱发因素有关。

2）疼痛部位：胸骨后方，可波及心前区，范围约手掌大小，并向左肩、左上肢内侧或颈、咽、下颌部放射。

3）疼痛性质：为紧缩性、压榨性疼痛，可伴窒息感，常被迫停止原有动作。

4）持续时间：多为 3～5 min，一般不超过 15 min。

5）缓解方式：休息和（或）含服硝酸甘油后 1～3 min 内缓解。

（2）体征：面色苍白、出冷汗、血压高、心率快、心前区第一心音减弱、出现奔马律。

3．分型

（1）劳力性心绞痛（发作与心肌需血需氧量增加有关）：①稳定型；②初发型；③恶化型。

（2）自发性心绞痛（发作与心肌需血需氧量增加无关）：①卧位型；②变异型。

4．诊断要点：心绞痛诊断主要是根据典型的症状特点和心电图表现，结合存在冠心病危险因素，除外其他原因所致心绞痛，一般可确定诊断；必要时，可反复检查心电图，做运动心电图和动态心电图。诊断仍有困难者，可选择冠状动脉造影以明确诊断。

5．治疗原则

改善冠状动脉供血，减少心肌耗氧量，预防动脉粥样硬化加重。

6．护理要点

（1）生活护理：注意休息，避免劳累。饮食上以低盐、低脂、高维生素、易消化为原则，戒除烟酒。

（2）病情观察：心绞痛发作时，密切观察患者疼痛的部位、性质、程度、持续时间，关注生命体征和心电图变化。

（3）对症护理：胸痛发作时应立即停止活动，就地休息，必要时吸氧。

（4）用药护理：遵医嘱给予硝酸甘油等药物，注意观察药物疗效及不良反应。

（5）心理护理：指导患者采用放松技术，缓解焦虑情绪，以减少心肌耗氧量。

（三）急性心肌梗死

1．定义：是指在冠状动脉粥样硬化的基础上，心肌发生急性、严重而持久的缺血缺氧所致的心肌坏死。

2．临床表现

（1）先兆症状：多为突然发病，部分患者可出现频发性不稳定型心绞痛。

（2）胸痛：为最早、最突出的症状。部位与性质和心绞痛相似，但程度加剧、时间可达数小时以上且不易缓解。

（3）心律失常：以 24 h 内最多见，为急性期死亡的主要原因，类型以室性心律失常最常见。

（4）低血压与休克。

（5）心力衰竭：以左心衰为主。

（6）全身表现：起病第 2 天可出现发热，体温在 37.5～38.5℃，持续 1 周，常伴消化道症状。

（7）体征：心浊音界扩大，第一心音减弱；可闻及房性奔马律及收缩晚期喀喇音；部分患者可出现心包摩擦音。

3．诊断要点

（1）典型临床表现。

（2）特征性心电图改变：①病理性 Q 波（坏死区波形）；②ST 段呈弓背向上型抬高（损伤区波形）；③T 波倒置（缺血区波形）。

（3）血清酶改变：血清肌酸磷酸激酶同工酶（CK-MB）升高具有特异性。

上述三项中具备两项即可确诊。

4．治疗原则：尽快恢复心肌的血液灌注（到达医院后 30 min 内开始溶栓或 90 min 内开始介入治疗）以挽救濒死的心肌，防止梗死扩大或缩小心肌缺血范围，保护和维持心脏功能，及时处理严重心律失常、心力衰竭和各种并发症，防止猝死，使患者不但能渡过急性期，且康复后还能保持尽可能多的有功能的心肌。具体措施如下。

（1）监护和一般治疗：①急性期卧床休息 1～3 d；②监测心电图、血压、呼吸等；③吸氧。

（2）解除疼痛：哌替啶肌内注射或吗啡皮下注射。

（3）再灌注心肌：采用介入治疗或溶栓治疗或紧急主动脉－冠状动脉旁路移植术。

（4）消除心律失常：室性心律失常首选利多卡因。

（5）控制休克。

（6）治疗急性心衰：可采取快速利尿、扩血管及强心治疗。但心肌梗死后 24～48 h 内禁用洋地黄制剂，以免诱发严重心律失常。

（7）其他治疗。

5．护理要点

（1）生活护理：急性期 12 h 绝对卧床休息，有并发症者适当延长卧床时间。饮食上宜低盐、低脂、易消化、清淡，少量多餐，避免过饱。保持大便通畅。

（2）病情观察：密切观察患者疼痛的部位、性质、程度、持续时间，关注生命体征和心电图变化。

（3）对症护理：吸氧可改善心肌缺氧，缓解胸痛。

（4）用药护理：遵医嘱用药，注意观察药物疗效及不良反应。

（5）心理护理：指导患者保持心态平和，增加患者的信任感和安全感。

（四）健康教育

1．改变生活方式

（1）合理膳食：宜摄入低热量、低脂、低胆固醇、低盐饮食，多食蔬菜、水果和粗纤维食物，避免暴饮暴食，注意少量多餐。

（2）控制体重。

（3）适当运动，运动方式应以有氧运动为主，注意强度和时间，必要时需在监测下进行。

（4）戒烟。

（5）减轻精神压力。

2．避免诱发因素。

3．病情自我监测指导。

4．用药指导。

5．定期复查。

六、风湿性心瓣膜病

（一）概述

风湿性心瓣膜病，简称风心病，是指风湿性心瓣膜炎症遗留下来的以心瓣膜病变为主的心脏病。在风湿性心瓣膜病变的基础上，还可有风湿性炎症反复发作，称为风湿活动。多见于 20～40 岁人群，女性多于男性，二尖瓣受累最常见，其次是主动脉瓣，三尖瓣和肺动脉瓣受累较少。

（二）常见类型及临床特征

1．二尖瓣狭窄（最为常见）

（1）症状：肺循环淤血及动脉系统缺血表现（呼吸困难、咳嗽、咯血、心悸、胸痛）。

（2）体征。

1）视诊：二尖瓣面容。

2）触诊：心尖部可触及舒张期震颤。

3）叩诊：胸骨左缘第 2、3 肋间心浊音界向左扩大，心浊音界呈"梨"形。

4）听诊：①心尖区可闻及局限性舒张期隆隆样杂音；②心尖部第一心音亢进，呈拍击样，在心尖区内上方可闻及开瓣音（示二尖瓣弹性较好）；③肺动脉瓣区第二心音亢进、分裂；④可闻及 Graham-Steel 杂音；⑤可出现右心衰的相应体征。

2．二尖瓣关闭不全

（1）症状：动脉系统缺血表现（疲倦、乏力、心悸及劳累后呼吸困难），后期出现左心衰表现。

（2）体征：

1）视诊：心尖搏动向左下移位、范围弥散。

2）触诊：可扪及抬举性心尖搏动。

3）叩诊：心浊音界向左下移位。

4）听诊：①心尖部可闻及大于等于 3/6 级收缩期吹风样杂音，向左腋下传导；②心尖部第一心音减弱或消失；③肺动脉瓣区第二心音分裂。

3．主动脉瓣关闭不全

（1）症状：心悸及头颈部搏动感，晚期可分别出现左心衰和右心衰。

（2）体征。

1）视诊：颈动脉搏动明显。

2）触诊：心尖搏动向左下移位、范围弥散，呈抬举感。

3）叩诊：心浊音界向左下移位，心浊音界呈"靴"形。

4）听诊：①胸骨左缘第 3、4 肋间可闻及舒张期叹息样杂音，向心尖部传导；②主动脉瓣第二音减弱或消失；③部分患者在心尖部可闻及 Austin-Flint 杂音；④可出现周围血管征（水冲脉、毛细血管搏动征、枪击音）。

4．主动脉瓣狭窄

（1）症状：动脉系统严重缺血表现（疲乏、活动后呼吸困难、眩晕、昏厥及心绞痛，甚至发生猝死）。

（2）体征。

1）胸骨右缘第 2 肋间可闻及响亮粗糙的收缩期杂音，向右侧颈部传导，并伴收缩期震颤。

2）主动脉瓣区第二心音减弱或消失，有时可听到第二心音分裂。

3）收缩压降低、脉压变小、脉搏细弱。

5．联合瓣膜病变：风心病同时伴有两个或两个以上瓣膜损害时，称联合瓣膜病变。临床上最常见的是二尖瓣狭窄伴主动脉瓣关闭不全。

（三）并发症

1．充血性心力衰竭（风心病最主要的死因）。

2．心律失常（以房颤最为多见，主要见于晚期二尖瓣狭窄）。

3．栓塞（常见于二尖瓣狭窄伴房颤患者，可栓塞脑、肾、脾、肠系膜、四肢，其中以脑栓塞最常见）。

4．亚急性感染性心内膜炎（多见于二尖瓣关闭不全和主动脉瓣关闭不全患者）。

5．肺部感染（长期肺淤血所致）。

（四）治疗要点

1．内科治疗的重点是防止风湿活动，保护和改善心功能，防治各种并发症。

2．对风湿性心瓣膜病的某些类型可施行介入治疗和手术治疗。

3．预防风湿性心瓣膜病的关键在于积极防治风湿热。而风湿热的发生又与溶血性链球菌感染关系密切，因此，对溶血性链球菌感染引起的咽炎、扁桃体炎、猩红热等需及时应用抗生素。如有风湿热发生，则应积极抗风湿治疗。

（五）护理要点

1. 生活护理：结合患者心功能程度安排活动和休息，避免过度疲劳。饮食上应低热量、低脂、高蛋白、高维生素饮食，保持大便通畅。

2. 病情观察：监测生命体征，观察有无风湿活动、心力衰竭等表现。

3. 对症护理：控制风湿活动，有关节炎时，减少关节活动，局部可热敷促进血液循环；合并有心肌炎时，应绝对卧床休息。

4. 用药护理：遵医嘱用药，注意观察药物疗效及不良反应。

5. 心理护理：指导患者学会自我调节，保持情绪稳定。

（六）健康教育

1. 告知患者本病治疗的长期性和困难性，有手术适应证者应尽早择期手术。

2. 根据心功能情况调节活动与休息，避免劳累。

3. 向患者解释坚持按医嘱服药的重要性及所用药物的作用、不良反应和用法，并监测其疗效及不良反应，提高患者用药的依从性。

4. 育龄妇女要根据心功能情况，在医生指导下控制好妊娠与分娩时机。

5. 积极防治链球菌感染，避免上呼吸道感染、咽炎、扁桃体炎，注意防寒保暖。

七、感染性心内膜炎

（一）概述

感染性心内膜炎是微生物感染所致的心内膜和邻近的大动脉内膜炎症，其特征是赘生物形成。赘生物为大小不等、形状不一的血小板和纤维素团块，内含大量微生物和少量炎症细胞。心瓣膜最常受累。其特征表现为发热、心脏杂音、脾大、周围血管栓塞、血细菌培养阳性等。根据病程分为急性和亚急性两种，临床以亚急性感染性心内膜炎多见。

（二）病因

1. 基础病变：以心瓣膜病和先天性心脏病多见。其中风湿性心脏病占 60%～80%，以主动脉瓣关闭不全和二尖瓣关闭不全最常见。先天性心脏病约占 10%，主要见于室间隔缺损、动脉导管未闭等。

2. 病原微生物：急性感染性心内膜炎主要由金黄色葡萄球菌引起，少数由肺炎球菌、淋球菌、A 族链球菌和流感杆菌等所致。亚急性感染性心内膜炎以草绿色链球菌最常见，其次为肠球菌。

3. 侵入途径：当上呼吸道感染或实施拔牙、扁桃体摘除、导尿、内镜检查、刮宫、人工流产、痔疮手术等操作时，病原体从黏膜或伤口进入血液；心血管疾病的创伤性检查、血液透析等，亦是病原体侵入的途径。

（三）临床表现

1. 全身感染表现：发热是早期最常见的症状，可有弛张热。急性者有高热、寒战、呼吸急促等败血症表现；亚急性者起病隐匿，体温一般不超过 39℃，午后和晚上高热。可有全身不适、乏力、食欲减退和体重减轻等非特异性症状。常伴有头痛、背痛和肌肉关节痛。

2. 心脏受累表现：80%～85%的患者有病理性杂音，杂音强度和性质易改变为本病特征性表现。急性者常突发心力衰竭。

3．周围体征：由微血管炎或微栓塞引起，包括：①瘀点：最常见，可出现于任何部位，以锁骨以上皮肤、口腔黏膜、睑结膜常见；②Roth 斑：视网膜的卵圆形出血斑，其中心呈白色，多见于亚急性者；③指（趾）甲下线状出血；④Osler 结节：在指和趾垫出现的豌豆大的红色或紫色痛性结节，较常见于亚急性者；⑤Janeway 损害：手掌、足底处直径 1～4 mm 的无痛性出血红斑，主要见于急性患者。

4．栓塞：赘生物脱落引起动脉栓塞，可发生在机体的任何部位，脑、心、脾、肾、肠系膜和四肢是临床常见的动脉栓塞部位，其中以脑栓塞最常见。对于由左向右分流的先天性心脏病患者，肺栓塞最常见。

5．感染的非特异性表现：贫血、脾大等，部分患者可见杵状指（趾）。

6．并发症：心力衰竭是最常见的并发症，也是本病最常见的致死原因，还可出现细菌性动脉瘤、迁移性脓肿和肾脏损害。

（四）常用检查

1．血培养：是诊断感染性心内膜炎的最重要方法。

2．尿液检查：可有镜下血尿和轻度蛋白尿，肉眼血尿提示肾梗死。

3．血常规检查：进行性贫血较常见，白细胞计数正常或轻度升高、明显核左移，红细胞沉降率增快。

4．超声心动图检查：如发现赘生物、瓣周并发症等支持心内膜炎的证据，可有助于明确诊断。经胸超声可诊断出 50%～75% 的赘生物，经食管超声可检出小于 5 mm 的赘生物，敏感性高达 95% 以上。

（五）治疗要点

抗微生物药物治疗为主要治疗方法。用药原则为早期、大剂量、长疗程，以静脉给药为主。亚急性者首选青霉素，青霉素过敏者可用头孢曲松。可根据药物敏感试验结果指导用药，疗程至少 6～8 周。出现严重的心内并发症或抗生素治疗无效者考虑手术治疗。

（六）护理要点

1．生活护理：急性期应卧床休息，限制活动；症状缓解后可适当活动，避免劳累。给予高蛋白、高维生素、清淡、易消化的饮食，鼓励患者多饮水。

2．病情观察：动态监测体温变化，观察患者心脏杂音的性质和强度有无变化。

3．对症护理：高热患者给予物理降温如冰袋冷敷、温水擦浴等，记录体温变化。

4．用药护理：遵医嘱应用抗生素治疗，观察药物疗效及不良反应。

5．心理护理：多与患者沟通，给予心理支持。

6．健康教育：指导患者平时生活中防寒保暖，避免感冒，加强营养。

八、心肌疾病

心肌疾病是指除冠状动脉粥样硬化性心脏病、高血压性心脏病、心脏瓣膜病、肺源性心脏病和先天性心血管病以外的以心肌病变为主要表现的一组疾病。

（一）原发性心肌病

原发性心肌病是指原因不明的心肌疾病，主要包括：①扩张型心肌病；②肥厚型心肌病；③限制型心肌病。

1. 扩张型心肌病是以心腔扩大、心肌收缩功能障碍为主要表现的心肌病，常伴充血性心力衰竭和心律失常。

2. 肥厚型心肌病是以心肌非对称性肥厚（尤其是室间隔肥厚）、心腔变小为特征，以左心室充盈受阻、舒张期顺应性下降为基本病变的原因不明的心肌病，又分为梗阻性肥厚型心肌病和非梗阻性肥厚型心肌病。常为青年猝死的原因。

3. 限制型心肌病是原发性心肌和（或）心内膜纤维化，或是心肌浸润型病变，引起心脏舒张不足、充盈受限的临床综合征。

（二）病毒性心肌炎

1. 病因：以柯萨奇病毒最常见。

2. 临床特点：①起病前 1～3 周有上呼吸道或消化道病毒感染史；②低热、乏力、心悸、胸闷等非特异性症状；③心脏扩大，心率增快与体温不相称，心音低钝，重者可出现舒张早期奔马律；④心肌酶学活性增高，心电图示心肌缺血性改变及各种心律失常。

3. 诊断标准：①病史及表现；②血清心肌酶升高；③心电图检查有缺血改变和各种心律失常；④X 线检查病变重者心影扩大，搏动减弱；⑤病毒学检查：血清病毒中和抗体阳性及血中检出病毒 RNA，有助于病因诊断；⑥心内膜心肌活检：对本病的诊断和预后判断有较大价值。

4. 治疗要点

（1）减轻心脏负荷：轻症患者卧床休息半个月，3 个月内不参加体力活动。重症患者卧床休息 1 个月，半年内不参加体力活动。饮食上应易消化、富含蛋白质和维生素。

（2）抗病毒治疗。

（3）改善心肌营养与代谢、保护心肌：可用 ATP、辅酶 A、辅酶 Q_{10}、维生素 C、维生素 B_1 及维生素 B_{12} 等。极化液（10%葡萄糖 500 mL、10%氯化钾 10～15 mL、普通胰岛素 8～12 U）静脉滴注，每天 1 次，10～14 d 为一疗程，有助于心肌恢复。

（4）应用糖皮质激素。

（5）对症治疗。

5. 护理要点

（1）生活护理：急性期患者卧床休息，减轻心脏负荷。给予高蛋白、高维生素、清淡、易消化的饮食，尤其是富含维生素 C 的食物，可促进心肌代谢与修复。

（2）病情观察：急性期持续心电监护直至患者病情平稳。注意心率、心律及心电图变化，及时发现有无严重心律失常。

（3）对症护理：给予鼻导管吸氧。

（4）用药护理：遵医嘱用药，观察药物疗效及不良反应。

（5）心理护理：指导患者学会自我调节，保持心态平和。

（6）健康教育：指导患者适当锻炼身体，增强机体抵抗力。定期复查。

九、心律失常

心律失常是指心脏活动的起源和（或）传导障碍导致心脏搏动的频率和（或）节律异常。

（一）分类

1．按发生机制分类

（1）冲动起源异常。

1）窦性心律失常：①窦性心动过速；②窦性心动过缓；③窦性心律不齐；④窦性停搏。

2）异位心律：①主动性异位心律，包括期前收缩（房性、交界性、室性）、阵发性心动过速（室上性、室性）、扑动与颤动（心房、心室）；②被动性异位心律，包括逸搏（房性、交界区性、室性）、逸搏性心律（房性、交界性、室性）。

（2）冲动传导异常。

1）生理性：干扰与脱节。

2）病理性：窦房传导阻滞、房内传导阻滞、房室传导阻滞、室内传导阻滞（左束支、右束支）、房室间传导途径异常（预激综合征）。

2．按心率快慢分为快速型心律失常和缓慢型心律失常。

（二）期前收缩

1．概念：窦房结以外的异位起搏点过早发出冲动，引起心脏提前搏动称为期前收缩，是临床上常见的心律失常。

2．分类：根据异位起搏点位置的不同分为房性、交界性、室性期前收缩3种。

3．心电图特征

（1）房性期前收缩：①提前出现的P′波；②P′-R间期大于0.12 s；③代偿间歇不完全。

（2）交界性期前收缩：①提前出现的QRS波，形态正常；②其前可无P波。如有即属逆行P波，可位于QRS波之前（P-R间期小于0.12 s），或位于QRS波之后（R-P间期小于0.20 s）。

（3）室性期前收缩：①提前出现的、宽大畸形的QRS波群，时限大于等于0.12 s；②QRS波前无P波，T波与QRS主波方向相反；③代偿间歇多完全。

4．治疗要点：去除病因和诱因；偶发者无须治疗，对频发室性前期收缩首选利多卡因。

（三）阵发性心动过速

1．概念：是一种阵发性快速而规律的异位心律，由3个或3个以上连续发生的期前收缩形成。

2．分类：根据异位起搏点位置的不同分为室上性、室性两种。

3．心电图特点

（1）阵发性室上性心动过速：①连续出现大于等于3次房性（或交界区性）期前收缩；②心率150～250次/分；③R-R间期绝对规则。

（2）阵发性室性心动过速：①连续出现大于等于3次室性期前收缩；②心率150～220次/分；③R-R间期略不规则。

4．治疗

（1）阵发性室上性心动过速：①刺激迷走神经；②药物治疗。

（2）阵发性室性心动过速：①药物治疗（首选利多卡因）；②同步直流电复律。

（四）颤动

1．心房颤动

（1）概念：是指由于心房内多处异位起搏点发出极快而不规则的冲动，使心房肌纤维出现快而不规则的乱颤。

（2）听诊特点：心律绝对不齐、心音强弱不等及脉搏短绌。

（3）心电图特征：P 波消失，代之以大小不等、形态不一、间距不均的 f 波，频率为 350～600 次/分；R-R 间期绝对不等；QRS 波和 T 波呈室上性。

（4）治疗原则：减慢心室率，酌情恢复窦性心律；预防复发并进行病因治疗。

2．心室颤动

（1）概念：心室肌各部位的不协调颤动。

（2）表现：患者突然意识丧失、抽搐、心音消失、脉搏触不到、血压测不出，继之呼吸暂停。

（3）心电图特征：P-QRS-T 波群消失，代之以形态、振幅均明显不规则的波动，频率为 150～300 次/分。

（4）治疗：一旦诊断，应立即行非同步直流电复律，可反复除颤，并配合心肺复苏术。

（五）房室传导阻滞

1．概念及分度：房室传导阻滞是指窦房结的冲动在房室传导过程中，被延长或被阻滞。根据阻滞的程度，可分为一度、二度、三度房室传导阻滞，二度房室传导阻滞又可分为Ⅰ型和Ⅱ型。

2．心电图特征

（1）一度房室传导阻滞：每个 P 波后均有 QRS 波，P-R 间期延长大于 0.20 s。

（2）二度房室传导阻滞：①莫氏Ⅰ型（文氏现象）：P-R 间期逐渐延长，直至脱落一个 QRS 波，如此周而复始；②莫氏Ⅱ型：P-R 间期固定不变，出现固定性 QRS 波脱落。

（3）三度房室传导阻滞：P 波与 QRS 波群各自独立，互不相关，呈完全性房室分离；心房率大于心室率。

3．治疗原则：生理性无须治疗；病因治疗；增快心率治疗；人工心脏起搏治疗。

（六）心脏电复律

1．目的：短时间内经胸壁或直接向心脏发出高压电流，使所有心肌纤维瞬间同时除极，以消除异位心律，转复为窦性心律，又称电除颤。

2．分类：分为同步和非同步两种，同步电复律用于转复心室颤动以外的各类快速异位心律失常，如心房扑动、心房颤动、室上性或室性心动过速等；非同步电复律仅用于转复心室颤动。

3．操作方法及护理

（1）术前准备：除颤器、心电示波器及连接线路、抢救车、各种抢救药物（如抗心律失常药物等）、气管插管、呼吸机、氧气管、临时起搏器等。除颤器充电备用。向患者介绍电复律的意义及必要性，以取得合作。清洁电击处的皮肤，排空大小便。

（2）电复律操作：

1）患者仰卧于硬板床上，取下假牙，松解衣扣与裤带，建立静脉通路。

2）连接心电示波器，记录常规心电图。

3）清醒患者给予静脉注射地西泮 15～30 mg，达到患者睫毛反射开始消失的深度。

4）两电极板上涂满导电糊，或包以生理盐水浸泡的纱布，分别置于胸骨右缘第 2～3 肋间和心尖部。

5）按下同步或非同步按钮，同步电复律时，大多充电 150～200 J；非同步时，充电

300～350 J。

6）当患者躯干和四肢抽动一下后，立刻移去电极。

7）观察心电示波，如仍未恢复窦性心律，间隔 3～5 min 后，可酌情重复上述过程。

（3）术后护理：

1）绝对卧床休息 24 h。

2）每 0.5 h 记录心电监护仪上的心率、心律，并测血压；共重复上述过程 6 次；监护时间至少 24 h。

3）按医嘱给予抗心律失常药物，并观察反应。

4）观察电击局部皮肤有无损伤，并给予处理。

5）注意是否有动脉栓塞、肺水肿等并发症发生。

6）患者清醒后给予安慰和帮助。

7）处理用物，擦净电极板，整理电源线、地线等，并放回原处备用；除颤器保持充电备用状态。

（七）护理要点

1. 生活护理：保证患者充足的睡眠和休息。给予高蛋白、高维生素、低脂、低钠、清淡饮食，戒烟戒酒。保持大便通畅。

2. 病情观察：观察患者症状变化，监测生命体征，注意有无并发症的先兆表现。

3. 对症护理：伴有气促、发绀等缺氧指征的患者，给予氧气吸入。

4. 用药护理：遵医嘱应用抗心律失常药物，密切观察用药后的疗效及不良反应。

5. 心理护理：指导患者学会使用放松技术，缓解其负性情绪。必要时可对患者进行心理疏导，使患者积极配合治疗。

6. 健康教育：指导患者生活规律，劳逸结合，一旦出现异常情况及时就诊。定期复查。

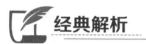 经典解析

1. 下述疾病可致右心室后负荷加重的是（　　　　）。

　　A. 二尖瓣关闭不全　　　　　　　　B. 高血压

　　C. 肺动脉高压　　　　　　　　　　D. 主动脉瓣关闭不全

【答案解析】本题应选 C。本题的主要考点是心力衰竭的病因即心脏负荷。后负荷指压力负荷，右心室压力负荷加重可由肺动脉压力高或肺动脉瓣狭窄引起。当肺动脉高压时，右心室射血阻力增加，将导致右心室后负荷加重。选项中无肺动脉瓣膜的病变，因此应选答案 C 肺动脉高压。瓣膜病变时，瓣膜关闭不全会引起心腔容量负荷增加，瓣膜狭窄会引起心腔压力负荷增加。高血压主要影响左心室，收缩期左心室射血时，高血压会导致射血阻力增加，压力负荷加重。

2. 心肌梗死患者发病后 24 h 内死亡的主要原因是（　　　　）。

　　A. 心衰　　　　　　　　　　　　　B. 休克

　　C. 心律失常　　　　　　　　　　　D. 心脏破裂

【答案解析】本题应选 C。本题的主要考点是心肌梗死患者的死因。心肌梗死患者发病后 24 h 内死亡率最高，死亡原因最常见的是心律失常。前壁心肌梗死最常见的心律失常类

型是室性前期收缩，下壁心肌梗死最常见的心律失常类型是房室传导阻滞。

🔧 基础过关

一、名词解释

1. 心力衰竭　　　2. 心源性哮喘　　　3. 心源性晕厥　　　4. 期前收缩
5. 联合瓣膜病　　6. 高血压病　　　　7. 高血压危象　　　8. 高血压脑病
9. 冠心病　　　　10. 心绞痛　　　　11. 急性心肌梗死　　12. 心律失常
13. 心房颤动　　　14. 房室传导阻滞　　15. 高血压急症　　16. 心悸
17. 阿-斯综合征　18. 心肌疾病

二、判断题

1. 高血压患者，当病情稳定后即可停药。 （　　）
2. 心力衰竭最常见的诱因是心律失常。 （　　）
3. 心源性水肿最先出现的部位是身体的下垂部位。 （　　）
4. 长期高血压可引起心、脑、肾、眼底等靶器官损害。 （　　）
5. 心衰患者健康宣教要嘱患者勿用力排便。 （　　）
6. 二尖瓣狭窄最易发生的心律失常是室性期前收缩。 （　　）
7. 风心病最主要的死因是充血性心力衰竭。 （　　）
8. 恶性高血压多见于老年人，预后良好。 （　　）
9. 高血压通常需要终身治疗。 （　　）
10. 心肌梗死是冠心病的较轻类型。 （　　）
11. 急性心肌梗死患者，早期尤其是入院前死亡的主要原因是休克。 （　　）
12. 肥厚型心肌病以心腔扩大、心肌收缩功能障碍为主要表现。 （　　）
13. 心绞痛发作时胸骨后压榨性疼痛可放射至心前区与右上肢。 （　　）
14. 病毒性心肌炎的病因以柯萨奇病毒最为常见。 （　　）
15. 血培养是诊断感染性心内膜炎最重要的方法。 （　　）
16. 亚急性感染性心内膜炎以草绿色链球菌最常见。 （　　）
17. 器质性心脏病引发的室性期前收缩，首选利多卡因静脉注射。 （　　）
18. 阵发性室上性心动过速可见于无器质性心脏病的人。 （　　）
19. 房颤患者易在左心房形成附壁血栓，栓子脱落最常引起脑栓塞。 （　　）
20. 重度房室传导阻滞可出现阿-斯综合征。 （　　）
21. 室颤常选用同步直流电复律。 （　　）

三、单项选择题

1. 心源性水肿首先从（　　）开始。
   A. 心前区　　　　　　　　　　B. 头颈部
   C. 下肢　　　　　　　　　　　D. 肺
2. 慢性心力衰竭发病最常见的诱因是（　　）。
   A. 呼吸道感染　　　　　　　　B. 水电解质紊乱
   C. 情绪激动　　　　　　　　　D. 心律失常

3．左心衰的早期表现为（　　）。

    A．咳嗽、咳痰　　　　　　　　　　　B．咯血

    C．劳力性呼吸困难　　　　　　　　　D．心悸

4．诊断右心衰竭最有意义的体征是（　　）。

    A．肝颈静脉回流征阳性　　　　　　　B．颈静脉怒张

    C．肝脏肿大　　　　　　　　　　　　D．水肿

5．下列对心衰患者的护理，不正确的是（　　）。

    A．根据心功能情况决定休息时间和方式

    B．给予低盐易消化饮食

    C．保持大便通畅，嘱患者勿用力大便

    D．严重左心衰竭者，应立即取平卧位休息

6．体力活动轻度受限制，一般体力活动可以引起乏力、心悸、气短的是（　　）。

    A．心功能Ⅰ级　　　　　　　　　　　B．心功能Ⅱ级

    C．心功能Ⅲ级　　　　　　　　　　　D．心功能Ⅳ级

7．风湿性心瓣膜病最常见的瓣膜疾病是（　　）。

    A．二尖瓣狭窄　　　　　　　　　　　B．二尖瓣关闭不全

    C．主动脉瓣关闭不全　　　　　　　　D．主动脉瓣狭窄

8．二尖瓣狭窄的主要体征是（　　）。

    A．心尖区可闻及局限性舒张期隆隆样杂音

    B．心尖搏动向左移位

    C．第二心音亢进

    D．肺动脉瓣区可闻及吹风样杂音

9．与高血压发病有关的饮食因素是（　　）。

    A．低盐饮食　　　　　　　　　　　　B．优质蛋白饮食

    C．高盐饮食　　　　　　　　　　　　D．高纤维素饮食

10．主动脉瓣狭窄患者可出现的三大症状是（　　）。

    A．咳嗽、呼吸困难、心悸　　　　　　B．呼吸困难、眩晕、头痛

    C．呼吸困难、心绞痛、晕厥　　　　　D．呼吸困难、心绞痛、心悸

11．风心病二尖瓣狭窄最易并发的心律失常是（　　）。

    A．房颤　　　　　　　　　　　　　　B．脑栓塞

    C．感染性心内膜炎　　　　　　　　　D．室性前期收缩

12．风湿性心瓣膜病最主要的死因是（　　）。

    A．心衰　　　　　B．栓塞　　　　　C．房颤　　　　　D．感染

13．风湿性心瓣膜病最常受累的瓣膜是（　　）。

    A．主动脉瓣　　　　　　　　　　　　B．二尖瓣

    C．肺动脉瓣　　　　　　　　　　　　D．三尖瓣

14．引起病毒性心肌炎的最常见的病因是（　　）。

    A．脊髓灰质炎病毒感染　　　　　　　B．流感及副流感病毒感染

    C．腮腺炎病毒感染　　　　　　　　　D．柯萨奇病毒B感染

15. 长期服用利尿剂（呋塞米）的心力衰竭患者，护士最应关注的不良反应是（　　）。

  A．低血钾   B．低血压

  C．低血钠   D．脱水

16. 洋地黄中毒最早出现的反应是（　　）。

  A．心律失常   B．头痛、头晕

  C．恶心、呕吐   D．黄视、绿视

📖 提升训练

一、单项选择题

1. 患者，女性，45 岁。查体发现血压为 160/90 mmHg，平素无症状；确定有无高血压的最佳方法是（　　）。

  A．同时测 3 次血压   B．测运动后血压

  C．在不同时间测量 3 次血压   D．检查有无脏器改变

2. 患者，男性，65 岁。高血压病患者，今晨两点睡眠中突然心悸、憋喘、咳嗽，不能平卧来急诊，考虑为急性左心衰。采集病史时下列符合急性左心衰竭症状的是（　　）。

  A．咳黄痰   B．咯血

  C．咳粉红色泡沫样痰   D．咳白黏痰

3. 关于洋地黄药物的使用，下列描述错误的是（　　）。

  A．老年人、肝肾功能不全者应慎用

  B．给药前应检查心率，低于 60 次/分方可给药

  C．给药前应检查心率，高于 60 次/分方可给药

  D．若患者出现恶心、呕吐、视力模糊、黄视和绿视提示洋地黄中毒

4. 患者，男性，45 岁。近期出现头晕、乏力，连续 3 天血压波动在（140～150）/（90～96）mmHg。患者的血压属于（　　）。

  A．正常值   B．正常高值

  C．1 级高血压   D．2 级高血压

5. 三度房室传导阻滞伴阿 - 斯综合征的治疗方法是（　　）。

  A．安装人工心脏起搏器   B．麻黄碱

  C．阿托品   D．苯妥英钠

6. 长期卧床的心衰患者，下肢静脉血栓脱落，易导致（　　）。

  A．肾栓塞   B．肺栓塞

  C．脾栓塞   D．脑栓塞

7. 预防风心病的根本措施是（　　）。

  A．居室要防寒避湿   B．防止复发，卧床休息

  C．积极防治链球菌感染   D．长期服用抗风湿药

8. 二尖瓣狭窄伴房颤的患者易引起栓塞，最常见的是（　　）。

  A．肺栓塞   B．肾栓塞

  C．脑栓塞   D．脾栓塞

9. 原发性高血压导致的靶器官受损不包括（　　）。
　　A．心　　　　　　　　　　　　　　B．脑
　　C．肾　　　　　　　　　　　　　　D．肝

10. 卡托普利常见的不良反应是（　　）。
　　A．搏动性头痛　　　　　　　　　　B．刺激性干咳
　　C．低血压　　　　　　　　　　　　D．心悸

11. 心脏正常窦性心律的起搏点是（　　）。
　　A．心房　　　　　　　　　　　　　B．窦房结
　　C．房室结　　　　　　　　　　　　D．左心室

12. 控制心绞痛发作的首选药物是（　　）。
　　A．地西泮　　　　　　　　　　　　B．双嘧达莫
　　C．硝酸甘油　　　　　　　　　　　D．复方丹参

13. 下列关于心绞痛疼痛特点的叙述，错误的是（　　）。
　　A．阵发性前胸、胸骨后部疼痛
　　B．劳累或情绪激动时发作
　　C．可放射至心前区与左上肢
　　D．持续时间长，像针刺刀扎样痛

14. 下列对心绞痛发作时的处理，不正确的是（　　）。
　　A．立即休息　　　　　　　　　　　B．硝酸甘油含化
　　C．立即送医院治疗　　　　　　　　D．硝酸异山梨酯含化

15. 下列最有助于区别心绞痛与心肌梗死的是（　　）。
　　A．疼痛部位　　　　　　　　　　　B．疼痛性质
　　C．疼痛时间　　　　　　　　　　　D．心电图变化

16. 心绞痛发作时应首先（　　）。
　　A．停止正在进行的活动　　　　　　B．饮少许糖水
　　C．含硝酸甘油　　　　　　　　　　D．口服止痛片

17. 在心绞痛发作时，应立即采用的有效方法是（　　）。
　　A．镇静　　　　　　　　　　　　　B．吸氧
　　C．含化硝酸甘油　　　　　　　　　D．含化阿司匹林

18. 患者，女，65岁。疑诊急性心肌梗死，则最有诊断价值的心电图特征是（　　）。
　　A．T波倒置　　　　　　　　　　　B．QRS波群增宽
　　C．P波高尖　　　　　　　　　　　D．ST段弓背向上型抬高

19. 急性心肌梗死最早且最突出的症状是（　　）。
　　A．心悸　　　　　　　　　　　　　B．发热
　　C．恶心，呕吐　　　　　　　　　　D．胸痛

20. 下列对冠心病最有诊断价值的是（　　）。
　　A．胸透　　　　　　　　　　　　　B．超声心动图
　　C．心电图　　　　　　　　　　　　D．冠状动脉造影

21. 患者，男，40岁。患有冠心病，因胸痛2 h急诊入院。首要的护理措施是（　　）。
　　A．绝对卧床休息　　　　　　　　　B．注意保暖
　　C．给予高热量饮食　　　　　　　　D．给予低流量吸氧

22. 临床上最常见的心律失常是（　　）。
　　A．心房颤动　　　　　　　　B．阵发性室性心动过速
　　C．期前收缩　　　　　　　　D．房室传导阻滞
23. 诊断心律失常最有效的检查方法是（　　）。
　　A．超声心动图　　　　　　　B．心尖搏动图
　　C．心电向量图　　　　　　　D．心电图
24. 最严重的心律失常是（　　）。
　　A．阵发性室上性心动过速　　B．阵发性室性心动过速
　　C．心室颤动　　　　　　　　D．心房颤动
25. 易引起栓塞的心律失常是（　　）。
　　A．心室颤动　　　　　　　　B．心房颤动
　　C．窦性心动过缓　　　　　　D．房室传导阻滞
26. 下列可引起猝死的严重心律失常是（　　）。
　　A．心房颤动　　　　　　　　B．心房扑动
　　C．心室颤动　　　　　　　　D．阵发性室上性心动过速
27. 预防室性心律失常的最佳方法是（　　）。
　　A．适宜的锻炼　　　　　　　B．保持情绪稳定
　　C．经常健康体检　　　　　　D．控制器质性心脏病病情

二、简答题

1. 洋地黄的毒性反应有哪些？
2. 简述洋地黄中毒的处理原则。
3. 简述急性心力衰竭的治疗原则。
4. 慢性心力衰竭的并发症有哪些？
5. 简述右心衰竭的体征。
6. 简述心功能分级。
7. 高血压病的非药物治疗措施有哪些？
8. 简述缓进型高血压的主要临床表现。
9. 简述高血压急症的护理措施。
10. 简述高血压患者的健康教育内容。
11. 引起冠状动脉粥样硬化性心脏病的原因有哪些？
12. 简述心绞痛的临床特点。
13. 冠心病的临床分型有哪些？
14. 简述急性心肌梗死的临床表现。
15. 急性心肌梗死特征性的心电图改变有哪些？
16. 简述急性心肌梗死的治疗原则。
17. 简述急性心肌梗死患者的健康教育内容。
18. 简述二尖瓣狭窄的体征。
19. 简述风湿性心瓣膜病的治疗要点。
20. 风湿性心瓣膜病的并发症有哪些？

21．简述心律失常的分类。

22．简述室性期前收缩的心电图特点。

23．简述心房颤动的听诊特点和心电图特征。

24．简述心室颤动的表现和心电图特征。

三、论述题

1．患者，男性，56 岁，心绞痛病史 3 年，近 2 周来发作频繁，每次发作疼痛程度较前加重。2 小时前饱餐后突感左胸剧烈压榨样疼痛，并向左肩、左上肢内侧放射，舌下含化硝酸甘油 3 片，疼痛无缓解，急诊入院。查体：T 37.2℃，P 103 次/分，BP 95/62 mmHg。可闻及舒张期奔马律。辅助检查：ECG 示频发室性期前收缩，$V_1 \sim V_5$ 导联可见病理性 Q 波，ST 段弓背向上抬高，T 波倒置；血清 CK-MB 升高。

问题：（1）患者目前的主要诊断是什么？

（2）诊断依据有哪些？

（3）该疾病的治疗措施有哪些？

2．患者，男性，56 岁，工人。高血压病史 11 年，平时坚持服用降压药，近 1 周出现咳嗽，咳黄痰，发热，2 天来出现心悸、气短，频繁咳嗽，咳大量粉红色泡沫痰，不能平卧，来医院就诊，诊断为高血压，并发慢性心力衰竭，护理体检：神志清，T 38.1℃，P 112 次/分，R 25 次/分，BP 130/89 mmHg，心律齐，心音低钝，两肺底可闻及湿啰音。

问题：（1）导致该患者出现心力衰竭的诱因是什么？

（2）列出该患者目前的治疗原则？

（3）在使用洋地黄药物时，患者出现哪些情况提示洋地黄中毒？

3．患者，男性，67 岁。因阵发性胸痛，气促 4 年加重 5 小时入院，患者于 4 年前开始出现劳累后心前区疼痛，伴气急，持续约 2～5 分钟，休息后能自动缓解，每月发作 1～2 次，未曾治疗。近 1 周来胸痛、胸闷发作频繁，含服硝酸甘油能缓解。入院前 5 小时开始，胸痛加剧，持续不能缓解，含服硝酸甘油无效。入院查体：T 37.5℃，P 108 次/分，BP 100/70 mmHg，急性痛苦病容，皮肤巩膜无黄染，胸部对称，双肺呼吸音清，无啰音，心界稍向左下扩大，心尖搏动在第 6 肋间左锁骨中线上，无震颤，心率 108 次/分，律齐，S_1 减弱，可闻及奔马律，心尖区有 2 级收缩期吹风样杂音，余（－）。

问题：（1）该患者可能的医疗诊断是什么？

（2）为明确诊断，还应该做什么检查？

（3）写出该患者疼痛的护理要点。

第三章

消化系统疾病

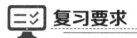

复习要求

1. 掌握：呕吐、呕血、腹泻、便秘、黄疸的原因、特点及护理要点；慢性胃炎、消化性溃疡、肝硬化、肝性脑病、急性胰腺炎的临床表现、治疗要点和护理要点；急性上消化道大出血的抢救措施。

2. 熟悉：呕血、黄疸、消化性溃疡、肝性脑病、急性胰腺炎、上消化道出血的概念；慢性胃炎、消化性溃疡、肝硬化患者的健康教育；消化性溃疡的病因和发病机制；急性胰腺炎的病因、分类和常用检查；上消化道出血的病因及临床表现；溃疡性结肠炎的临床表现及治疗要点。

3. 了解：慢性胃炎的病因和分类；肝硬化的病因；肝性脑病的病因及发病机制；溃疡性结肠炎的病因。

考点详解

一、消化系统疾病常见症状、体征

（一）腹痛

1. 分类和原因

（1）急性腹痛：①腹腔脏器的急性炎症；②急性胃、肠穿孔引起的弥漫性腹膜炎；③空腔脏器梗阻或扩张；④腹腔脏器破裂。

（2）慢性腹痛：①腹腔脏器的慢性炎症及溃疡；②恶性肿瘤；③肠道寄生虫病；④胃肠神经官能症。

2. 腹痛的特点：隐痛、钝痛提示多为慢性病变；锐痛、绞痛多为急性病变。阵发性绞痛，常见于空腔脏器梗阻；持续性疼痛常见于腹腔脏器炎症、出血、肿大等。

（二）腹泻

腹泻是指排便次数增多，粪质稀薄或有黏液、脓、血相夹杂。

1. 分类和原因

（1）急性腹泻：①细菌性和非细菌性食物中毒；②急性传染病；③饮食不当；④肠道

变态反应。

（2）慢性腹泻：常见于胃、肠、胰腺、肝胆慢性疾病及消化系统恶性肿瘤。

2. 腹泻的特点：急性腹泻排便次数可达每天 10 次以上，易引起水、电解质紊乱及酸碱平衡失调。慢性腹泻是指腹泻反复发作，病程超过 2 个月，常导致营养缺乏、贫血、水肿。进食后不久即腹泻，水样或粥样稀便，可能为食物中毒、肠道变态反应引起；粪便中含黏液、脓、血，可由炎症、癌症引起。腹泻伴腹痛，便后腹痛缓解，提示结肠病变；便后腹痛不能缓解，提示小肠病变；腹泻伴里急后重，提示直肠病变。

（三）恶心与呕吐

恶心是一种欲吐的感觉，伴上腹特殊不适感，常为呕吐先兆，也可单独发生。呕吐是指胃内容物或部分肠内容物通过食管逆流入口腔的反射性动作。

1. 分类和原因

（1）中枢性呕吐：①颅内压增高，如脑炎、脑出血等；②前庭神经功能障碍，如内耳眩晕症、晕动病等；③其他，如妊娠反应、尿毒症、低钾与低钠血症、代谢性酸中毒等，某些药物也可引起。

（2）周围性呕吐：①胃源性呕吐，如胃炎、胃癌、幽门梗阻等；②反射性呕吐，如腹腔脏器急性炎症、穿孔、梗阻等。

2. 特点：胃源性呕吐常先恶心，后呕吐，吐后患者感到轻松；而反射性呕吐也先有恶心，但吐后不轻松。颅内高压引起的呕吐常无恶心先兆，且顽固，呈喷射性。食物中毒引起者常有进不洁食物史。进食 6～8 h 后发生呕吐，吐出大量带有酸腐味的宿食，提示幽门梗阻；呕吐物带有粪臭味，提示小肠梗阻；呕吐伴剧烈腹痛，可能为胆石症、胰腺炎、阑尾炎、肠梗阻等；伴腹泻者可能为急性胃肠炎。

（四）呕血与便血

上消化道出血经口腔呕出，称为呕血。消化道出血经肛门排出，称为便血。

1. 原因

（1）呕血：①食管疾病，如食管癌；②胃、十二指肠疾病，如消化性溃疡（最常见）、急性糜烂性胃炎、胃癌等；③肝脏疾病，如肝硬化门脉高压致食管下段和胃底静脉曲张破裂；④胆道和胰腺疾病，如胆道炎症、癌症等。

（2）便血：①能引起上消化道出血的疾病；②下消化道疾病。

2. 特点：呕血与黑便是上消化道出血的直接表现。呕血必伴有黑便，黑便不一定有呕血。血液如在胃内停留时间较长，血液则成咖啡渣样；如在肠道停留时间较长，则出现黑便。一般而言，回肠部位以下出血多为鲜血便。

（五）便秘

便秘是指排便频率减少，1 周内排便次数少于 2～3 次，排便困难，大便干结。

1. 原因：①摄入食物过精过细，食物中的纤维素和水分不足；②精神上受到强烈刺激或注意力高度集中；③肠道病理性受阻；④药物影响如服用碳酸钙、氢氧化铝、抗胆碱能药、镇静剂、阿托品、普鲁本辛（溴丙胺太林）、吗啡等。

2. 分类：按病因可分为功能性便秘和器质性便秘两类；按肠道的功能状况可分为机械梗阻性便秘和动力性便秘。

（六）黄疸

黄疸是由于血清中胆红素升高，致使皮肤、黏膜和巩膜发黄的现象。根据病因的不同，主要分为肝细胞性黄疸、胆汁淤积性黄疸和溶血性黄疸。

（七）腹膜刺激征

腹部压痛、反跳痛和腹肌紧张统称为腹膜刺激征。常见于腹腔脏器感染、穿孔、梗阻及损伤出血等。

二、慢性胃炎

（一）分类

依胃镜检查结果可分为慢性浅表性胃炎和慢性萎缩性胃炎；依病变部位可分为胃体胃炎和胃窦胃炎。

（二）病因

幽门螺杆菌（Hp）感染是主要病因。

（三）临床表现

1．病程迁延、反复发作，多无明显症状。

2．部分患者有消化不良、上腹部饱胀不适，可伴反酸、嗳气、恶心、呕吐及食欲不振等症状。

3．萎缩性胃炎多伴贫血。

（四）诊断

无特异性病史和临床表现，确诊主要依赖胃镜检查和胃黏膜活检。

（五）治疗要点

1．消除病因及诱因。

2．抗 Hp 治疗。

3．保护胃黏膜。

4．对症治疗。

（六）护理要点

1．生活护理：急性发作期，应卧床休息；恢复期，进行适当的锻炼，以增强机体抗病力，注意劳逸结合，避免过度劳累。急性发作期可给予患者无渣、半流质的温热饮食；恢复期给予高热量、高蛋白、高维生素、易消化的饮食。

2．病情观察：密切观察患者腹痛的部位、性质及呕吐物与大便的颜色、量及性状。

3．对症护理：可用热水袋热敷胃部以缓解疼痛，解除胃痉挛。

4．用药护理：遵医嘱用药，注意观察药物的疗效及不良反应。

5．心理护理：安慰患者使其精神放松，消除因症状反复发作而产生的焦虑、恐惧心理，保持情绪稳定，从而增强患者对疼痛的耐受性。

6．健康教育：指导患者避免诱发因素，平时生活要有规律，加强饮食卫生和饮食营养，若有异常及时复诊，定期门诊复查。

三、消化性溃疡

（一）概念

消化性溃疡是指发生于胃、十二指肠的慢性溃疡，因溃疡的形成与胃酸和胃蛋白酶的消化作用有关，故称为消化性溃疡。临床主要表现为慢性、周期性、节律性、上腹部疼痛。在临床上，十二指肠溃疡较胃溃疡多见，两者数量之比为 3：1。

（二）病因及发病机制

胃、十二指肠黏膜损害因素增强和（或）保护因素削弱，是消化性溃疡发生的基本原理。①胃酸分泌增多（凡能刺激壁细胞分泌增强的因素，均可成为溃疡形成的直接和间接因素。）②神经—内分泌功能失调；③Hp 感染；④保护因素削弱；⑤饮食不当。胃溃疡的形成主要与保护因素削弱有关，十二指肠溃疡主要与损害因素过强有关。

（三）临床表现

消化性溃疡的主要特点为慢性、周期性、节律性上腹部疼痛。

1．上腹痛：

（1）慢性病程：有长期反复发作的特点，病程有几年、十余年或更长。

（2）部位：胃溃疡多位于剑突下正中或偏左，十二指肠溃疡常在上腹部偏右。

（3）性质和程度：呈轻度或中等度疼痛，可忍受，为饥饿样或烧灼样疼痛，也可为钝痛、胀痛或剧痛。

（4）节律性：十二指肠溃疡呈疼痛—进食—缓解；胃溃疡呈进食—疼痛—缓解。

（5）周期性发作：发作期与缓解期交替出现，于秋末冬初易发病，随病情进展发作期渐延长，缓解期渐缩短。

2．其他症状：上腹饱胀、反酸、嗳气、恶心、呕吐等消化道症状，并伴自主神经功能紊乱表现。

（四）并发症

1．出血：①是上消化道出血的最常见原因；②是消化性溃疡的最常见并发症；③其特点为柏油样便、伴或不伴呕血，大出血后疼痛随之缓解，出血后可有低热，可出现肠源性氮质血症。

2．穿孔

（1）急性穿孔：①是最严重的并发症；②可出现急性腹膜炎体征和气腹症（肝浊音界消失，X 线示膈下游离气体）；③严重者可出现休克。

（2）慢性穿孔（也称穿透性溃疡）：①腹痛节律消失；②内科治疗无效。

（3）亚急性穿孔：可形成局限性腹膜炎。

3．幽门梗阻

（1）可分为功能性梗阻（炎性水肿和痉挛所致，属可逆性）和器质性梗阻（瘢痕收缩所致，为不可逆性）。

（2）上腹饱胀不适，餐后加重，伴呕吐，呕吐物为酸酵宿食，吐后可暂时缓解。

（3）消瘦，有震水音，可见胃型及胃蠕动波。

（4）重症者可出现脱水、低钾、低氯性碱中毒。

4．癌变：可见于胃溃疡，年龄多在45岁以上，症状顽固，短期内有明显的消瘦或贫血，经1个月的严格内科治疗无效，粪便潜血试验持续阳性者应考虑。

（五）实验室及其他检查

1．大便潜血试验：阳性提示溃疡有活动性。

2．胃液分析：胃溃疡胃酸偏低，十二指肠溃疡胃酸偏高。

3．X线钡餐检查：是诊断溃疡的常用方法，包括直接征象（龛影）和间接征象（痉挛性切迹、压痛、激惹现象和变形）。

4．胃镜检查和黏膜活检：是诊断溃疡的最优方法。

5．幽门螺杆菌检测：是消化性溃疡的常规检测项目。

（六）治疗要点

治疗原则为消除病因、控制症状、促进愈合、预防复发。

1．一般治疗

（1）心理治疗。

（2）饮食治疗（定时、定量进餐，避免粗糙、过冷、过热及刺激性的食物）。

（3）戒除烟酒。

2．药物治疗

（1）根除幽门螺杆菌治疗：以铋制剂为基础的三联方案和以质子泵抑制剂为基础的三联方案。

（2）抑制胃酸分泌的药物治疗：包括质子泵抑制剂和H_2受体拮抗剂。

（3）胃黏膜保护剂：硫糖铝、前列腺素制剂、枸橼酸铋钾（既有保护胃黏膜的作用又有杀幽门螺杆菌的作用，并可降低复发率）。

（七）护理要点

1．生活护理：注意劳逸结合，避免过度劳累、紧张。嘱患者定时进餐，少量多餐；进餐时细嚼慢咽，不宜过快、过饱；避免辛辣等食物及酒类、咖啡、浓茶等刺激性饮料。

2．病情观察：观察患者疼痛的特点，同时防治并发症。

3．对症护理：采用局部热敷或针灸止痛等方法，以缓解疼痛。

4．用药护理：遵医嘱应用药物，并注意观察药物的疗效和副反应。

5．心理护理：指导患者采用放松技术，缓解患者的负性情绪，帮助其树立治疗信心。

（八）健康教育

1．向患者及家属讲解消化性溃疡的主要病因、诱因、疼痛的规律，以及合理饮食的重要性。

2．指导患者正确服药，学会观察药效及不良反应，慎用或勿用致溃疡药物。

3．指导患者合理休息，规律生活，避免精神过度紧张，劳逸结合，保持乐观情绪。

四、肝硬化

（一）概念

肝硬化是由一种或多种病因长期或反复作用于肝脏，造成肝脏弥漫性损害。其病理特点是肝细胞变性、坏死、再生和结缔组织增生，导致肝小叶结构破坏和假小叶形成。本病以肝功能减退和门静脉高压为主要表现，晚期常出现肝性脑病等严重并发症。

（二）病因

在我国，最主要的原因是病毒性肝炎。另外，慢性酒精中毒（欧美国家最主要的原因）、血吸虫病、药物或化学毒物、循环障碍、慢性肠道感染、长期胆道阻塞造成肝内胆汁淤积、营养失调及代谢障碍等，都可能成为肝硬化的直接原因或间接原因。

（三）临床表现

1．肝功能代偿期：①症状轻、缺乏特异性；②乏力、食欲不振出现较早；③查体：肝、脾轻、中度大，肝功能多正常。

2．肝功能失代偿期

（1）肝功能减退。

1）全身症状：①营养状况较差（如消瘦、乏力、精神不振、皮肤干枯、面色灰暗、水肿等）；②有维生素缺乏症（如夜盲、口角炎、舌炎、多发性神经炎等）的表现。

2）消化道症状：食欲减退、上腹部饱胀不适、恶心、呕吐、腹泻、黄疸等。

3）出血倾向和贫血：①出血（凝血因子合成减少，脾功能亢进）；②贫血（营养缺乏，胃肠失血及脾功能亢进）。

4）内分泌失调：①雌激素增多（肝掌、蜘蛛痣、性功能减退、月经失调），醛固酮、抗利尿激素增多（对腹水的形成起重要作用）；②肾上腺皮质功能减退（面部及其他暴露部位皮肤色素沉着）。

5）黄疸：反复出现黄疸是预后不良的表现。

（2）门脉高压。

1）脾大、脾功能亢进（全血细胞减少）。

2）侧支循环形成：①食管下段和胃底静脉曲张（可发生上消化道大出血）；②腹壁和脐周静脉曲张；③痔静脉曲张（形成痔核发生便血）。

3）腹水：①门静脉压力增高；②低白蛋白血症；③肝淋巴液生成过多；④抗利尿激素及继发性醛固酮增多；⑤有效循环血量不足。

（四）并发症

1．上消化道出血（最常见并发症）。

2．感染（多为内源性感染）。

3．肝性脑病（最严重的并发症和主要死因）。

4．原发性肝癌。

5．肝肾综合征

（1）定义：因大量腹水使循环血量锐减，致肾小球滤过率减少及血中有毒物质对肾脏毒性，导致肾衰竭。

（2）其特征有少尿或无尿、氮质血症、稀释性低钠血症、低尿钠，但肾无器质性病变。

（五）诊断要点

1．有病毒性肝炎、血吸虫病、长期酗酒或营养失调等病史。

2．有肝功能减退和门静脉高压症的临床表现。

3．肝功能试验异常，B超或CT检查符合肝硬化图像。

（六）治疗原则

1．应除去肝硬化病因及发病始动因素，缓解和延长代偿期。

2．对失代偿期者主要是对症治疗、改善肝功能、治疗并发症。

（七）护理要点

1．生活护理：嘱患者多休息，以减轻肝脏负荷，有助于肝细胞修复和消除水肿与腹水。视患者的病情安排适当的活动，活动量以不出现疲劳感和其他症状为度。饮食上以高热量、高蛋白质、高维生素、易消化的食物为宜；应选择优质蛋白质，以利于肝细胞修复；有水肿及腹水者，应限制水、钠摄入；进水量限制在每天 1 000 mL 左右，钠限制在每天 500～800 mg（NaCl 1.2～2.0 g）；戒绝烟酒；忌食粗糙、坚硬及刺激性食物，以免诱发消化道出血。

2．病情观察：观察腹水和下肢水肿的消长，准确记录出入量，测量腹围、体重。

3．对症护理：加强水肿和腹水的护理。

4．用药护理：避免使用一切损伤肝、肾的药物。

5．心理护理：给予患者精神上安慰和支持，使其消除负性情绪，积极配合治疗。

（八）健康教育

1．帮助患者和家属掌握本病的有关知识，学会自我护理的方法，树立治病的信心。

2．指导患者身心休息，保证足够的休息和睡眠，生活起居要有规律；注意情绪的调节和稳定。

3．指导患者切实遵循饮食治疗原则和计划；戒绝烟酒；减少进食粗糙的食物，防止便秘，减少内因性有毒物质的产生。

4．指导家属理解和关心患者，给予患者精神支持和生活照顾；细心观察，及早识别病情变化；定期门诊随诊。

五、肝性脑病

（一）概念

肝性脑病，又称肝昏迷，是严重肝病引起的，以代谢紊乱为基础的中枢神经系统功能失调的临床综合征，以意识障碍、行为失常和昏迷为主要临床表现。

（二）病因及发病机制

1．病因：以肝炎后肝硬化最常见。

2．发病机制：以血氨升高为主，血氨主要来自肠道，氨在结肠以 NH_3 弥散入肠黏膜内而被吸收，透过血脑屏障损害大脑；当肠腔内 pH 大于 6 时，NH_3 大量弥散入血；pH 小于 6 时，NH_4^+ 则从血液中转至肠腔，随粪便排出。此外，假神经递质学说、氨基酸不平衡学说、脂肪代谢异常及电解质和酸碱平衡失调等均可引起。

3．诱因：上消化道大出血，大量排钾利尿、放腹水，高蛋白饮食，感染，药物，便秘等。

（三）临床分期及表现

1．Ⅰ期（前驱期）：有轻微的性格及行为异常。可有扑翼样震颤，脑电图正常。

2．Ⅱ期（昏迷前期）：以意识模糊、睡眠障碍和行为失常为突出表现。扑翼样震颤明显，脑电图异常。

3．Ⅲ期（昏睡期）：以昏睡和精神错乱为主。扑翼样震颤明显，脑电图明显异常。

4．Ⅳ期（昏迷期）：意识完全丧失，不能唤醒。扑翼样震颤引不出，脑电图明显异常。

（四）诊断

1．血氨测定：80%～90%的患者血氨升高。

2．脑电图：典型改变为节律变慢，出现每秒 4～7 次的 θ 波和每秒 1～3 次的 δ 波，昏迷期两侧同时出现对称的高波幅 δ 波。

（五）治疗要点

采取综合措施。消除诱因是治疗肝性脑病的首要措施。减少肠内毒素的生成和吸收，应用降氨药以促进体内有毒物质的代谢消除，纠正氨基酸代谢紊乱，纠正水、电解质代谢失衡，防止脑水肿和继发感染，防治休克和出血。

（六）护理要点

1．生活护理：加强保护，避免受伤。限制蛋白质的摄入，供给足够的热量和维生素。

2．病情观察：严密观察病情变化，注意肝性脑病的早期征象。观察患者思维及认知的变化，识别患者意识障碍的程度。

3．对症护理：躁动不安的患者应注意保护，可加床栏，防止发生坠床及撞伤等意外；昏迷的患者应保持呼吸道通畅，保证氧气的供给。

4．用药护理

（1）减少肠内毒物生成和吸收：①用弱酸性溶液灌肠或导泻；②口服抗生素抑制细菌生长；③口服乳果糖使肠内呈酸性，从而减少氨的产生。

（2）促进有害物质代谢清除：遵医嘱应用谷氨酸钾或谷氨酸钠、精氨酸。

（3）输注支链氨基酸注射液，纠正氨基酸代谢紊乱。

5．心理护理：给予患者情感上的支持，缓解患者的焦虑、抑郁情绪。

6．健康教育：避免各种诱因，防止病情加重。

六、急性胰腺炎

（一）概述

急性胰腺炎是指多种病因导致胰酶在胰腺内被激活后引起胰腺组织自身消化、水肿、出血甚至坏死的炎症反应。临床主要表现为急性上腹痛、发热、恶心、呕吐，血、尿淀粉酶增高，重症者伴腹膜炎、休克等并发症。

（二）病因、诱因

1．病因：以酒精中毒和胆石症最常见，西方国家中以酒精中毒引发居多，我国则以胆石症引发胰腺炎为首位。

2．诱因：大量饮酒引发呕吐和暴饮暴食。

（三）临床表现

1．水肿型

（1）腹痛：①是本病的主要表现，多于暴饮暴食、高脂肪餐或大量饮酒后突然发生；

②疼痛性质多为持续性疼痛、阵发性加剧；③疼痛的部位与病变部位有关（如胰头部病变，疼痛在右上腹，向右肩、右腰部放射；胰尾部病变，疼痛在左上腹，向左肩、左腰部放射；整个胰腺受累时，疼痛在整个上腹部，向背部放射，呈束带状）；④弯腰抱膝可减轻疼痛，解痉药不易缓解。

（2）恶心、呕吐：呕吐频繁，吐后腹痛并不减轻，伴腹胀。

（3）发热：多为中度发热，一般持续3～5天自退。

（4）体检：体征表现较轻，症状与体征不符；预后良好，多在1周左右好转。

2．出血坏死型（除有水肿型的表现外，还有下述特征）

（1）休克：主要为低血容量型休克。

（2）腹膜炎、胸膜炎及中毒性肠麻痹：腹膜炎体征及腹水征，胸、腹水多呈血性，淀粉酶浓度显著升高。

（3）水、电解质及酸碱平衡紊乱：明显脱水及代谢性酸中毒，常伴低钾、低镁及低钙血症，当血钙低于1.75 mmol/L时，提示预后不良。

（4）皮肤瘀斑：部分患者脐周或两侧胁腹部的皮肤呈青紫色，是由于血性腹水渗至皮下所致。

（四）常用检查

1．血清淀粉酶测定：24 h内可明显升高，超过500苏氏单位具有诊断意义。

2．尿淀粉酶测定：对血淀粉酶正常的患者具有确诊意义。

3．血清脂肪酶测定：升高较晚，故适用于晚期病例。

4．血清正铁白蛋白测定：有助于胰腺炎的预后判断。

5．白细胞计数及分类：白细胞计数和中性粒细胞均显著升高。

6．X线检查：腹部平片可见麻痹性肠梗阻，胸片可见胸腔积液、肺不张或肺炎等。

7．B型超声波检查：可见胰腺炎的超声影像。

（五）诊断要点

1．有胆道疾病、酗酒、暴饮暴食等病史。

2．突发性剧烈持续性上腹痛，阵发性加剧伴恶心、呕吐及上腹压痛。

3．血清淀粉酶达500单位以上，尿淀粉酶达256单位以上即可确定诊断。

（六）治疗要点

1．抑制胰腺分泌（治疗本病的关键环节）：

（1）禁食、水（水肿型短期禁食，肠麻痹、肠胀气明显或需手术者宜行胃肠减压）。

（2）抗胆碱能药。

（3）H_2受体拮抗剂。

（4）其他（如奥曲肽）。

2．解痉镇痛：不宜使用吗啡，因为吗啡可引起Oddi括约肌痉挛，加重疼痛。

3．抗感染：适用于胆道感染所致或出血坏死性胰腺炎。

4．抗休克及纠正水电解质平衡失调。

5．胰酶抑制剂：如抑肽酶、爱普尔等。

6．并发症处理。

（七）护理要点

1．生活护理：绝对卧床休息，安置患者屈膝侧卧位，以减轻疼痛。病情好转后可遵医嘱下床活动。早期禁食和胃肠减压，但要及时补充水分和电解质，保证有效血容量。

2．病情观察：监测患者的生命体征、意识及尿量的变化，同时注意观察患者腹部症状和体征，引流物的性质等。

3．对症护理：腹痛、恶心与呕吐时给予相应的护理。

4．用药护理：遵医嘱用药，密切观察用药后的疗效及不良反应。

5．心理护理：关心、安慰患者，缓解患者的负性情绪。

6．健康教育：指导患者建立良好的饮食习惯，避免暴饮暴食及刺激性食物。

七、急性上消化道出血

（一）概念

上消化道出血是指屈氏韧带以上的消化道，包括食管、胃、十二指肠和胰、胆道病变引起的出血，以及胃空肠吻合术后的空肠病变的出血。上消化道大出血一般指在数小时内失血量超过 1 000 mL 或超过循环血容量的 20%，主要临床表现为呕血和/或黑便，常伴有血容量减少，导致急性周围循环衰竭，严重者导致失血性休克，可危及患者生命，是常见的临床急症。

（二）常见病因

消化性溃疡、门脉高压、急性胃黏膜病变等。

（三）临床特点

1．呕血与黑便：是上消化道出血的特征性表现。

2．失血性周围循环衰竭。

3．发热：24 小时内出现（<38.5℃），3～5 天降至正常。

4．贫血与血象变化：急性出血为正细胞正色素性贫血，网织红细胞升高，白细胞升高（脾亢者不高）。

5．氮质血症：与肠源性氮质吸收增多和肾小球滤过率降低有关。

（四）诊断要点

1．诊断确立依据：呕血、黑粪；失血性周围循环衰竭；辅助检查；排除消化道以外的出血因素。

2．出血量与临床表现的关系见表 1-3-1。

表 1-3-1　出血量与临床表现的关系

出血程度	出血量/mL	占全身血容量的百分比/%	血压/mmHg	脉搏/次/分	血红蛋白量/g/L	临床症状
轻度出血	<500	10～15	基本正常	基本正常	正常	仅有头晕
中度出血	800～1000	20	血压偏低	100 左右	70～100	眩晕、心烦、少尿
重度出血	>1500	>30	SBP<80	>120	<70	休克表现

3．出血停止的判断

有下述指标之一者表示继续出血：①反复呕血或黑粪次数增多、变稀，伴肠鸣音亢进；②周围循环衰竭经充分补液仍未见明显改善；③红细胞计数、血红蛋白及红细胞压积继续下降；④补液与尿量足够的情况下血尿素氮持续或再次升高。

4．出血的病因诊断：病因与体征；胃镜检查；X线钡餐检查；其他检查。

（五）急救措施

1．一般急救措施：卧床休息；保持安静；活动性出血期间禁食；吸氧。

2．积极补充血容量。

3．针对病因采取相应的止血措施。

（六）护理要点

1．生活护理：大出血时绝对卧床休息，取平卧位并将下肢略抬高，以保证脑部供血；少量出血者应卧床休息，协助患者取舒适体位。对急性大出血伴恶心、呕吐者应禁食。少量出血，无呕吐、无明显活动性出血者，可进温凉、清淡流质饮食。嘱患者定时进餐，避免过饥、过饱，避免食用过冷、过热、粗糙、坚硬、刺激性食物，戒除烟酒。

2．病情观察：密切观察患者生命体征的变化，注意观察患者皮肤颜色及肢端温度变化。

3．对症护理：伴有气促、发绀等缺氧指征的患者，给予氧气吸入。

4．用药护理：立即建立静脉通道。配合医生迅速、准确地实施输血、输液、各种止血治疗及用药等抢救措施，观察治疗效果及不良反应。

5．心理护理：关心、安慰患者，解释安静休息有利于止血，并加强巡视。

6．健康教育：指导患者生活规律，劳逸结合。一旦出现异常情况及时就诊，定期复查。

八、溃疡性结肠炎

（一）概述

溃疡性结肠炎，又称非特异性溃疡性结肠炎，是一种病因未明的直肠和结肠的炎症疾病。病变多数在直肠、乙状结肠，呈连续性非节段分布，可扩展至降结肠、横结肠。病理表现为大肠黏膜和黏膜下层有慢性炎症细胞浸润和多发性溃疡形成。临床特点是腹痛、腹泻、黏液脓血便、里急后重。

（二）病因

一般认为，该病由病原微生物或食物抗原作为促发因素作用于易感者，激发肠黏膜亢进的免疫炎症反应引起。另外，遗传在本病的发病中占一定的地位。在机体应激和遭受严重精神创伤时可诱发本病。

（三）临床表现

起病多数缓慢，病程长，呈慢性经过，多表现为发作期与缓慢期交替。部分患者可因饮食失调、劳累、精神因素、感染等诱发或加重症状。本病呈慢性经过，可从几年至十余年，常有发作期及缓解期交替出现。

1．消化系统表现：腹泻是最主要的症状，黏液或黏液脓血便是本病活动期的重要表现。腹痛，呈疼痛—便意—便后缓解的规律。可有胃部不适、上腹饱胀，食欲减退、恶心、呕吐等。

2．全身表现：可有发热、贫血、低蛋白血症、水和电解质平衡紊乱等表现。

3．肠外表现：在肠道症状出现前可有口腔黏膜溃疡、结节性红斑、关节炎、眼脉络膜炎等肠外表现。少数可有抑郁、失眠及自主神经功能失调等精神神经症状。

4．并发症：中毒性巨结肠、直肠结肠癌变、大出血、急性肠穿孔、肠梗阻等。

（四）常用检查

1．结肠镜检查：是本病最重要的诊断方法，镜下可见黏膜上有多发性浅溃疡；黏膜粗糙呈细颗粒状；假息肉形成。

2．粪便检查：目的是排除感染性结肠炎，是本病诊断的一个重要步骤。肉眼可见血、脓和黏液，显微镜检查可见多量红细胞和脓细胞，急性发作期可见巨噬细胞。

（五）治疗要点

治疗原则为控制急性发作，缓解病情，减少复发，防止并发症。首选柳氮磺胺吡啶，氨基水杨酸制剂疗效不佳时可选用糖皮质激素，对激素治疗无效或依赖者可选用免疫抑制剂。对内科不能控制的结肠大出血，并发中毒性巨结肠、癌变、肠梗阻、肠穿孔者需手术治疗。

（六）护理要点

1．生活护理：急性发作期和重型患者应卧床休息，轻型患者应减少活动量，避免劳累。给予高热量、富营养而少纤维、易消化软食，禁食生、冷食物及含纤维素多的蔬菜、水果及其他刺激性食物。

2．病情观察：注意监测患者的生命体征、腹泻特点、腹部压痛及肠鸣音情况，观察患者的皮肤弹性有无脱水表现。

3．对症护理：协助患者做好肛周皮肤的清洁护理。

4．用药护理：服用柳氮磺胺吡啶，注意观察药物的疗效及不良反应，可嘱患者餐后服药，定期复查血象。

5．心理护理：耐心做好解释工作，使患者能自觉配合治疗和护理。

6．健康教育：指导患者合理休息与活动。一旦出现异常情况及时就诊，定期复查。

 经典解析

1．消化道溃疡最常见的并发症是（　　　）。

　　A．癌变　　　　　　　　　　　　B．慢性穿孔

　　C．幽门梗阻　　　　　　　　　　D．消化道出血

【答案解析】本题应选 D。本题的主要考点是消化道溃疡的并发症。消化道溃疡的并发症主要包括出血、穿孔、幽门梗阻和癌变。其中最常见的并发症是消化道出血，最严重的并发症是消化道穿孔。

2．国内肝硬化最常见的病因是（　　　）。

　　A．酒精性肝炎　　　　　　　　　B．乙型肝炎

　　C．甲型肝炎　　　　　　　　　　D．丙型肝炎

【答案解析】本题应选 B。本题的主要考点是肝硬化的病因。在我国肝硬化的病因主要

是病毒性肝炎，尤其是病毒性肝炎中的乙型肝炎，经过慢性发展转变为肝硬化。

3．能够诱发或加重肝性脑病的饮食是（　　　）。

　　A．脂肪　　　　　　　　　　　　B．糖类

　　C．蛋白质　　　　　　　　　　　D．维生素

【答案解析】本题应选 C。本题的主要考点是肝性脑病患者的饮食要点。一般肝功能显著损害或有肝性脑病先兆表现时，应限制或禁食蛋白质，因蛋白质在肠道中会分解为氨基酸，进入血液中增加血氨含量，导致肝性脑病的加重。

4．能提示急性胰腺炎预后不良的是（　　　）。

　　A．血清淀粉酶测定　　　　　　　B．尿淀粉酶测定

　　C．白细胞计数及分类　　　　　　D．血钙降低

【答案解析】本题应选 D。本题的主要考点是急性胰腺炎患者的辅助检查要点，生化检查中若患者血钙降低，其降低程度与临床严重程度平行，若血钙低于 1.5 mmol/L 则预后不良。

基础过关

一、名词解释

1．消化性溃疡　　　　2．急性胰腺炎　　　　3．肝硬化

4．肝肾综合征　　　　5．肝性脑病　　　　　6．上消化道出血

7．呕血　　　　　　　8．腹膜刺激征　　　　9．溃疡性结肠炎

10．黄疸

二、判断题

1．幽门螺杆菌是慢性胃炎和消化性溃疡的主要致病菌。　　　　　　　（　　　）

2．急性穿孔是消化性溃疡最常见的并发症。　　　　　　　　　　　　（　　　）

3．慢性便秘患者应坚持长期服用缓泻剂。　　　　　　　　　　　　　（　　　）

4．胃溃疡的疼痛规律为：进食—疼痛—缓解。　　　　　　　　　　　（　　　）

5．水肿型是急性胰腺炎的最常见类型。　　　　　　　　　　　　　　（　　　）

6．急性胰腺炎患者的解痉镇痛可以使用吗啡。　　　　　　　　　　　（　　　）

7．上消化道出血是肝硬化最常见的并发症。　　　　　　　　　　　　（　　　）

8．呕血与黑便是上消化道出血的特征性表现。　　　　　　　　　　　（　　　）

9．我国肝硬化的主要原因是病毒性肝炎。　　　　　　　　　　　　　（　　　）

10．溃疡性结肠炎患者大多伴有里急后重，由直肠炎症刺激所致。　　（　　　）

三、单项选择题

1．下列慢性胃炎的预防原则不妥的是（　　　）。

　　A．长期服用抑制胃酸分泌的药物　　B．养成良好的饮食习惯

　　C．彻底治疗幽门螺杆菌　　　　　　D．避免服用刺激性药物和食物

2．慢性胃炎患者的饮食护理，不包括（　　　）。

　　A．避免刺激性食物　　　　　　　　B．为帮助消化，餐后宜体力劳动

　　C．宜少量多餐　　　　　　　　　　D．进食易消化饮食

3. 消化性溃疡最常见的病因是（　　　）。
  A. 吸烟   B. 饮酒
  C. 饮食不当   D. 幽门螺杆菌感染

4. 消化性溃疡表现为（　　　）。
  A. 进行性吞咽困难   B. 上腹痛呈慢性、周期性、节律性
  C. 大量呕吐隔夜食物   D. 进餐后急性呕吐，上腹部不适伴腹痛

5. 慢性胃炎患者服用枸橼酸铋钾的最佳时间是（　　　）。
  A. 餐前 15 min   B. 餐前 30 min
  C. 餐后 15 min   D. 餐后 30 min

6. 确诊消化性溃疡的方法是（　　　）。
  A. 大便隐血试验   B. 胃液分析
  C. X 线钡餐检查   D. 胃镜检查

7. 以下不属于胃肠黏膜的损害因素的是（　　　）。
  A. 刺激性饮食   B. 非甾体类抗炎药
  C. 精神紧张   D. 前列腺素

8. 十二指肠球部溃疡的疼痛规律为（　　　）。
  A. 疼痛—进食—疼痛   B. 疼痛—进食—缓解
  C. 进食—疼痛持续不缓解   D. 进食—疼痛—缓解

9. 在消化性溃疡发病中起决定性作用的是（　　　）。
  A. 饮食失调   B. 吸烟
  C. 胃酸和胃蛋白酶   D. 精神因素

10. 下列不属于肝硬化患者门静脉高压临床表现的是（　　　）。
  A. 脾大   B. 食管胃底静脉曲张
  C. 腹水   D. 肝掌和蜘蛛痣

11. 出现呕血说明胃内积血量达到（　　　）。
  A. 100 mL 以上   B. 150 mL 以上
  C. 200 mL 以上   D. 250～300 mL

12. 肝硬化最严重的并发症是（　　　）。
  A. 自发性腹膜炎   B. 上消化道出血
  C. 肝肾综合征   D. 肝性脑病

13. 评估肝硬化患者有无腹水的最佳方法是（　　　）。
  A. 问诊   B. 听诊
  C. 叩诊   D. 触诊

14. 可减轻急性胰腺炎患者疼痛的体位是（　　　）。
  A. 去枕平卧位   B. 半卧位
  C. 屈膝侧卧位   D. 头低足高位

15. X 线钡餐检查胃溃疡的主要诊断依据是（　　　）。
  A. 龛影   B. 变形
  C. 僵硬   D. 痉挛

16. 肝性脑病最早的临床表现是（　　　）。

    A．昏睡　　　　　　　　　　　　B．定向力障碍

    C．扑翼样震颤　　　　　　　　　D．性格和行为改变

17. 下列有关肝性脑病的处理，错误的是（　　　）。

    A．忌食蛋白质　　　　　　　　　B．防止感染

    C．便秘时碱性溶液灌肠　　　　　D．安眠药禁用或慎用

18. 急性胰腺炎患者最早、最主要的症状是（　　　）。

    A．上腹部疼痛　　　　　　　　　B．发热

    C．恶心、呕吐　　　　　　　　　D．休克

19. 急性胰腺炎患者禁食期间每天应补液（　　　）。

    A．500 mL　　　　　　　　　　　B．1 000 mL

    C．1 500 mL　　　　　　　　　　D．3 000 mL 以上

20. 引起上消化道出血最常见的病因是（　　　）。

    A．消化性溃疡　　　　　　　　　B．食道病变

    C．肝硬化门脉高压　　　　　　　D．急性胃黏膜病变

21. 上消化道大出血患者的饮食原则是（　　　）。

    A．温凉流质饮食　　　　　　　　B．暂禁食

    C．高蛋白饮食　　　　　　　　　D．半流质饮食

22. 下列可提示上消化道出血停止的是（　　　）。

    A．柏油样便变稀　　　　　　　　B．脉搏细速

    C．尿量大于 30 mL/h　　　　　　D．肠鸣音亢进

23. 上消化道大量出血时，紧急处理首选（　　　）。

    A．冰盐水洗胃　　　　　　　　　B．快速补充血容量

    C．手术治疗　　　　　　　　　　D．静滴血管加压素

24. 确诊溃疡性结肠炎的主要方法是（　　　）。

    A．粪便检查　　　　　　　　　　B．血液检查

    C．结肠镜检查　　　　　　　　　D．X 线钡剂灌肠

25. 治疗溃疡性结肠炎首选的药物是（　　　）。

    A．阿托品　　　　　　　　　　　B．柳氮磺吡啶

    C．维生素 K　　　　　　　　　　D．庆大霉素

📖 提升训练

一、单项选择题

1. 患者，男性，32 岁。患十二指肠溃疡 10 年，近来常感餐后饱胀，恶心、呕吐，呕吐物为酸臭宿食，吐后症状暂缓解。最有可能发生了（　　　）。

    A．癌变　　　　　　　　　　　　B．慢性穿孔

    C．上消化道出血　　　　　　　　D．幽门梗阻

2. 患者，男性，65 岁。慢性胃炎，幽门螺杆菌（+），需要采用抗菌药物治疗，其用药原则是（　　）。

　　A．剂量宜大　　　　　　　　　　B．宜静脉给药

　　C．宜长期使用　　　　　　　　　　D．宜联合用药

3. 患者，男性，51 岁。确诊为肝性脑病，现给予乳果糖口服，目的是（　　）。

　　A．酸化肠道　　　　　　　　　　B．导泻

　　C．补充能量　　　　　　　　　　D．保护肝脏

4. 患者，男性，50 岁。患肝硬化 20 年，近 1 周因呼吸道感染在乡卫生医院进行抗菌治疗，自昨天起家人发现患者淡漠少言、衣冠不整，并有随地便溺、吐词不清且言语缓慢的情况。其最可能的诊断是（　　）。

　　A．急性上呼吸道感染　　　　　　　B．休克性肺炎

　　C．感染性精神病　　　　　　　　　D．肝性脑病

5. 患者，女性，45 岁。8 h 前进食油条后，渐出现上腹部持续性疼痛伴阵发性加剧，并有恶心、呕吐，吐后症状不缓解；查体：心肺无异常，腹软、中上腹部有轻度压痛，无肌紧张，墨菲征（﹣）。为明确诊断应首先做的检查是（　　）。

　　A．B 超检查　　　　　　　　　　B．血淀粉酶检查

　　C．尿淀粉酶检查　　　　　　　　　D．血脂肪酶检查

6. 患者，女性，45 岁。因饱餐后腹痛入院，拟诊为急性水肿型胰腺炎，行保守治疗。护士告知患者行胃肠减压术，其主要目的是（　　）。

　　A．减轻腹胀　　　　　　　　　　B．防止恶心、呕吐

　　C．减少胰液分泌　　　　　　　　　D．防止胰液逆流

二、简答题

1. 简述消化性溃疡的治疗目的。

2. 消化性溃疡有哪些并发症？

3. 肝硬化失代偿期的主要表现有哪些？

4. 简述肝硬化门脉高压的侧支循环。

5. 简述肝硬化的并发症。

6. 简述肝性脑病的护理要点。

7. 简述肝性脑病各期的临床特征。

8. 简述急性胰腺炎的治疗要点。

9. 简述上消化道大出血的急救措施。

三、论述题

1. 患者，男性，34 岁。饮酒饱餐后上腹部剧痛 7 h，伴呕吐、大汗，急诊入院。查体：面色苍白，T 38℃，BP 80/60 mmHg，P 132 次/分，全腹肌紧张、压痛及反跳痛，移动性浊音阳性。血白细胞 $12.7×10^9$ /L，血淀粉酶水平急剧升高至 7 400 U/L。

问题：（1）请写出该患者正确的临床诊断。

　　　（2）诊断依据有哪些？

　　　（3）如何对该患者进行健康教育？

2．患者，男性，43 岁。出现剑突下烧灼感 2 年，疼痛多出现于进食后 0.5～1 h，持续至下次进餐前消失，呈进食—疼痛—缓解的特点。近 2 天伴有间断性呕血、黑便 10 余次，伴有头晕、乏力、气急，急诊入院。

  问题：（1）请列出最可能的临床诊断。

     （2）请列出最可能出现的并发症。

     （3）请列出该并发症的防治措施。

第四章

泌尿系统疾病

 复习要求

1. 掌握：多尿、少尿、无尿、蛋白尿、血尿、管型尿、膀胱刺激征、肾病综合征、肾盂肾炎、慢性肾衰竭的概念；肾小球肾炎、肾病综合征、肾盂肾炎的临床表现、治疗要点和护理要点；肾盂肾炎的病因和感染途径；肾病综合征治疗中糖皮质激素的应用；慢性肾衰竭的病因和诱因。

2. 熟悉：肾性水肿、肾性高血压、尿改变及膀胱刺激征的原因、特点及护理要点；慢性肾炎患者和肾盂肾炎患者的健康教育；慢性肾衰竭的分期、诊断依据、临床表现及治疗要点。

3. 了解：肾小球肾炎的病因及发病机制；肾病综合征的病理生理改变。

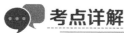 **考点详解**

一、泌尿系统疾病常见症状、体征

（一）肾性水肿

肾性水肿是指由肾脏疾病引起过多的液体在组织间隙或体腔中积聚的病理过程，是肾小球疾病最常见的症状，可分为肾炎性和肾病性两种。特点是水肿首发在组织疏松部位，一般先发生在眼睑与颜面，晨起最明显，后发展至足踝、下肢；重者可出现全身性水肿；严重时可出现胸腔积液、腹腔积液等。

（二）肾性高血压

肾性高血压是指由肾脏疾病引起的动脉血压升高，是继发性高血压的一种。按解剖可分为肾实质性（常见）和肾血管性两类；按发生机制可分为容量依赖型（多见）和肾素依赖型两类。

（三）尿异常

尿异常分为尿量异常和尿质异常。尿量异常包括少尿或无尿、多尿及夜尿增多。尿质异常包括蛋白尿、血尿、白细胞尿或脓尿、菌尿、管型尿。

1．尿量异常：正常人每天尿量为 1 000～2 000 mL。每日尿量超过 2 500 mL 为多尿，每日尿量少于 400 mL 为少尿，少于 100 mL 为无尿。病理性多尿见于糖尿病、尿崩症、慢性间质性肾炎、慢性肾盂肾炎和急性肾衰竭多尿期等。少尿或无尿依病因不同，分肾前性少尿、肾性少尿、肾后性少尿 3 种。夜尿增多是指夜间 12 h 尿量持续大于 750 mL，见于肾盂肾炎及肾衰竭。

2．尿质异常

（1）蛋白尿：每日尿蛋白含量持续超过 150 mg，蛋白质定性试验呈阳性反应，称为蛋白尿，病理性蛋白尿常见于肾实质病变，如肾小球肾炎、肾盂肾炎、肾结核、肾肿瘤等。

（2）血尿：新鲜尿沉渣每高倍视野红细胞超过 3 个为镜下血尿；1 L 尿中含血液 1 mL 以上，尿外观呈血样或洗肉水样，称为肉眼血尿。血尿常见于急慢性肾炎、肾盂肾炎、肾结核、肾结石、泌尿系统肿瘤等。

（3）白细胞尿、脓尿、菌尿：新鲜尿沉渣每高倍视野白细胞超过 5 个为镜下脓尿。菌尿是指中段尿标本涂片镜检，若每个高倍视野均可见细菌，或中段尿培养菌落数大于等于 10^5/mL。脓尿、菌尿常见于泌尿系统炎症，如肾盂肾炎、肾结核、膀胱炎、尿道炎等。

（4）管型尿：管型是由蛋白质、细胞或其碎片在肾小管内凝聚而成的圆柱状体。正常人尿中偶见透明管型及颗粒管型。若 12 h 尿沉渣计数管型超过 5 000 个，或镜检出现其他类型管型时称为管型尿。白细胞管型是活动性肾盂肾炎的特征，红细胞管型则常见于急性肾小球肾炎，尿中出现蜡样管型说明肾小管病变严重，预后较差，见于慢性肾炎晚期、肾衰竭。

（四）膀胱刺激征

膀胱受到炎症或理化因素刺激时出现尿频、尿急、尿痛等症状，称为膀胱刺激征。常见于泌尿系统感染、结石、肿瘤及前列腺炎。

二、肾小球肾炎

（一）概述

肾小球疾病是一组以血尿、蛋白尿、水肿、高血压等为主要临床表现，主要侵犯双侧肾小球的疾病。分为原发性、继发性和遗传性三大类。原发性肾小球疾病属于免疫介导性炎症性疾病，占肾小球疾病的绝大多数，是引起慢性肾衰竭的主要疾病。

依据起病方式及临床表现，肾小球疾病可分为：急性肾小球肾炎；急进性肾小球肾炎；慢性肾小球肾炎；隐匿性肾小球肾炎(无症状性蛋白尿和/或血尿)；肾病综合征。

肾活组织检查是确定肾小球疾病病理类型和病变程度的必须手段。不同类型的肾小球疾病，其病因、发病机制、病理改变、病程及预后不尽相同。

（二）临床特点

1．急性肾小球肾炎是一组不同病因所致的感染后免疫反应引起的急性弥漫性肾小球肾炎病变。急性肾炎多见于链球菌感染后，常由 β-溶血性链球菌"致肾炎菌株"感染所致。

急性起病，几乎全部患者均有肾小球源性血尿，常为首发症状和就诊原因。80%以上患者有水肿，常为起病的初发表现，典型表现为晨起眼睑水肿。可伴有蛋白尿和高血压。本病好发于儿童，男性多于女性，预后大多良好，常可在数月内临床自愈。

2．慢性肾小球肾炎是最常见的一组原发于肾小球的疾病。临床特点为病情迁延，病变缓慢进展，最终将发展为慢性肾衰竭。常以水肿或高血压为首发症状，蛋白尿为慢性肾炎必有的表现。后期出现贫血和肾功能损害。以中青年多见，男性多于女性。

（三）治疗原则

急性肾小球肾炎在明确病理类型后尽快强化治疗。包括强化血浆置换疗法及甲泼尼龙加环磷酰胺冲击疗法。慢性肾小球肾炎的治疗以防止或延缓肾功能进行性恶化、改善或缓解临床症状、防治严重并发症为目标，主要措施有：①积极控制高血压和减少蛋白尿；②限制食物中蛋白质及磷的摄入；③抗血小板药应用；④避免加重肾损害的因素。

（四）护理要点

1．维持体液平衡：限制水钠摄入，按照"量出为入"的原则补液，单纯水肿、高血压者，钠的摄入每日不超过 5 g；水肿、少尿、心力衰竭者，钠的摄入每日不超过 3 g，尿少时限制钾的摄入。

2．遵医嘱使用利尿剂、糖皮质激素、免疫抑制剂，并观察疗效及副作用。

3．合理营养：肾功能减退患者给予优质低蛋白、低磷饮食，蛋白质摄入量为 0.6～0.8 g/（kg·d），其中 50%～60% 为优质蛋白，以减轻肾小球毛细血管高灌注、高压力、高滤过状态，延缓肾小球硬化和肾功能减退；适当增加碳水化合物的摄入，防止热量不足加重负氮平衡。

4．防治感染。

5．控制血压：是延缓病情的关键。应使血压降至 130/80 mmHg 以下，并保持平稳。常用血管紧张素转化酶抑制剂（ACEI）和血管紧张素Ⅱ受体拮抗剂（ARB）。

（五）健康教育

1．疾病知识指导：保持乐观情绪，劳逸结合，避免劳累；注意保暖，防止受凉、预防呼吸道感染；不使用肾毒性药物，如氨基糖苷类抗生素、含马兜铃酸的中药等。

2．饮食指导：向患者解释饮食治疗的重要性，指导患者选择优质低蛋白、低磷、高热量食物，出现水肿时限制钠水摄入。

3．用药指导：向患者解释药物治疗的目的、不良反应和注意事项，指导患者遵医嘱服药，不可随意增加或停药，教会患者观察疗效和不良反应。

4．自我病情监测：慢性肾炎病情迁延，定期复查能监测疗效和病情进展。教会患者自我监测血压、水肿、尿量变化，出现水肿明显、尿液改变、血压升高或发热等随时就诊。

三、肾病综合征

（一）定义

肾病综合征是指各种肾脏疾病所致的大量蛋白尿（最基本的特征）、低蛋白血症、高度水肿和高脂血症为表现的一组临床症候群。

（二）分类

1．原发性肾病综合征：其病理分类包括：①微小病变性肾病；②系膜增生性肾炎；③膜性肾病；④系膜毛细血管性肾炎；⑤局灶性节段性肾小球硬化症。

2．继发性肾病综合征：是指继发于全身性疾病或临床诊断原因不明的肾小球疾病。

（三）临床特点

典型症状为"三高一低"，即高度水肿、大量蛋白尿、高脂血症和低蛋白血症。水肿是最常见症状，也是突出体征，常为全身凹陷性水肿。大量蛋白尿（尿蛋白大于 3.5 g/d）可导致低蛋白血症（血浆白蛋白小于 30 g/L）。低蛋白血症使肝脏合成脂蛋白代偿性增加，同时脂蛋白的分解减少，使血液中胆固醇、甘油三酯等含量升高。长期高脂血症易引起血管血栓、栓塞并发症。

（四）治疗要点

1. 减少或消除尿蛋白（改善肾病综合征的根本治疗）。
2. 对症治疗（减少近期及长期并发症）。
3. 保护肾功能、延缓肾功能损害。

（五）护理要点

1. 严格限制水、钠摄入。
2. 加强皮肤护理。
3. 遵医嘱应用糖皮质激素。激素的应用原则为：①起始用量要足；②减量要慢；③维持治疗时间要长。注意监测药物的毒副作用。
4. 防治栓塞、感染等并发症。

四、肾盂肾炎

肾盂肾炎是由细菌直接引起的肾盂、肾盏和肾实质的感染性炎症。多发于女性，尤以育龄妇女、女婴和老年妇女多见。男女之比为 1∶10。

（一）病因

1. 致病菌以大肠杆菌多见。
2. 感染途径：病原菌经由尿道上行至膀胱，甚至输尿管、肾盂而引起的感染称为上行感染，是最常见的感染途径，约占尿路感染的 95%。血行感染、淋巴道感染、直接感染较少见。
3. 易感条件：结石、前列腺增生、狭窄、肿瘤等引起的尿路梗阻、尿流不畅是最主要的易感因素，其次尿路损伤、机体抵抗力降低等亦可引起。

（二）临床表现

1. 急性肾盂肾炎
（1）全身表现：起病急骤，寒战高热，头痛乏力，伴明显的消化道症状。
（2）泌尿系统表现：有明显膀胱刺激征伴患侧腰痛，向会阴部放射；体检时上、中输尿管点、肋腰点有压痛，肾区叩击痛阳性。
（3）尿液改变：有脓尿及血尿。
2. 慢性肾盂肾炎分型
（1）隐匿型：也称"无症状性菌尿"，是指患者无尿路感染的症状，但尿细菌学检查为阳性。
（2）慢性肾实质感染型：常有进行性肾小管功能减退。
（3）慢性泌尿道感染型：常多次急性发作，表现类似急性肾盂肾炎。

（三）辅助检查

1．尿常规：白细胞、红细胞增多，尤以白细胞尿最为常见；若有白细胞管型是肾盂肾炎的重要证据。

2．尿菌检查：革兰阴性杆菌尿菌计数大于 $10^5/mL$ 或革兰阳性球菌尿菌计数大于 $10^3/mL$，具有诊断意义。

3．血常规：急性肾盂肾炎白细胞计数和中性粒细胞均明显升高；慢性肾盂肾炎可有轻度贫血。

4．肾功能实验：慢性肾盂肾炎可出现夜尿增多、酚红排泄率下降、尿浓缩功能减退。

5．其他：如 X 线检查、B 超检查和静脉肾盂造影等。

（四）诊断

1．急性肾盂肾炎：典型全身症状及泌尿系统表现；辅助检查显示脓尿、白细胞管型，中段尿细菌培养革兰阴性杆菌尿菌计数大于 $10^5/mL$ 或革兰阳性球菌尿菌计数大于 $10^3/mL$。

2．慢性肾盂肾炎：急性肾盂肾炎持续存在或反复发作，病程超过半年以上，X 线有下列情况之一者：①肾盂肾盏有瘢痕形成；②肾外形凹凸不平，两肾不对称缩小；③经治疗仍有进行性肾功能减退；④经 1 年抗菌治疗，尿菌培养仍为阳性。

（五）治疗要点

常选用喹诺酮类、半合成青霉素类、头孢菌素类、磺胺类及氨基糖苷类抗生素，任选一种口服给药即可。急性膀胱炎通常采用 3 日疗法；急性肾盂肾炎疗程 10～14 d，如 14 d 后尿菌仍为阳性，应参考药敏试验继续抗生素治疗4～6 周；重症患者常用氨苄西林、头孢噻肟钠、头孢哌酮、头孢曲松钠等静脉给药，经治疗好转、热退后继续用药 3 d 再改为口服抗生素，完成 2 周疗程，然后停药观察，以后每周复查尿常规和尿菌培养 1 次，共2～3 周，若均为阴性，可认为临床治愈。慢性肾盂肾炎治疗的关键是积极寻找并去除易感因素，急性发作时治疗同急性肾盂肾炎，但常需联合用药，且疗程更长。

（六）护理要点

1．遵医嘱应用抗生素有效控制感染。

2．维持体温正常。

3．指导患者正确采集尿标本：①向患者解释检查的意义和方法，嘱患者采集前勿饮水过多，以防尿液被稀释；②用抗菌药物之前或停用抗菌药物 5 d 之后留取尿标本；③最好用清晨第一次（尿液应停留膀胱 6～8 h 或以上）清洁、新鲜尿液；④留取标本时要严格无菌操作，先充分清洁外阴或包皮，消毒尿道口，再留取中段尿于无菌容器内，勿混入消毒药液，女性患者留尿时勿混入白带、月经；⑤留取标本须 1 h 内送检或冷藏保存，以防杂菌生长。

（七）健康教育

1．卫生指导：注意个人卫生，勤洗澡、勤换衣，尤其注意会阴部和肛周卫生，每天清洁会阴部，特别是月经期应随时清洗；妊娠期、产褥期禁止盆浴；女婴应勤换尿布，大便后及时清洗，以免粪便污染尿路。

2．生活指导：多饮水、勤排尿（每 2 h 排尿 1 次）、少憋尿。急性肾盂肾炎治愈后 1

年内避免妊娠。

3．用药指导：向患者解释正规、彻底治疗的重要性与必要性，指导其遵医嘱坚持治疗并定期复查，勿擅自换药、减量或过早停药，以防止复发或转变为慢性。

4．自我病情监测：急性期彻底治疗是防止炎症迁延成为慢性的关键，故治疗期间和停药后的复查很重要。停药后每周复查尿常规和尿细菌培养 1 次，共 2～3 周，若均为阴性，方为临床治愈。

5．消除易患因素：避免劳累、感冒等诱因，解除尿路梗阻，纠正高血糖，提高机体抵抗力，尽量减少导尿，若必须进行时，可用抗生素预防。

五、慢性肾衰竭

慢性肾衰竭简称肾衰，是各种慢性肾脏病发展到后期，缓慢出现肾功能减退直至衰竭的临床综合征。临床特点是代谢产物潴留，水、电解质、酸碱平衡失调及部分内分泌功能失调所致的症状和体征。

（一）分期

1．肾功能不全代偿期：内生肌酐清除率（Ccr）70～50 mL/min，血肌酐（Scr）正常，患者无症状。

2．肾功能不全失代偿期（氮质血症期）：是肾衰的早期。Ccr 50～25 mL/min，Scr>178 μmol/L，可有轻度贫血、多尿和夜尿增多。

3．肾衰竭期：Ccr 25～10 mL/min，Scr>445 μmol/L，贫血明显，有消化道、代谢异常和电解质紊乱的症状。

4．尿毒症期：是肾衰的晚期。Ccr<10 mL/min，Scr>707 μmol/L，肾衰的临床表现和生化异常十分明显。

（二）病因、诱因

在我国最常见的病因是慢性肾小球肾炎，占 50%～60%；其次为慢性肾盂肾炎、糖尿病肾病、高血压肾病、多囊肾、梗阻性肾病等。

感染、血容量不足、肾毒性物质、尿路梗阻、高血压、心力衰竭、手术及创伤、水电解质平衡失调、高蛋白饮食等是引起肾功能不全的常见诱因。

（三）临床特点

1．蛋白质代谢产物潴留所产生的症状

（1）消化道症状：是最早最常见的症状，以厌食、恶心、呕吐、口腔有氨味多见。

（2）精神、神经系统症状：有尿毒症性脑病和周围神经病变的临床表现。

（3）心血管系统表现：高血压、心衰和心律失常，晚期可出现尿毒症性心包炎，提示预后不良。

（4）造血系统表现：贫血为必有症状（正常细胞性贫血），出血。

（5）呼吸系统表现：可出现尿毒症性支气管炎、肺炎、胸膜炎、急性肺水肿，呼吸深大。

（6）皮肤表现：呈尿毒症性面容，皮肤干燥、色素沉着、有尿素霜、皮肤瘙痒及抓痕。

2．水、电解质和酸碱平衡失调的表现：常见表现有：①脱水或水肿；②低钠或高钠血症；③低钾或高钾血症；④低钙和高磷血症；⑤高镁或低镁血症；⑥代谢性酸中毒。

（四）诊断

1．肾脏疾病史。

2．典型尿毒症症状及体征。

3．实验室检查所见。

（五）防治原则

1．消除诱因。

2．调整饮食，纠正水、电解质、酸碱平衡紊乱。

3．对症治疗，控制高血压、防治心力衰竭、纠正贫血（使用铁剂及重组人红细胞生成素等）。

4．防治感染。

5．透析疗法。

6．肾移植。

（六）护理要点

1．合理休息：病情较重、心功能衰竭及尿毒症的患者应绝对卧床休息，保持适当的床上及床旁活动，以防肢体血栓形成。

2．饮食护理：给予患者低盐（1～3 g/d）、低脂、优质低蛋白（动物蛋白为主）、高钙、高铁、高维生素（以维生素 B 族、维生素 E 族为好）、低磷饮食。终末期少尿患者应限制含钾食物摄入。有贫血者可补充铁剂、叶酸、维生素 B_{12} 及促红细胞生成素等加以纠正。

3．保护皮肤黏膜，防止感染。

4．指导尿标本采集。

5．做好透析的护理：透析疗法是利用血液和透析液所含溶质的不同，使患者血中的代谢产物、尿素氮、肌酐、多余的水分、电解质等通过透析膜进入透析液而排出体外的治疗方法。透析疗法可分为血液透析、腹膜透析和结肠透析 3 种。以血液透析效果最好。

（1）血液透析的注意事项：①穿刺血管时要严格无菌操作；②调节机器控制系统，设定好各种报警阈值；③透析过程中严密观察患者的生命体征、血流量、透析液流量、温度等各项指标，准确记录透析时间、脱水量、肝素用量等，注意透析器的报警并及时排除故障；④预防和处理低血压（最常见）、失衡综合征、致热源反应、出血等并发症。

（2）腹膜透析的注意事项：①分离和连接各种管道时要注意严格消毒和无菌操作，仔细检查腹透液内有无杂质、沉淀，包装有无破损；②安置患者取半卧位或坐位，以利于腹透液集中于盆腔，便于虹吸；③透析液进入腹腔前要用干燥恒温箱干加热至 37℃（在水浴中加温易被污染）；④准确记录透析液进出量和时间；⑤保持引流通畅；⑥预防和处理腹膜炎（主要并发症）、引流不畅或腹膜透析管堵塞、腹痛及水、电解质紊乱等并发症。

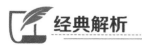 经典解析

1．肾炎性水肿一般先发生的部位是（　　）。

　A．双下肢　　　　　　　　　　　　　B．双上肢

C．腹水   D．眼睑及面部

【答案解析】本题应选 D。本题的主要考点是肾性水肿的产生原理和分类。肾性水肿一般分为肾炎性和肾病性，肾炎性水肿的特点是首先发生在组织疏松部位，如晨起时的眼睑和颜面部，后发展至足踝、下肢，重者出现全身性水肿，严重时还伴有胸腔积液或腹腔积液。

2．关于慢性肾炎的饮食，下列叙述正确的是（   ）。

A．低优质蛋白、低磷饮食   B．低优质蛋白、低钙饮食

C．高优质蛋白、低钠饮食   D．高优质蛋白、高糖饮食

【答案解析】本题应选 A。本题的主要考点是慢性肾炎患者的饮食护理。一般饮食原则为优质低蛋白、低磷、高钙、高热量等，主要原因是优质低蛋白可延缓肾功能的损害，且疾病会导致患者机体呈现低钙、高磷等的表现。

3．下列不属于膀胱刺激征的是（   ）。

A．尿痛   B．尿频

C．尿急   D．尿血

【答案解析】本题应选 D。本题的主要考点是膀胱刺激征的内涵。膀胱刺激征也叫尿路刺激征，指膀胱颈或膀胱三角区受到炎症或机械的刺激而引起的尿频、尿急、尿痛和排尿不尽感，下腹坠痛感。

4．慢性肾功能衰竭患者由于钙磷代谢紊乱，容易发生（   ）。

A．贫血   B．肾性骨病

C．皮肤瘙痒   D．尿毒症面容

【答案解析】本题应选 B。本题的主要考点是慢性肾功能衰竭患者的临床表现。慢性肾衰竭患者钙磷代谢紊乱表现为钙缺乏和磷增多，钙缺乏明显者会引起低钙血症，而低钙血症会引起肾性骨营养不良。

基础过关

一、名词解释

1．膀胱刺激征   2．蛋白尿   3．血尿

4．管型尿   5．肾病综合征   6．肾盂肾炎

7．无症状性菌尿   8．慢性肾衰竭   9．尿毒症

二、判断题

1．肾盂肾炎最常见的感染途径是上行感染。   （   ）

2．慢性肾小球肾炎治疗的主要目的是防止和延缓肾功能进行性减退。   （   ）

3．慢性肾小球肾炎一般不会出现蛋白尿。   （   ）

4．白细胞管型对肾盂肾炎具有诊断意义。   （   ）

5．肾病综合征最根本的病理生理改变是大量蛋白尿。   （   ）

6．慢性肾衰竭患者贫血的主要原因是肾脏分泌促红细胞生成素减少。   （   ）

7．慢性肾衰竭患者应给予优质高蛋白、低磷饮食。   （   ）

三、单项选择题

1. 大量蛋白尿是指每日尿蛋白含量持续超过（　　　）。
    A．3.0 g
    B．1.5 g
    C．2.0 g
    D．3.5 g

2. 引起肾盂肾炎的主要病原菌是（　　　）。
    A．大肠杆菌
    B．变形杆菌
    C．葡萄球菌
    D．病毒

3. 肾盂肾炎最主要的感染途径为（　　　）。
    A．上行感染
    B．血行感染
    C．淋巴道感染
    D．直接感染

4. 下列不属于急性肾盂肾炎临床表现的是（　　　）。
    A．起病急骤，寒战高热
    B．低热、乏力、腰酸、贫血
    C．尿急、尿频、尿痛
    D．肋腰点压痛，肾区叩击痛

5. 对于慢性肾盂肾炎的诊断，下列属于最重要的依据的是（　　　）。
    A．膀胱刺激征
    B．血尿
    C．尿培养有细菌生长
    D．尿中查到白细胞管型

6. 大量蛋白尿常见于（　　　）。
    A．急性肾小球肾炎
    B．慢性肾小球肾炎
    C．肾病综合征
    D．急性肾盂肾炎

7. 下列对肾盂肾炎患者的健康指导，错误的是（　　　）。
    A．多饮水，勤排尿
    B．避免劳累和感染
    C．经常预防性服用抗菌药物
    D．注意妇婴会阴部卫生

8. 慢性肾小球肾炎必有的临床表现是（　　　）。
    A．中度以上的高血压
    B．蛋白尿
    C．明显水肿
    D．大量肉眼血尿

9. 慢性肾小球肾炎患者明显水肿时应给予（　　　）。
    A．优质高蛋白饮食
    B．高磷饮食
    C．低盐饮食
    D．低碳水化合物饮食

10. 各型慢性肾炎的肾功能损害最早均表现为（　　　）。
    A．肾脏 CT 异常
    B．血肌酐升高
    C．血尿素氮升高
    D．内生肌酐清除率降低

11. 肾脏病患者使用糖皮质激素后，不会出现的并发症是（　　　）。
    A．血糖上升
    B．向心性肥胖
    C．水钠潴留
    D．血压下降

12. 下列慢性肾衰竭患者的饮食原则，错误的是（　　　）。
    A．高热量
    B．优质低蛋白
    C．高钙
    D．高磷

提升训练

一、单项选择题

1. 某尿毒症患者，自诉极度疲乏、胸闷、心慌、尿少，体检心律不齐，期前收缩 8～10 次/分，测血钾 8.8 mmol/L。若不紧急处理，会突然发生（ ）。
    A. 休克
    B. 昏迷
    C. 心脏停搏
    D. 呼吸衰竭

2. 患者，男，24 岁。患慢性肾小球肾炎，表现为蛋白尿、血尿、水肿、高血压，其水肿最常见的部位是（ ）。
    A. 眼睑、颜面部
    B. 脚踝
    C. 腹膜腔
    D. 下肢

3. 患者，男，35 岁。患肾病综合征，表现为大量蛋白尿、低蛋白血症、高度水肿、高脂血症。其水肿的原因是（ ）。
    A. 肾小球滤过率下降，水钠潴留
    B. 低蛋白血症致胶体渗透压降低
    C. 继发性醛固酮增多症
    D. 心功能不全

4. 慢性肾小球肾炎患者，近几日见蛋白尿、水肿加重，血压 180/100 mmHg，根据现在病情，休息的原则应为（ ）。
    A. 增加活动量，提高机体抵抗力
    B. 绝对卧床休息
    C. 增加休息时间
    D. 随意活动

5. 患者，女，30 岁。出现尿急、尿频、尿痛，腰痛，发热就诊，怀疑肾盂肾炎，医嘱做尿培养和菌落计数，留取尿标本时正确的护理是（ ）。
    A. 收集标本前用消毒液充分清洗外阴
    B. 留取在膀胱内停留 6～8 h 的尿液
    C. 留取初始尿液于清洁容器内
    D. 若不能立即送检时应加防腐剂室温保存

6. 患者，男，67 岁。有慢性肾衰病史，饮食护理原则是优质低蛋白、充足的热量。请问给充足的热量的原因是（ ）。
    A. 供给足够营养
    B. 减少体内蛋白质消耗
    C. 增加体重
    D. 增加肝糖原

7. 患者，女，45 岁。因"水肿、乏力、食欲差"为主诉入院。检查：Hb 60 g/L，Cr 458 μmol/L，诊断为慢性肾衰，其贫血的主要原因是（ ）。
    A. 促红细胞生成素减少
    B. 营养不良
    C. 骨髓造血不良
    D. 缺铁

二、简答题

1. 简述尿培养标本采集法。
2. 简述慢性肾小球肾炎的治疗目标及主要措施。
3. 简述慢性肾衰竭患者的饮食护理。

三、论述题

患者，女性，65 岁。间断尿频、尿急、尿痛、腰痛和发热 32 年，再发加重 2 天。32 年前因骑跨伤后"下尿路狭窄"，间断发作尿频、尿急、尿痛，有时伴腰痛、发热，经抗炎和对症治疗后好转，平均每年发作 1～2 次。入院前 2 天无明显诱因发热达 38～39℃，无寒战，伴腰痛、尿频、尿急、尿痛，无肉眼血尿，无水肿，自服氟哌酸无效，为进一步诊治入院。发病以来饮食可，大便正常，睡眠好，体重无明显变化。既往病史：47 年前患"十二指肠溃疡"，经治疗已愈，无结核病密切接触史，无药物过敏史。查体：T 38.9℃，P 120 次/分，R 20 次/分，BP 120/80 mmHg，急性热病容，无皮疹，浅表淋巴结未触及，巩膜不黄，眼睑不肿，心肺无异常，腹平软，下腹部轻压痛，无肌紧张和反跳痛，肝脾未触及，双肾区叩痛（+），双下肢不肿。化验：Hb 132 g/L，WBC $28.9×10^9$/L，中性分叶 86%，杆状 5%，淋巴 9%，尿蛋白（+），WBC 多数/高倍，可见脓球和白细胞管型，RBC 5～10/高倍。

问题：（1）写出初步诊断。

（2）如何确诊？怎样收集标本？

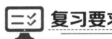

第五章

血液系统疾病

复习要求

1. 掌握：贫血的概念；缺铁性贫血的概念和常用检查；再生障碍性贫血的临床表现、治疗要点及护理要点；急慢性白血病的临床表现、治疗要点和护理措施；化疗药的应用。

2. 熟悉：贫血、出血、感染的原因、特点及护理要点；缺铁性贫血的病因、临床表现、治疗要点和护理要点；缺铁性贫血患者的健康教育；再生障碍性贫血的概念和常用检查；白血病的概念、病因、分类和常用检查；血小板减少性紫癜的临床类型及特点、常用检查、治疗要点和护理要点。

3. 了解：造血干细胞移植的护理；白血病患者的健康教育。

考点详解

一、血液及造血系统疾病常见症状、体征

（一）贫血

贫血是指单位容积的外周血液中红细胞计数、血红蛋白浓度和红细胞压积低于正常参考值的最低值的一种常见临床症状。其中以血红蛋白降低最为重要。依据血红蛋白浓度将贫血分为轻度（Hb>90 g/L）、中度（Hb 60～90 g/L）、重度（Hb 30～59 g/L）、极重度（Hb<30 g/L）四级。

1. 病因

（1）红细胞生成减少。

1）造血物质缺乏：如缺铁性贫血、巨幼细胞性贫血和维生素 B_6 反应性贫血。

2）骨髓造血功能障碍：如再生障碍性贫血、慢性系统性疾病伴发贫血等。

（2）红细胞破坏过多（溶血性贫血）。

1）红细胞外因素：如免疫性溶血、理化因素所致溶血。

2）红细胞内因素：如海洋性贫血、镰刀状贫血、阵发性睡眠性血红蛋白尿等。

3）失血（包括急性和慢性失血性贫血，后者是引起贫血的最常见原因）。

2．形态学分类

（1）大细胞性贫血：如巨幼细胞性贫血。

（2）正常细胞性贫血：如再生障碍性贫血、急性失血性贫血、溶血性贫血。

（3）小细胞低色素性贫血：如缺铁性贫血。

3．临床表现：以全身组织、器官缺氧为主要表现，其中脑组织对缺氧最敏感。

（1）皮肤黏膜：皮肤黏膜苍白是贫血最突出的症状。

（2）循环系统：中度贫血可有活动后心悸、气促、呼吸困难；重度贫血可引起心脏扩大、并发心衰，心率加快，脉压增宽；心电图示心肌缺血。

（3）中枢神经系统：常伴头晕、眼花、记忆力减退、注意力不集中、嗜睡等；倦怠、乏力是贫血最早和最常见的症状。

（4）消化系统：食欲减退、恶心、呕吐、腹胀、腹泻或便秘。

（5）泌尿生殖系统：多尿、低比重尿、蛋白尿；月经失调和性功能减退。

4．贫血的诊断步骤：有无贫血；贫血的程度及类型；明确贫血的病因。

5．治疗原则：去除或纠正病因（治疗贫血的首要原则）；合理使用抗贫血药物；其他治疗（如输血、脾脏切除、骨髓移植等）。

（二）出血倾向

出血倾向是指身体各部位自发性出血或轻微损伤即出血不止。主要是由血小板减少、血管脆性增加、血液中凝血因子缺乏及抗凝物质增加所致。常见疾病有特发性血小板减少性紫癜、再生障碍性贫血、白血病、血友病等，出血部位可遍及全身，以皮肤、牙龈、鼻出血多见，内脏出血也较常见，严重者可发生颅内出血而致死。出血量小于 500 mL 为轻度出血；出血量在 500～1 000 mL 为中度出血；出血量大于 1 000 mL 为重度出血。

1．出血的预防

（1）保持床单平整，被褥衣服松软，避免皮肤摩擦和肢体受压。

（2）指导患者勿用手挖鼻孔和用力擤鼻。

（3）指导患者用软毛牙刷刷牙，忌用牙签剔牙，防止牙龈损伤。

（4）减少活动量，避免过度负重或创伤性运动。

（5）尽量避免人为的创伤，必须注射或穿刺时，应快速、准确，严格执行无菌操作，局部加压时间延长，注射或穿刺部位应交替更换。

（6）血小板计数在 $20×10^9$/L 以下时应警惕颅内出血的发生。

2．出血的护理

（1）协助止血。

（2）大出血时，应迅速建立静脉通路，配血并做好输血准备及输血的护理。

（3）颅内出血的护理：立即去枕平卧，头偏向一侧，头部置冰袋或冰帽；保持呼吸道通畅，随时吸出呕吐物或口腔分泌物；高流量吸氧；遵医嘱用药，降低颅内压；观察并记录患者的生命体征、意识状态及瞳孔大小。

（三）继发感染

血液及造血系统疾病患者继发感染的主要原因是白细胞质与量的改变，即成熟的粒细胞和淋巴细胞减少、白细胞的吞噬能力和免疫能力下降。多发生于再生障碍性贫血、白血病和淋巴瘤等患者。常见感染部位为口腔黏膜、咽峡、肛周黏膜、尿道及皮肤等。继发感染是再生障碍性贫血和白血病常见的死亡原因。

1．感染的预防及护理

（1）注意环境卫生，避免交叉感染，患者白细胞计数≤$1×10^9$/L、粒细胞绝对值≤$0.5×10^9$/L，应实行保护性隔离。

（2）保持口腔、皮肤、肛周清洁卫生。

（3）严格执行无菌操作：各项注射、穿刺、内置导管等，都应严格执行无菌操作。

（4）遵医嘱局部或全身使用抗生素，注意观察药物疗效及不良反应。

2．发热的护理

（1）观察体温变化及伴随症状。

（2）合理饮食，补充热量和水分的消耗。

（3）降温：高热患者可给予物理降温或遵医嘱药物降温，禁用酒精擦浴。

二、缺铁性贫血

（一）概念

缺铁性贫血是由于体内储存铁缺乏，使血红蛋白合成减少所致的一种小细胞低色素性贫血，是贫血中最常见的类型。以育龄妇女和婴幼儿的发病率为最高。

（二）病因及发病机制

1．铁需求量增加而摄入不足：是婴幼儿、青少年、妊娠和哺乳妇女缺铁性贫血的主要原因，婴幼儿、青少年、妊娠和哺乳妇女需铁量相对增加，如果饮食中铁的含量不足，体内储存铁缺乏可引起缺铁性贫血。青少年的挑食、偏食也是导致缺铁的重要原因。

2．铁的吸收障碍：铁主要以二价离子的形式吸收，吸收部位主要在十二指肠和空肠上段，胃大部切除及胃空肠吻合术后，由于胃酸分泌不足、肠道功能紊乱、小肠黏膜病变等可影响铁的吸收。

3．慢性失血：是成人缺铁性贫血最常见的原因。如消化性溃疡、肠道肿瘤、钩虫病、月经过多、痔疮等长期小量失血使铁丢失过多，体内储存铁逐渐耗竭，可引起缺铁性贫血。

（三）临床表现

1．原发病表现。

2．贫血本身的表现。

3．组织缺铁和含铁酶活性降低引起的症状：皮肤干燥，毛发干枯，指甲薄脆易裂；口腔炎、舌炎、胃炎；神经、精神系统症状。

（四）诊断要点

1．病史和表现。

2．血象：典型血象为小细胞低色素性贫血。血红蛋白降低比红细胞减少更明显。

3．骨髓象：骨髓增生活跃。骨髓铁粒幼细胞减少或消失，为缺铁的可靠诊断依据。

4．血清铁测定：血清铁降低，小于 8.95 μmol/L（500 μg/L）。

5．血清总铁结合力测定：血清总铁结合力增高，通常大于 64.44 μmol/L（4 500 μg/L）。

6．血清转铁蛋白饱和度测定：转铁蛋白饱和度是指血清铁与总铁结合力的比值，缺铁性贫血时，转铁蛋白饱和度降低，常小于 15%。

7. 血清铁蛋白测定：是反映缺铁的较灵敏指标，缺铁性贫血时，血清铁蛋白小于14 μg/L，该项检查也可用于人群铁缺乏症的筛检。

（五）治疗要点

治疗原则为去除病因，补足贮铁，防止复发。

1. 病因治疗：是纠正缺铁性贫血、防止复发的关键措施。

2. 铁剂治疗：以口服铁剂为首选。常用药物有硫酸亚铁、富马酸亚铁、右旋糖酐铁等，8～10 周为一疗程。血红蛋白完全正常、症状改善后，为补充铁储备，仍应继续服用小剂量铁剂3～6 个月。对口服铁剂不能耐受、严重消化道疾病致铁剂吸收不良或症状加重急需迅速纠正贫血者，可考虑注射铁剂。

3. 辅助治疗。

（六）护理要点

1. 合理营养：给予高热量、高蛋白、高维生素、易消化饮食，尤其应富含铁。含铁较丰富的有瘦肉、动物肝、蛋黄、鱼、豆类、紫菜、海带和木耳等；谷类、多数蔬菜、水果含铁较低；乳类含铁量最低。

2. 遵医嘱补充铁剂

（1）口服铁剂：①向患者说明空腹时服用铁剂吸收较好，但有消化道疾病或有胃肠道反应者应于进餐时或餐后服用。②避免与牛奶、茶水同服，以免影响铁的吸收。③口服液体铁剂时须用吸管，避免将牙齿染黑。④口服铁剂期间，大便可呈黑色，属正常情况。⑤铁剂治疗有效的最早表现为自觉症状好转，最早的血象改变是网织红细胞上升，治疗1 周左右，血红蛋白开始上升，8～10 周可达正常。

（2）注射铁剂：①遵医嘱严格掌握注射剂量，以免剂量过大引起铁中毒。②首次用药须先用 0.5 mL 的试验剂量进行深部肌内注射并观察。③正确选择注射部位和方法：应采取深部肌内注射，可采用"Z"字形注射法。④注射铁剂可引起过敏反应，应做好急救准备。

3. 合理安排活动与休息。

（七）健康教育

1. 生活指导：注意休息与营养，提倡合理膳食，避免偏食。保证足够的热量、蛋白质、维生素及相关营养素的摄入。婴幼儿、孕妇及哺乳期妇女应增加含铁丰富的食物，合理搭配饮食以利于铁的吸收。

2. 疾病知识指导：帮助患者及其家属掌握本病的有关知识和护理方法，说明消除病因和坚持用药的重要性，提高患者和其家属对本病的认识，使其主动配合治疗。积极防治导致缺铁性贫血的原发病。定期门诊复查。

三、再生障碍性贫血

（一）概念

再生障碍性贫血简称再障，是由多种原因引起的骨髓造血功能衰竭综合征。临床主要表现为进行性贫血、出血、感染及全血细胞减少。按病程及表现分为重型（急性）再障及非重型（慢性）再障。

（二）常见病因

1. 原发性：占大多数，无明显原因可查。

2. 继发性：化学因素（药物及化学物质，其中药物以氯霉素最为常见）；物理因素（各种电离辐射）；生物因素（病毒性肝炎较肯定）；其他自身免疫因素、慢性肾衰等。

（三）临床表现

1. 重型再障：起病急，进展快，病情凶险；出血、感染症状突出，贫血呈进行性加重；多在起病一年内死亡。

2. 慢性再障：起病缓慢，病程长；以贫血为主，出血、感染较轻；治疗得当可长期缓解。

（四）实验室检查

1. 血液检查：典型血象为"四少一多"（红细胞计数、白细胞计数、血小板计数、网织红细胞计数均减少，白细胞分类淋巴细胞相对增多），贫血呈正细胞正色素性贫血。

2. 骨髓检查：骨髓细胞学检查是诊断再生障碍性贫血的主要依据。骨髓增生明显降低或极度降低；粒系、红系细胞明显减少，非造血细胞相对增多；巨核细胞不易找到；慢性再障可呈灶性增生。

（五）诊断要点

1. 全血细胞减少，网织红细胞绝对值减少。

2. 一般无肝、脾、淋巴结肿大。

3. 骨髓检查至少有部分增生不良（如增生活跃，须有巨核细胞减少）。

4. 能除外引起全血细胞减少的其他疾病。

5. 常用抗贫血药物治疗无效。

（六）治疗要点

及时去除病因，预防和控制感染、出血、贫血，改善症状，加强支持治疗。止血剂和糖皮质激素可用于再生障碍性贫血一般出血的治疗；输浓缩血小板则适合于内脏出血或严重出血的患者。雄激素是治疗慢性再生障碍性贫血的首选药物，重型再障应尽早进行造血干细胞移植。

（七）护理要点

1. 指导患者加强休息和营养。

2. 防治出血和感染。

3. 遵医嘱应用雄激素、免疫抑制剂和细胞因子，并观察疗效和副作用。

4. 造血干细胞移植的护理。

四、白血病

（一）概念

白血病是一类造血干细胞恶性克隆性疾病，克隆的白血病细胞停滞在细胞发育的不同阶段，白血病细胞大量增生，并浸润其他组织和器官，而正常造血受抑制。临床以进行性贫血、出血、感染和组织器官浸润，外周血中出现幼稚细胞为特征。

（二）白血病的分类

1．按病程分类：可分为急性白血病、慢性白血病。

2．按外周血象分类：可分为白细胞增多性白血病、白细胞不增多性白血病。

3．按细胞系列分类

（1）急性白血病：急性淋巴细胞白血病（L_1、L_2、L_3）、急性非淋巴细胞白血病（M_1、M_2、M_3、M_4、M_5、M_6、M_7）。

（2）慢性白血病：慢性粒细胞白血病、慢性淋巴细胞白血病等。

（3）特殊类型：浆细胞白血病等。

（三）临床特点

1．急性白血病

（1）起病急骤，常见于青少年；起病缓慢者多为老年人。

（2）高热、贫血、显著出血倾向。发热主要与成熟粒细胞缺乏，机体防御功能降低有关，最常见的致病菌为革兰阴性杆菌。贫血常为首发症状，呈进行性加重，其主要原因是幼红细胞生成减少，其次是出血和溶血。出血常为首发症状，以皮肤瘀点、瘀斑、鼻出血、牙龈出血、月经过多多见，颅内出血常为致死原因之一，血小板生成减少及功能障碍是出血的主要原因。

（3）组织浸润表现：轻、中度肝、脾大，淋巴结肿大以急淋多见。胸骨下段压痛是白血病细胞浸润骨骼的最常见表现，也是急性白血病的特异性体征。粒细胞白血病在眼眶等部位形成粒细胞肉瘤或绿色瘤。中枢神经系统白血病以急淋最多见，多发生在治疗后缓解期，主要表现为脑膜炎及颅内压增高。

2．慢性粒细胞白血病

（1）多见于中老年人，起病缓慢。

（2）早期多无自觉症状，仅有贫血和代谢亢进的表现。

（3）脾大为其突出体征。

（4）病程可持续1～4年，后期可出现急性病变。

（四）血象及骨髓象

1．急性白血病

（1）血象：①多为正常细胞性贫血；②血小板减少；③白细胞计数多为（20～50）$\times 10^9$/L，少数在3×10^9/L以下或高于100×10^9/L；④出现原始血细胞，多数大于30%。

（2）骨髓象：骨髓细胞学检查是确诊的依据。①骨髓增生明显活跃或极度活跃；②以某一系列的原始细胞增生为主（大于30%）；③红细胞及巨核细胞系均明显减少。

2．慢性粒细胞白血病

（1）血象：①白细胞计数早期多在大于50×10^9/L，晚期可达100×10^9/L；②中性粒细胞显著增多，其中以晚幼粒和杆状核粒细胞为主，早幼和原始粒细胞小于10%；③嗜酸、嗜碱性粒细胞绝对值增高；④晚期出现红细胞和血小板减少。

（2）骨髓象：骨髓细胞学检查是确诊的依据。表现同外周血象。

（五）治疗要点

1．化疗：是主要的治疗措施。急性白血病化疗分诱导缓解和缓解后治疗两个阶段。急性淋巴细胞白血病常首选 VP 方案（V 长春新碱，P 泼尼松），另有 DVP 方案（D 柔红霉素）；急性非淋巴细胞白血病常首选 DA 方案（D 柔红霉素，A 阿糖胞苷），另有 HA 方案（H 高三尖杉酯碱，A 阿糖胞苷）；急性早幼粒细胞白血病采用全反式维 A 酸口服。慢性粒细胞性白血病首选羟基脲，慢性淋巴细胞性白血病首选苯丁酸氮芥。

2．支持疗法。

3．髓外白血病的治疗：中枢神经系统白血病可采取：①甲氨蝶呤或阿糖胞苷等鞘内注射，可同时加地塞米松以减轻药物引起的蛛网膜炎；②脑-脊髓放疗。

4．骨髓移植。

（六）护理要点

1．合理安排休息与活动。

2．加强营养和心理支持。

3．遵医嘱使用化疗药物，并观察疗效与副作用。

（1）化疗药物的配制和使用：化疗药物一般需要新鲜配制，配制后在半小时内用完，以免影响药效。

（2）保护血管：化疗药物刺激性强，疗程长，要由远及近有次序地选择和保留静脉，每次更换注射部位，静脉滴注速度宜缓慢，以减轻局部刺激。最好采用中心静脉或深静脉留置导管注射。静脉穿刺应一针见血，穿刺时不扎止血带，不拍打静脉，不挤压皮肤，以免皮下出血。

（3）防止药液外渗：①输注化疗药物前，先用生理盐水冲管，确定输液顺利无渗漏后，再给予化疗药物，输注化疗药物过程中，确保针头在血管内，输注完毕再用生理盐水冲洗后拔针，按压数分钟，以免因为注射时药液渗漏，引起局部组织坏死；②一旦发生药物外渗，应立即停止输注，并回抽 3～6 mL 血液，以吸除部分药液，然后拔出针头更换注射部位；③可局部用生理盐水加地塞米松皮下注射，可局部冷敷后再用 25%硫酸镁溶液湿敷，也可用 0.5%普鲁卡因局部封闭；④发生静脉炎的局部血管禁止静脉注射，患处避免受压；⑤鼓励患者多做肢体运动，以促进血液循环。

（4）副作用观察：定期检查血常规、骨髓象、肝功能、肾功能，监测心律、心率、血压，复查心电图，了解骨髓抑制程度、有无心肌损害、肝功能损害等。询问患者的食欲，有无恶心、呕吐、上腹部不适等症状，观察患者皮肤、毛发的情况，有无皮疹、溃疡、皮肤干燥、脱发等。一旦发现异常应及早报告医生，并配合处理。

4．防治出血、感染。

5．做好骨髓穿刺术患者的护理

（1）向患者解释骨髓检查的目的：骨髓检查可确诊白血病、监测疗效，了解骨髓造血情况，为化疗和应用免疫抑制剂提供参考；还可做骨髓腔输液、输血、给药或骨髓移植。

（2）告知患者骨髓穿刺的步骤：①安置合适体位；②确定穿刺点；③局部消毒与麻醉；④穿刺、抽吸；⑤病情观察。

（3）护理：做好术前准备、术中配合和术后护理。①术前准备：向患者解释，协助做检查和用物准备；②术中配合：指导患者采取适宜的体位。协助医生消毒、铺洞巾、麻醉、穿刺、抽吸及涂片，密切观察患者的反应；③术后护理：拔出穿刺针后局部加压，观察局部有无出血，嘱咐患者术后当天不要沐浴，保持局部干燥，避免感染。

6．做好造血干细胞移植的护理

造血干细胞移植是指将正常供体或自体的造血干细胞经血管输给患者，使之重建正常的造血和免疫功能。根据造血干细胞的来源不同，可分为骨髓移植（异基因骨髓移植、同基因骨髓移植和自身骨髓移植）、外周血干细胞移植、脐带血干细胞移植和胚胎干细胞移植。以骨髓移植常见。骨髓移植是指通过植入异体或自体骨髓重建造血功能。造血干细胞移植主要适用于重型再生障碍性贫血、白血病等。

（1）骨髓移植前，除对供者及无菌层流室准备外，向移植患者讲解有关知识，使其做好心理准备，全面评估患者的身体状况，预处理、病房及物品严格消毒与隔离、移植前 1 天行颈外静脉或锁骨下静脉置管术备用。

（2）移植时将采集的供者的骨髓液经静脉插管 6 h 内输完。输注过程中应注意有无输血反应和栓塞现象。

（3）移植后应做好感染、出血的预防及护理，积极观察有无排异反应和移植物抗宿主病（植入的供者造血干细胞与患者的白细胞或组织细胞发生免疫反应，并导致组织损伤），及时报告和处理。

（七）健康教育

1．疾病知识教育：向患者和其家属介绍本病常见致病因素，指导患者避免接触对造血系统产生损害的药物、化学毒物及电离辐射等。

2．生活指导：注意个人卫生，保持良好的生活方式和乐观的情绪，加强个人防护，避免感染和出血。保证充足的营养、休息和睡眠，适当锻炼身体，以提高机体的抵抗力。尽量少去公共场所，保持情绪乐观。

3．定期复查：使患者及家属认识到本病治疗的长期性和艰巨性，指导患者按医嘱用药，定期门诊复查，发现发热、出血等症状及时到医院就诊。

五、特发性血小板减少性紫癜（ITP）

（一）临床表现

1．急性型：儿童多见（多在 8 岁以内起病）；起病前 1～3 周有病毒感染史；起病急，有畏寒、发热，出血症状明显；多经治疗后，2 周至 2 个月内缓解或痊愈。

2．慢性型：多见于中青年女性，起病缓慢；出血较轻，女性患者常有月经过多；病程迁延，常有反复发作；反复发作者，可有轻度脾脏肿大。

皮肤黏膜出血是特发性血小板减少性紫癜患者最常见的体征。

（二）实验室检查

1．骨髓象特点：巨核细胞正常或增多，但有成熟障碍；红细胞、粒细胞系统正常。

2．血小板数量减少；其他多项出血性疾病检验异常。

（三）诊断要点

1．多次化验检查血小板减少。

2．脾不肿大或轻度肿大。

3．骨髓检查巨核细胞数增多或正常，伴成熟障碍。

4．具备下列五项之一者：激素治疗有效、脾切除治疗有效、PAIgG 增多、PAC$_3$ 增多、血小板寿命缩短。

5．排除继发性血小板减少症。

（四）治疗原则

控制出血，减少血小板破坏，提高血小板数量。

（五）护理要点

1．休息与饮食，血小板小于 $20×10^9$/L 时应绝对卧床休息。

2．出血情况的监测。

3．预防出血。

4．遵医嘱应用肾上腺糖皮质激素，并观察药物疗效及副作用。

 经典解析

1．患者，男性，30 岁，血红蛋白浓度为 55 g/L，其贫血程度为（　　　）。

  A．轻度   B．中度

  C．重度   D．极重度

【答案解析】本题应选 C。本题的主要考点是血红蛋白浓度与贫血的关系。依据血红蛋白浓度将贫血分为轻度（Hb>90 g/L）、中度（Hb 60～90 g/L）、重度（Hb 30～59 g/L）、极重度（Hb＜30 g/L）四级。

2．白血病细胞浸润所致骨痛最常见的部位是（　　　）。

  A．胸骨   B．肋骨

  C．上肢骨   D．下肢骨

【答案解析】本题应选 A。本题的主要考点是急性白血病患者的特异性体征。胸骨下段压痛是白血病细胞浸润骨骼的最常见表现，也是急性白血病的特异性体征。

基础过关

一、名词解释

1．贫血   2．缺铁性贫血   3．再生障碍性贫血

4．白血病

二、判断题

1．最能反映贫血程度的实验室检查指标是红细胞计数。   （　　）

2．血小板计数在 20×109/L 以下时应警惕颅内出血的发生。 （　　）

3．含铁较丰富的食物有动物内脏、瘦肉等，含铁最高的是乳类。 （　　）

4．为补充铁贮备，血红蛋白恢复正常后，铁剂治疗仍需维持 3～6 个月。 （　　）

5．缺铁性贫血呈正细胞正色素性贫血。   （　　）

6．成熟粒细胞缺乏是急性白血病病人引起发热的最主要原因。 （　　）

7．造血干细胞移植是目前治疗白血病最有效的方法。   （　　）

三、单项选择题

1．最能反映贫血程度的实验室检查指标是（　　　）。

    A．红细胞计数　　　　　　　　　　B．网织红细胞计数

    C．红细胞沉降率　　　　　　　　　　D．血红蛋白浓度

2．引起缺铁性贫血的最常见原因是（　　　）。

    A．造血功能障碍　　　　　　　　　　B．理化因素

    C．维生素 B_{12} 缺乏　　　　　　　　D．慢性失血

3．贫血最早、最常见的症状是（　　　）。

    A．倦怠、乏力　　　　　　　　　　B．食欲减退

    C．心悸、气促　　　　　　　　　　D．头晕、耳鸣

4．治疗贫血的首要措施是（　　　）。

    A．病因治疗　　　　　　　　　　　B．药物治疗

    C．输血　　　　　　　　　　　　　D．脾切除

5．铁吸收的主要部位是（　　　）。

    A．胃　　　　　　　　　　　　　　B．十二指肠和空肠上段

    C．回肠　　　　　　　　　　　　　D．结肠

6．缺铁性贫血采用铁剂治疗，观察疗效最早的指标是（　　　）。

    A．血红蛋白升高　　　　　　　　　B．红细胞计数升高

    C．红细胞形态恢复正常　　　　　　D．网织红细胞计数升高

7．引起继发性再生障碍性贫血最常见的药物是（　　　）。

    A．保泰松　　　　　　　　　　　　B．氯霉素

    C．阿司匹林　　　　　　　　　　　D．异烟肼

8．血液病患者需进行保护性隔离的条件是白细胞低于（　　　）。

    A．$1.0×10^9/L$　　　　　　　　　　B．$1.5×10^9/L$

    C．$2.0×10^9/L$　　　　　　　　　　D．$4.0×10^9/L$

9．再生障碍性贫血引起贫血的主要原因是（　　　）。

    A．反复失血　　　　　　　　　　　B．造血原料缺乏

    C．骨髓造血功能衰竭　　　　　　　D．营养不良

10．患者，女性，28 岁，常因胃溃疡而出血，近来头晕、乏力、面色苍白，经检查 Hb 90g/L，RBC $3.5×10^{12}/L$。该患者最可能的诊断是（　　　）。

    A．再生障碍性贫血　　　　　　　　B．巨幼细胞性贫血

    C．缺铁性贫血　　　　　　　　　　D．白血病所致贫血

11．下列食物含铁量最低的是（　　　）。

    A．乳类　　　　　　　　　　　　　B．蛋黄

    C．肝　　　　　　　　　　　　　　D．肉类

12．与口服铁剂可以同时服用的是（　　　）。

    A．维生素 A　　　　　　　　　　　B．维生素 B

    C．维生素 C　　　　　　　　　　　D．维生素 D

13．目前治疗白血病最有效的方法是（　　　）。

  A．联合化疗   B．中西医结合治疗

  C．支持疗法   D．骨髓移植

14．血小板计数低于多少时，应警惕颅内出血的发生（   ）。

  A．$100 \times 10^9/L$ B．$80 \times 10^9/L$

  C．$60 \times 10^9/L$ D．$20 \times 10^9/L$

15．白血病细胞浸润所致骨痛最常见的部位是（   ）。

  A．颅骨   B．肋骨

  C．胸骨   D．上肢骨

16．慢性再障患者应用雄激素，下述错误的是（   ）。

  A．须深部缓慢分层肌内注射   B．经常更换注射部位

  C．治疗 1 周后网织红细胞计数升高   D．长期应用可出现痤疮等

17．患者，男性，19 岁，头昏、乏力、发热和皮肤有出血点近半月。查体：贫血貌，心肺无异常，胸骨有压痛，肝肋下 1 cm，脾肋下 5 cm；Hb 70 g/L，WBC $2 \times 10^9/L$，血小板 $20 \times 10^9/L$。最可能的诊断是（   ）。

  A．再生障碍性贫血   B．血小板减少性紫癜

  C．缺铁性贫血   D．急性白血病

18．慢性粒细胞白血病，最明显、最突出的临床表现是（   ）。

  A．脾脏显著肿大   B．淋巴结肿大

  C．肝大   D．胸骨轻中度压痛

19．中枢神经系统白血病多发生于（   ）

  A．早期   B．中期

  C．缓解期   D．晚期

提升训练

一、单项选择题

1．在我国最常见的贫血类型是（   ）。

  A．巨幼细胞性贫血   B．缺铁性贫血

  C．再生障碍性贫血   D．溶血性贫血

2．血小板计数低于多少时，应警惕颅内出血的发生（   ）。

  A．$80 \times 10^9/L$ B．$60 \times 10^9/L$

  C．$40 \times 10^9/L$ D．$20 \times 10^9/L$

3．可准确反映贫血患者体内储存铁情况的指标是（   ）。

  A．骨髓铁染色   B．血清铁蛋白

  C．总铁结合力   D．血清转铁蛋白饱和度

4．再生障碍性贫血引起贫血的主要原因是（   ）。

  A．反复失血   B．造血原料缺乏

  C．骨髓造血功能衰竭   D．营养不良

5．急性再生障碍性贫血早期突出表现为（   ）。

  A．贫血   B．肝脾肿大

C．出血与感染　　　　　　　　　　　　D．食欲减退

6．再生障碍性贫血患者进行骨髓涂片检查时，不易找到的细胞是（　　　）。

　　A．幼红细胞　　　　　　　　　　　　　B．粒系细胞

　　C．巨核细胞　　　　　　　　　　　　　D．单核细胞

7．鉴别再生障碍性贫血和急性白血病最主要的依据是（　　　）。

　　A．临床表现　　　　　　　　　　　　　B．骨髓象检查

　　C．治疗效果　　　　　　　　　　　　　D．预后观察

8．特发性血小板减少性紫癜患者血小板被破坏的重要场所是（　　　）。

　　A．脾脏　　　　　　　　　　　　　　　B．肝脏

　　C．骨髓　　　　　　　　　　　　　　　D．肾脏

9．区别急性与慢性白血病的主要依据是（　　　）。

　　A．病程长短　　　　　　　　　　　　　B．发病年龄、性别

　　C．血中白细胞数目的高低　　　　　　　D．骨髓中白血病细胞的成熟程度

10．再生障碍性贫血和白血病临床表现的根本区别是（　　　）。

　　A．贫血　　　　　　　　　　　　　　　B．肝、脾淋巴结肿大

　　C．出血　　　　　　　　　　　　　　　D．感染

11．急性白血病的特异性体征是（　　　）。

　　A．头痛　　　　　　　　　　　　　　　B．关节痛

　　C．皮肤淤点　　　　　　　　　　　　　D．胸骨下段压痛

12．我国最常见的慢性白血病的类型是（　　　）。

　　A．慢性粒细胞性白血病　　　　　　　　B．慢性淋巴细胞性白血病

　　C．慢性单核细胞性白血病　　　　　　　D．慢性巨核细胞性白血病

13．急性白血病患者化疗期间保护静脉的目的是（　　　）。

　　A．避免发生败血症　　　　　　　　　　B．避免出血

　　C．利于长期静脉注射　　　　　　　　　D．避免发生静脉炎

14．最严重的输血反应是（　　　）。

　　A．过敏反应　　　　　　　　　　　　　B．溶血反应

　　C．发热反应　　　　　　　　　　　　　D．细菌污染反应

15．患者，女性，21岁。月经过多1年余，近来出现头晕乏力、面色苍白，诊断为贫血。其红细胞计数、血红蛋白浓度应为（　　　）。

　　A．RBC<4.0×10^9/L，Hb<120 g/L　　　　B．RBC<4.0×10^9/L，Hb<110 g/L

　　C．RBC<3.5×10^9/L，Hb<120 g/L　　　　D．RBC<3.5×10^9/L，Hb<110 g/L

16．患儿，男，6岁，诊断为急性特发性血小板减少性紫癜。突然出现呕血、便血，判定为中度出血。其出血量应为（　　　）。

　　A．500 mL 以下　　　　　　　　　　　B．500～1 000 mL

　　C．1 000～1 500 mL　　　　　　　　　　D．1 500 mL 以上

17．患者，女性，18岁，不明原因出现皮肤淤点、淤斑，牙龈、鼻腔出血，血常规检查示血小板为 50×10^9/L。护士吩咐该患者禁食过硬、过粗糙食物。其主要原因是这类食物（　　　）。

A．不易消化   B．易引起消化道出血

C．营养不佳   D．缺乏蛋白质

18．患者，女性，28岁，反复出现皮肤黏膜出血，化验：血小板计数为 $80×10^9/L$。对其护理不正确的是（　　）。

A．勿用力挖鼻孔和用力擤鼻涕   B．用软毛牙刷刷牙

C．尽量避免肌内注射   D．注射局部可热敷

19．患者，女性，23岁，反复出现皮肤淤点、牙龈出血1年余，诊断为特发性血小板减少性紫癜。对其口腔护理不正确的是（　　）。

A．用牙签剔牙   B．湿棉球擦拭牙齿

C．渗血齿龈用明胶海棉贴敷   D．有牙龈陈旧血块时用双氧水漱口

20．患者，男性，35岁，因牙龈及皮肤出血就诊。化验：血红蛋白 100 g/L，红细胞 $4.5×10^{12}/L$，白细胞 $3.0×10^9/L$，血小板 $20×10^9/L$。骨髓检查：增生不良。应考虑（　　）。

A．急性再生障碍性贫血   B．慢性再生障碍性贫血

C．急性白血病   D．特发性血小板减少性紫癜

二、简答题

1．简述缺铁性贫血患者的治疗要点。

2．简述口服铁剂的护理。

3．简述引起缺铁性贫血的主要原因。

4．白血病患者化疗时如何防止药液外渗？

三、论述题

患者，女性，25岁，因面色苍白、头晕、乏力1年余，加重伴心慌1个月来诊。1年前无明显诱因头晕、乏力，家人发现面色不如从前红润，但能照常上班，近1个月来加重伴活动后心慌，曾到医院检查说血红蛋白低（具体不详），给硫酸亚铁口服，因胃难受仅用过1天，病后进食正常，不挑食，二便正常，无便血、黑便、尿色异常、鼻衄和齿龈出血。睡眠好，体重无明显变化。既往体健，无胃病史，无药物过敏史。结婚半年，月经初潮14岁，7天/27天，末次月经半月前，近2年月经量多，半年来更明显。查体：T 36℃，P 104次/分，R 18次/分，BP 120/70 mmHg，一般状态好，贫血貌，皮肤黏膜无出血点，浅表淋巴结不大，巩膜不黄，口唇苍白，舌乳头正常，心肺无异常，肝脾不大。化验：Hb 60 g/L，RBC $3.0×10^{12}/L$，MCV 70 fL，MCH 25 pg，MCHC 30%，WBC $6.5×10^9/L$，分类：中性分叶 70%，淋巴 27%，单核 3%，PLT $260×10^9/L$，网织红细胞 1.5%，尿蛋白（-），镜检（-），大便潜血（-），血清铁 50 g/dL。

问题：（1）诊断为何病？

（2）如何指导患者用药？

第六章

内分泌及代谢疾病

 复习要求

1. 掌握：甲状腺功能亢进症的临床表现、治疗要点和护理要点；抗甲状腺药物的应用；甲状腺危象的诱因、表现及抢救；糖尿病的饮食控制、降糖药物的应用；糖尿病酮症酸中毒的诱因、临床表现和抢救；痛风护理要点和健康教育。

2. 熟悉：肥胖、消瘦的概念；甲状腺功能亢进症的概念和常用检查；甲状腺功能亢进症患者的健康教育；糖尿病的概念、临床分型及各型特点、常用检查；糖尿病急慢性并发症的表现和健康教育；痛风的病因、表现和治疗。

3. 了解：肥胖、消瘦、身高、外貌异常的原因、特点及护理要点。

 考点详解

一、内分泌及代谢疾病常见症状、体征

（一）肥胖

肥胖是指实际体重超过理想体重 20%或体重指数（BMI）≥25 kg/m²。BMI 的正常值为 18.5～24.9 kg/m²。体重指数（BMI）=体重（kg）/身高（m）²。理想体重（kg）=身高（cm）−105。

1. 原因：热量摄入多于热量消耗使脂肪合成增加是肥胖的物质基础。人体内在因素如遗传、神经因素、高胰岛素血症等使脂肪代谢紊乱。外在因素以营养摄入过多或运动相对不足为主。

2. 分类：分为单纯性肥胖和继发性肥胖。单纯性肥胖脂肪分布均匀，家族史明显；继发性肥胖主要由内分泌功能紊乱引起，脂肪分布多不均匀，如甲状腺功能减退、2 型糖尿病、库欣综合征等。

3. 护理要点

（1）调整饮食结构，控制总热量。重度肥胖者以低糖、低脂、低盐、高纤维素饮食为宜。

（2）合理运动。运动量要循序渐进，参考年龄、身体疾病状况，由小到大，并长期坚

087

持。提倡有氧运动。

（3）向患者解释肥胖的原因，并给予恰当的分析、解释，使患者正确对待肥胖。

（4）单纯性肥胖经饮食调整、运动锻炼未能奏效时，遵医嘱指导患者短期应用减肥药。继发性肥胖应根据原发疾病不同，给予相应的用药指导。

（二）消瘦

消瘦是指摄入的营养低于机体需要量，实际体重低于理想体重的 20% 或体重指数小于 18.5 kg/m^2。严重消瘦者呈恶病质状态。主要表现为皮下脂肪减少、皮肤弹性差、体重下降、皮下静脉显露。

1．原因：食物摄入不足；食物消化、吸收、利用障碍；某些内分泌代谢疾病；需要量增加或消耗过多。

2．分类：分为单纯性消瘦和继发性消瘦。单纯性消瘦主要与遗传、营养不足、运动过度、饮食结构失调有关。继发性消瘦主要与内分泌疾病、消化吸收障碍及消耗性疾病有关。

3．护理要点

（1）保证充足的睡眠，适当限制活动。饮食应富有营养、高热量、高蛋白、高维生素、易消化，并注意烹调技巧，以增加患者食欲。

（2）重度消瘦者应注意皮肤护理，避免骨骼突出部位碰伤或引起压疮。

（三）特殊外形

特殊外形是指相貌、体型和身高等身体外形的异常变化，是一组影响患者生理和心理状态的临床征象。主要与脑垂体、甲状腺、甲状旁腺、肾上腺疾病或部分代谢性疾病有关。

二、甲状腺功能亢进症

（一）概述

甲状腺功能亢进症简称甲亢，是指由多种病因导致甲状腺功能增强，分泌过多甲状腺素所致的临床综合征。以高代谢综合征、眼征、甲状腺肿大及自主神经功能失常为特征。按引起甲亢的原因可分为 3 类：①原发性甲亢，最常见，尤以毒性弥漫性甲状腺肿（Graves 病，简称 GD）最多见，常伴有突眼，好发于 20～40 岁的女性；②继发性甲亢，较少见，发病年龄多在 40 岁以上，无眼球突出；③高功能腺瘤，少见，无眼球突出。

（二）临床特征

1．高代谢症候群

（1）怕热、多汗（喜冷）、皮肤湿温、低热。

（2）精神、神经系统症状：神经过敏、多语多动、失眠等，重者表现为精神分裂症。可有舌和双手平举前伸时有细震颤，腱反射亢进。

（3）心血管系统：心悸、气促、脉压增大，在静息或睡眠时心率仍增快（持续性心动过速）是甲亢的特征性表现之一，重症者常出现心律失常（心房纤颤最常见），甚至导致甲亢性心脏病。

（4）消化系统：食欲亢进而体重锐减是本病特征性表现之一，胃肠蠕动增快，消化吸收不良而使排便次数增多，或腹泻。

（5）肌肉运动系统：不同程度的肌无力、肌萎缩和周期性瘫痪（如进食、进水发呛，与低钾血症有关）。

（6）生殖系统：女性月经失调、闭经、不孕，男性阳痿。

（7）血液系统：可有紫癜和轻度贫血。

2．甲状腺肿大

两侧弥漫性、对称性肿大（甲亢的重要体征），局部可触及震颤和听到连续性血管杂音。

3．突眼症

分良性突眼和恶性突眼。良性突眼多见，与神经兴奋性增高致眼外肌和提上睑肌张力增高有关，表现为眼球突出（突眼度≤18 mm），眼裂增宽，瞬目少而凝视，眼向下看时，上眼睑不能随眼球下垂，向上看时不能皱额，眼球内聚欠佳，两眼看近物时，眼球辐辏不良。恶性突眼少见，与眶后组织的自身免疫性炎症反应有关。眼球高度突出（突眼度＞18 mm），眼睑不能完全闭合，左右突眼常不等，结合膜和角膜经常暴露，易受外界刺激而发生感染，患者有畏光、流泪、肿痛、眼内异物感、结膜充血、角膜炎、溃疡，甚至失明等表现。

（三）常用检查及结果

1．基础代谢率测定：清晨安静、空腹时测定每分钟脉率和血压（mmHg），按简便公式计算：基础代谢率（%）=脉率+脉压−111。正常值为±10%。

2．甲状腺吸 ^{131}I 率测定：主要用于鉴别不同病因的甲亢，Graves 病时摄 ^{131}I 率增高，且摄碘高峰前移。

3．血清甲状腺激素浓度测定：TT_3、TT_4 是判断甲状腺功能最基本的筛选指标，FT_3、FT_4 升高为临床诊断甲亢的首选指标。

4．血清促甲状腺激素测定：TSH 降低是反映甲状腺功能最敏感的指标。

5．血清促甲状腺激素受体抗体（TRAb）、甲状腺刺激抗体（TSAb）阳性，是诊断 Graves 病的重要指标，也是判断病情活动和复发、治疗后停药的重要指标。

（四）治疗要点

1．一般治疗：适当休息，合理营养。

2．抗甲状腺功能亢进药物治疗（基础治疗）。

（1）适应证：适用于轻症、20 岁以下、孕妇（慎用普萘洛尔）及严重并发症者。

（2）副作用：主要有粒细胞减少和药物疹。

3．放疗及手术治疗。

4．甲亢危象、浸润性突眼症、甲亢合并妊娠等治疗。

（五）护理要点

1．指导患者休息及饮食：保持室温凉爽恒定，给予高热量、高蛋白、高维生素及矿物质丰富的易消化饮食，增加奶、蛋、瘦肉等优质蛋白的摄入以纠正负氮平衡。避免使用含碘丰富的食物如紫菜、海带等；避免饮用浓茶、咖啡等刺激性饮料。

2．遵医嘱应用抗甲状腺药物

抗甲状腺药物（ATD）可分为硫脲类和咪唑类。硫脲类有甲硫氧嘧啶（MTU）和丙硫氧嘧啶（PTU）；咪唑类有甲巯咪唑（MMI，他巴唑）和卡比马唑（CMZ，甲亢平）。临床普遍使用 PTU 和 MMI。PTU 还可抑制 T4 转化为 T3，故严重病例或甲亢危象时首选。

抗甲状腺药物多采用长程疗法，分初治期、减量期和维持期。①初治期：用 PTU 300～450 mg/d，分 2～3 次口服，持续 6～8 周，临床症状缓解后减药；②减量期：每 2～4 周减量一次，每次减量 50～100 mg/d，3～4 个月减到维持量；③维持期：50～100 mg/d，维持治疗 1～1.5 年。

硫脲类抗甲状腺药用药 4 周左右才开始有效，应向患者说明。硫脲类的主要副作用有粒细胞减少和药疹，常发生在最初治疗的 1～2 个月。服药过程中应及时发现发热、咽痛、皮疹等症状，每周监测血象，如白细胞低于 $4.0×10^9$/L，要注意预防感染，如白细胞低于 $3.0×10^9$/L 或中性粒细胞低于 $1.5×10^9$/L，应停药。普萘洛尔在服用期间需注意心率，以防心动过缓，有哮喘病史者禁用。

3．遵医嘱应用放射碘治疗。

4．眼部护理

（1）0.5%的氢化可的松眼药水或抗生素眼药水滴眼，以免干燥、感染。

（2）睡时抬高头部，限制水及钠的摄入，并给予适当利尿剂减轻眼部肿胀、流泪。

（3）睡前用抗生素眼膏，并用纱布眼垫保护，防止结膜炎、角膜炎的发生。

（4）外出戴墨镜，防止强光、风沙和灰尘刺激。

（六）甲状腺危象的判断及抢救

甲状腺危象是甲亢急性恶化时的严重表现。常见于重症患者治疗不当，或因感染、精神刺激、手术、创伤、^{131}I 治疗反应等情况而诱发。表现为高热，体温达 39℃以上，心率快达 140～240/min，呼吸急促，神情焦虑，极度烦躁不安，大汗淋漓，厌食，恶心，呕吐，腹泻等表现，严重者出现虚脱、休克、嗜睡、谵妄或昏迷，可伴心力衰竭、肺水肿。

（七）健康教育

1．日常生活指导：指导患者正确选择食物，合理饮食，禁饮兴奋性饮料。合理安排工作、生活，避免过度劳累。保持身心愉快，避免不良刺激。

2．疾病知识教育：向患者及家属讲解甲亢的基本知识，坚持长期用药，不随意减量或停药。每隔 1～2 个月做甲状腺功能测定，定期做血象和肝功能的监测。学会自测脉搏和体重。严禁用手挤压甲状腺。

3．妊娠期甲亢指导：告知患者积极避免各种对胎儿造成影响的因素，宜选用抗甲状腺药物控制甲亢，禁用 ^{131}I 治疗，慎用普萘洛尔。

三、糖尿病

（一）概念

糖尿病是由不同原因引起胰岛素分泌绝对或相对不足，从而导致以慢性高血糖为突出表现的内分泌代谢疾病。

（二）临床分型及特点

1．1 型糖尿病

（1）多见于青少年，血浆胰岛细胞抗体多呈阳性。

（2）起病较急，三多一少症状明显，易并发酮症酸中毒。

（3）血清胰岛素水平低，必须依赖外源性胰岛素。

2．2型糖尿病

（1）多见于中老年患者，有遗传倾向。

（2）起病缓慢，三多一少症状不明显，易并发脑血管病变。

（3）血清胰岛素水平正常或稍增高，不需要依赖外源性胰岛素。

3．其他特殊类型糖尿病。

4．妊娠期糖尿病。

（三）表现

1．典型表现：为"三多一少"症状群，即多饮、多尿、多食、体重减轻。因血糖过高形成渗透性利尿引起多尿，每日尿量约3～5 L，甚至达10 L以上，继而引起口渴，大量饮水。机体不能充分利用葡萄糖，使脂肪、蛋白质分解加速，消耗过多，引起消瘦，体重减轻。摄入食物中的葡萄糖不能被充分利用，且大量丢失，能量缺乏，机体常处于半饥饿状态，出现食欲亢进即多食。

2．急性并发症：以糖尿病酮症酸中毒最常见，1型糖尿病可自发出现，2型糖尿病常因感染、胰岛素治疗不当、饮食不当、创伤、麻醉、手术、妊娠、分娩等诱发。患者先有疲乏无力、极度口渴、多饮、多尿，随后出现食欲减退、恶心、呕吐，并伴头痛、嗜睡、烦躁、呼吸深快、呼气中有烂苹果味。随着病情进一步发展，出现严重脱水、尿量减少、皮肤干燥无弹性、眼球下陷、血压下降，甚至发生昏迷、休克。

3．慢性并发症：有大血管病变（冠心病、脑血管疾病、周围血管疾病等）和微血管病变（肾病、神经病变和视网膜病变等），微血管病变是糖尿病的特征性病变。

（1）大血管病变：冠心病，脑血管病，肾动脉和肢体动脉硬化，其中冠心病和脑血管病是2型糖尿病的主要死因。

（2）糖尿病性肾病变：病史10年以上者多出现不同程度的肾动脉硬化，是1型糖尿病的主要死亡原因。

（3）糖尿病视网膜病变：是最常见的微血管并发症，病史超过10年者半数以上可出现视网膜病变，还可引起白内障、青光眼、屈光不正，是成年人失明的重要原因。

（4）神经病变：以周围神经病变最常见，可表现为对称性肢体感觉异常，痛觉过敏等。

（四）辅助检查

1．血糖测定：空腹血糖≥7.0 mmol/L，或随机血糖≥11.1 mmol/L，是确诊糖尿病的主要依据，也是判断病情变化和控制情况的主要指标。

2．尿糖测定：目前使用尿糖试纸做尿糖的定性测定，是糖尿病诊断和调整降糖药物剂量的重要参考指标。

3．口服葡萄糖耐量试验（OGTT）：用于血糖高于正常而又未达到诊断糖尿病标准者。口服葡萄糖后2 h血糖≥11.1 mmol/L，可诊断为糖尿病。

4．糖化血红蛋白A_1（GHbA$_1$）和糖化血浆白蛋白测定：GHbA$_1$可反映近2～3个月血糖的总水平，是糖尿病控制情况的主要监测指标之一；糖化血浆白蛋白测定可反映近2～3周血糖的总水平，为糖尿病近期病情监测的指标。

5．血浆胰岛素和C-肽测定：有助于了解B细胞功能和指导治疗。

（五）诊断标准（1999 年 WHO 推行标准）

1. 正常血浆葡萄糖：空腹血糖<6.0 mmol/L 为正常；6.0 mmol/L≤空腹血糖<7.0 mmol/L 为空腹血糖过高；口服葡萄糖耐量试验中 2 h 血浆葡萄糖<7.8 mmol/L 为正常。

2. 糖尿病诊断标准

（1）有糖尿病的典型症状：①一日内随机血糖≥11.1 mmol/L，或空腹血糖≥7.0 mmol/L，均可诊断糖尿病；②如果 6.0 mmol/L≤空腹血糖<7.0 mmol/L（或随机血糖<11.1 mmol/L），应行口服葡萄糖耐量试验，2 h 血浆葡萄糖≥11.1 mmol/L 可诊断为糖尿病。

（2）症状不典型者，诊断标准同上，需另一天再次证实。

（3）糖耐量降低：若 OGTT 7.8 mmol/L≤2 h 血浆葡萄糖<11.1 mmol/L，则为糖耐量降低。

（六）防治要点

1. 原则：早期治疗；长期治疗；综合治疗；个体化原则。

2. 措施：

（1）一般治疗（对糖尿病患者进行教育）。

（2）饮食治疗（糖尿病的基础治疗）。

（3）体育锻炼（治疗糖尿病的重要措施）。

（4）口服降糖药物。①适应证：2 型糖尿病经饮食、运动治疗未能控制者；②禁忌证：1 型糖尿病及合并严重感染、妊娠、进行大手术和肝功能不全者；③常用药物：磺脲类主要用于 2 型糖尿病患者经饮食治疗和运动治疗未能使病情获得良好控制者。常用药物有格列本脲（优降糖）、格列齐特（达美康）、格列吡嗪（美吡达）、格列喹酮（糖适平）等，餐前半小时服用。格列奈类降糖作用快而短，主要用于控制餐后高血糖。常用药物有瑞格列奈、那格列奈，餐前或进餐时口服。双胍类是肥胖或超重的 2 型糖尿病患者的第一线药物，主要不良反应为胃肠道反应，应在进餐时或餐后即服，常用药物为二甲双胍（甲福明）、苯乙双胍（降糖灵）等。α 葡萄糖苷酶抑制剂适用于空腹血糖正常而餐后血糖明显升高，常用阿卡波糖（拜糖平），应与第一口餐同服。噻唑烷二酮类又称胰岛素增敏剂，可减轻胰岛素抵抗，用于胰岛素抵抗的 2 型糖尿病患者。④副作用：低血糖反应、粒细胞减少、皮疹、恶心、呕吐和肝肾功能损害。

（5）胰岛素治疗。①适应证：1 型糖尿病；糖尿病酮症酸中毒、高渗性昏迷、糖尿病并发症、应激状态、围手术期、妊娠和分娩、2 型糖尿病经饮食及口服降糖药治疗未获得良好控制等。②制剂类型：速效、中效、慢效。③使用原则：初治阶段宜用速效类，以探索剂量及快速控制病情；有严重并发症或血糖波动的糖尿病用速效类；剂量稳定在 40 U 以下者，可用长效或中效胰岛素；胰岛素应在饮食治疗的基础上应用；采用高纯度新制剂时剂量应小。注射时应避开脐周和膀胱部位。

（6）不良反应：低血糖反应（最常见）、过敏反应、注射部位脂肪萎缩。

（七）糖尿病酮症酸中毒判断及抢救

1. 诱因：感染、创伤、麻醉、大手术、饮食不当、妊娠、分娩、胰岛素中断或不适当减量等。

2. 临床特征：糖尿病症状急剧加重；代谢性酸中毒的表现；循环衰竭的症状及体征。

3．诊断：糖尿病病史（或诱因）；典型临床特征；实验诊断。

4．抢救：输液（首要的、极其关键的措施）；胰岛素治疗（小剂量速效胰岛素）；纠正酸中毒和水电解质平衡紊乱；消除诱因；防治并发症。

①严密观察和记录患者神志状态、瞳孔大小和对光反射、呼吸、血压、脉搏、心率及24 h 出入量等变化。②立即抽血化验检查血酮体、血糖、电解质水平、动脉血气分析，并监测变化情况。③迅速建立两条静脉通路。一条输入胰岛素，另一条用于大量补液、抗生素及碱性药物的输入。④昏迷患者暂禁食，必要时可鼻饲补液，如无昏迷或待昏迷缓解后改为糖尿病半流质饮食。⑤昏迷者，要做好口腔及皮肤护理，保持皮肤清洁，预防压疮和继发感染，每 2 h 翻身拍背 1 次。保持呼吸道通畅，注意保暖，避免受凉。

（八）护理要点

1．饮食控制：是糖尿病患者应严格和长期执行的一项重要基础治疗措施。

2．运动指导：应进行有规律的适当运动，根据年龄、性别、体力、爱好、病情等情况，选择适宜的运动方式，循序渐进并长期坚持。

3．遵医嘱口服降糖药，控制血糖。

4．遵医嘱补充外源性胰岛素。

5．酮症酸中毒的抢救配合。

6．高渗性昏迷的护理。

7．糖尿病足的护理。

8．低血糖的预防和护理。

9．预防感染。

（九）健康教育

一级预防：改变人群中与 2 型糖尿病发病有关的环境因素，如过度营养、肥胖、少动等生活方式；指导血压的测量和体重指数的计算方法，加强对糖尿病高危人群的监测。

二级预防：做好糖尿病筛查，早发现和有效地治疗糖尿病，能够进行饮食控制和运动，掌握所用药物的名称、用法和用量，掌握简易血糖仪和尿糖试纸的使用方法。糖尿病的控制目标如表 1-6-1 所示。

表 1-6-1　糖尿病的控制目标

项目（单位）	备　注	评　价		
		理　想	尚　可	差
浆葡萄糖（mmol/L）	空腹	4.4～6.1	≤7.0	>7.0
	餐后 2 h	4.4～8.0	≤10.0	>10.0
糖化血红蛋白（%）		<6.5	≤7.5	>7.5
血压（mmHg）		<130/80	≤160/95	>160/95
体重指数（kg/m²）	男	<25	<27	≥27
	女	<24	<26	≥26
总胆固醇（mmol/L）		<4.5	<6.0	≥6.0
甘油三酯（mmol/L）		<1.5	<2.2	≥2.2
高密度脂蛋白（mmol/L）		>1.1	0.9～1.1	<0.9
低密度脂蛋白（mmol/L）		<2.5	2.5～4.4	>4.4

三级预防：熟悉复查的项目和意义（每2～3个月复检糖化血红蛋白，或每3周复检空腹血糖；每3～6个月门诊定期复查，每年全身检查一次），控制病情，学会防止和处理并发症，防止和延缓并发症的发生和恶化，减少糖尿病患者的伤残和死亡率。

四、痛风

痛风是一种单钠尿酸盐沉积所致的晶体机关性关节病，与嘌呤代谢紊乱及尿酸排泄减少所致的高尿酸血症直接相关，属代谢性风湿病范畴。临床特点为高尿酸血症、反复发作的痛风性关节炎、痛风石、间质性肾炎，严重者伴关节畸形和功能障碍，常伴尿酸性尿路结石。

（一）原因及分类

痛风分为原发性和继发性两大类，其中原发性痛风占绝大多数。原发性痛风属多基因遗传疾病。多见于中、老年人，男性占95%，常与肥胖、糖脂代谢紊乱、高血压、动脉硬化和冠心病等合并发生。继发性痛风常由于尿酸生成增多、尿酸排泄受到抑制或摄入过多高嘌呤食物引起。

（二）临床表现

痛风的自然病程可分为四个阶段：无症状期、急性关节炎期、间歇期和慢性关节炎期。

1. 无症状期：仅有波动性或持续性高尿酸血症，持续数年至数十年。

2. 急性关节炎期：以急性关节炎为首要和主要表现。患者常在半夜突然起病，常被痛醒而难以忍受，以拇趾的跖趾关节为好发部位，数日内自行缓解后，受累关节局部皮肤出现脱屑和瘙痒。多由酗酒、劳累、手术、感染、受寒、关节创伤、摄入高蛋白和高嘌呤食物、精神刺激等引起。

3. 间歇期：患者无症状可达数月或数年。

4. 慢性关节炎期：主要表现为痛风石、慢性关节炎、尿路结石及痛风性肾炎。

（三）辅助检查

1. 血尿酸、尿尿酸测定：血尿酸男性大于420 mol/L、女性大于350 mol/L，则可确定高尿酸血症。

2. 滑囊液或痛风石内容物检查：偏振光显微镜下可见针形尿酸盐结晶，是确诊本病的依据。

3. X线检查：急性关节炎期可见非特征性软组织肿胀；慢性关节炎期可见软骨缘破坏，关节面不规则，特征性改变为穿凿样、虫蚀样圆形或弧形的骨质透亮缺损。

（四）治疗要点

治疗目的为控制高尿酸血症，预防尿酸盐沉积，迅速终止急性关节炎发作，防止尿酸结石形成和肾功能损害。别嘌醇可抑制尿酸生成，苯溴马隆、丙磺舒可促进尿酸排泄，用碳酸氢钠碱化尿液可抑制尿酸结晶。对急性痛风性关节炎，可给予吲哚美辛、布洛芬等非甾体类抗炎药、糖皮质激素等治疗，秋水仙碱为治疗痛风急性发作的首选药。

（五）护理要点

1. 饮食护理：饮食应清淡、易消化，忌辛辣和刺激性食物，避免进食高嘌呤食物，如动物内脏、鱼虾类、河蟹、肉类、菠菜、蘑菇、黄豆、扁豆、豌豆、浓茶、饮酒等，宜进食碱性食物，如牛奶、鸡蛋、马铃薯、各类蔬菜、柑橘类水果；多饮水，每日应饮水 2 000 mL以上。

2. 休息与体位：急性关节炎期，患者表现红、肿、热、痛和功能障碍，应绝对卧床休息，抬高患肢，避免受累关节负重。待关节痛缓解 72 h 后，逐渐恢复活动。

3. 用药护理：服用秋水仙碱时，首剂应加倍，注意观察有无恶心、呕吐、厌食、腹胀和水样腹泻、脱发，白细胞减少、血小板减少等骨髓抑制表现。丙磺舒等排尿酸药物、别嘌醇、非甾体抗炎药物使用时可出现胃肠道刺激、皮疹、发热等反应，要注意观察，及时发现并处理。

4. 对症护理：为减轻关节疼痛，可用夹板固定制动，也可在发病 24 h 内冰敷或 25%硫酸镁湿敷，24 h 后改用热敷。局部皮肤有破溃者，要保持患处清洁，避免发生感染。

（六）健康教育

1. 疾病知识教育：给患者和家属讲解疾病的有关知识。说明本病是一种终身性疾病，但经过积极有效的治疗，患者可维持正常生活和工作。

2. 日常生活指导：指导患者严格控制饮食，避免进食高蛋白和高嘌呤的食物，忌饮酒，每日至少饮水 2 000 mL；日常生活中要适度运动，注意保护关节：①运动时使用大肌群，如能用肩部负重不用手提，能用手臂者不要用手指；②运动后疼痛超过 1～2 h，应暂停此项运动；③交替完成轻、重不同的工作，不要长时间持续进行重体力工作；④经常改变姿势，保持受累关节舒适，若有局部温热和肿胀，尽可能避免其活动。

经典解析

1. 甲状腺功能亢进症患者典型表现不包括（　　）。

　　A．高代谢表现　　　　　　　　　B．突眼症
　　C．甲状腺肿大　　　　　　　　　D．脉压减小

【答案解析】本题应选 D。本题的主要考点是甲状腺功能亢进症患者的三大典型临床表现，即高代谢症候群、甲状腺肿大、突眼症。

2. 糖尿病患者易并发酮症酸中毒的类型是（　　）。

　　A．1 型糖尿病　　　　　　　　　B．2 型糖尿病
　　C．其他特殊类型糖尿　　　　　　D．妊娠期糖尿病

【答案解析】本题应选 A。本题的主要考点是糖尿病的分型及特点。糖尿病分型包括 1 型糖尿病、2 型糖尿病、其他特殊类型糖尿病及妊娠期糖尿病。其中 1 型糖尿病多见于青少年，起病较急，三多一少症状明显，易并发酮症酸中毒。

基础过关

一、名词解释

1. 肥胖　　　　　　　　2. 消瘦　　　　　　　　3. 甲亢
4. 糖尿病　　　　　　　5. 糖尿病酮症酸中毒

二、判断题

1. 甲状腺呈弥漫性、对称性肿大为甲亢的重要体征。　　　　　　　　（　　）
2. 甲亢患者眼球突出程度与甲亢轻重呈正相关。　　　　　　　　　　（　　）
3. 糖尿病的基础治疗是饮食治疗。　　　　　　　　　　　　　　　　（　　）
4. 1型糖尿病多发生于中老年人，易发生酮症酸中毒。　　　　　　　（　　）
5. 视网膜病变是引起糖尿病患者致盲的主要原因。　　　　　　　　　（　　）
6. 注射胰岛素应避开脐周和膀胱部位。　　　　　　　　　　　　　　（　　）
7. 低血糖反应的主要表现是饥饿、心慌、手抖、出汗、头晕无力等。　（　　）
8. 痛风患者应避免进食高嘌呤食物，如动物内脏、鱼虾、蘑菇、豆类等。（　　）

三、单项选择题

1. 反映甲状腺功能最敏感的指标是（　　　）。
   A. 血清促甲状腺激素（TSH）　　　　B. 血清 TT_4、TT_3
   C. 血清 FT_4、FT_3　　　　　　　　D. 基础代谢率（BMR）
2. 临床诊断甲亢首选的指标是（　　　）。
   A. 基础代谢率测定　　　　　　　　　B. 甲状腺吸碘率
   C. 甲状腺激素浓度测定　　　　　　　D. 血脂检查
3. 甲状腺功能亢进症患者的消化系统一般不出现的表现是（　　　）。
   A. 易饥多食　　　　　　　　　　　　B. 肝脏肿大
   C. 便秘　　　　　　　　　　　　　　D. 体重锐减
4. 下列关于1型糖尿病的叙述，正确的是（　　　）。
   A. 起病缓慢　　　　　　　　　　　　B. 血糖波动小而稳定
   C. 多见于成年与老年人　　　　　　　D. 主要是因为胰岛素缺乏
5. 下列关于2型糖尿病的叙述错误的是（　　　）。
   A. 起病缓慢　　　　　　　　　　　　B. 多数患者肥胖
   C. 常合并有心、脑血管病变　　　　　D. 首选胰岛素治疗
6. 对可疑糖尿病患者最有诊断价值的检查是（　　　）。
   A. 尿糖定性试验　　　　　　　　　　B. 尿糖定量测定
   C. 空腹血糖测定　　　　　　　　　　D. 口服葡萄糖耐量试验
7. 对诊断糖尿病最有价值的是（　　　）。
   A. 多尿多饮　　　　　　　　　　　　B. 多食消瘦
   C. 尿糖阳性　　　　　　　　　　　　D. 空腹血糖升高
8. 痛风的病因主要是由于（　　　）。
   A. 摄入高蛋白食物　　　　　　　　　B. 摄入高嘌呤食物
   C. 酗酒　　　　　　　　　　　　　　D. 嘌呤代谢障碍
9. 在糖尿病的治疗中，作为基础治疗的措施是（　　　）。
   A. 饮食治疗　　　　　　　　　　　　B. 口服降糖药物
   C. 胰岛素治疗　　　　　　　　　　　D. 中医中药治疗
10. 患者，女性，30岁。怕热、多汗、腹泻、情绪激动2个月，诊断为"甲状腺功能亢进症"收入院进一步诊治。下列护理措施不妥的是（　　　）。

A．安置于光线较暗的病室

B．安置于较安静的房间

C．进食高热量、高蛋白、高纤维素食物

D．严密观察病情变化，并准确记录

11．患者，男性，59岁。近一年来多饮、多尿、多食，体重下降，诊断为"2型糖尿病"。给予药物治疗，最有助于判断血糖控制程度的指标是（　　）。

A．餐后2小时血糖　　　　　　　　B．OGTT试验

C．血胰岛素测定　　　　　　　　　D．糖化血红蛋白测定

12．甲亢患者避免吃海带、紫菜的原因是（　　）。

A．减少纤维素摄入　　　　　　　　B．避免对胃刺激

C．避免过敏　　　　　　　　　　　D．避免甲状腺素合成过多

13．糖尿病患者应用普通胰岛素治疗，其注射时间为（　　）。

A．餐前10 min　　　　　　　　　　B．餐前30 min

C．餐前60 min　　　　　　　　　　D．餐后20 min

14．胰岛素治疗主要的不良反应是（　　）。

A．低血糖　　　　　　　　　　　　B．过敏反应

C．脂肪营养不良　　　　　　　　　D．胰岛素抵抗

15．患者，女性，20岁。诊断为"1型糖尿病"1年，并多次发生酮症酸中毒。发生糖尿病酮症酸中毒时特征性的临床表现是（　　）。

A．三多一少　　　　　　　　　　　B．呕吐、腹泻

C．深大呼吸　　　　　　　　　　　D．呼气有烂苹果气味

16．患者，女性，35岁。临床诊断为"甲状腺功能亢进症"，教育患者治疗有效的标志是（　　）。

A．情绪稳定、食欲亢进　　　　　　B．脉率增加和脉压减小

C．体重增加和脉率减慢　　　　　　D．体重减轻和脉率减慢

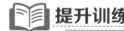 提升训练

一、单项选择题

1．患者，女性，40岁。因近1个月怕热、多汗、情绪激动，且经常腹泻、心悸而门诊检查。体检：甲状腺肿大，两手微抖，眼球稍突。实验室检查：T3为6.2 nmol/L，T4为254 nmol/L。最可能的诊断为（　　）。

A．痛风　　　　　　　　　　　　　B．地方性甲状腺肿

C．糖尿病　　　　　　　　　　　　D．Graves病

2．患者，女性，23岁。半年来出现多食易饥，性情急躁，易激动，失眠、多汗、怕热、消瘦，双眼突出。查体时可能出现的特征性心血管症状是（　　）。

A．睡眠时心率仍快　　　　　　　　B．心悸

C．频发期前收缩　　　　　　　　　D．心房颤动

3．患者，女性，46岁。消瘦、食欲亢进3个月，就诊时发现有心律失常，临床诊断为甲状腺功能亢进症。此患者最可能发生的心律失常是（　　）。

A．房性期前收缩   B．室性期前收缩

    C．心室颤动   D．心房颤动

4．患者，女性，26 岁。消瘦、食欲亢进 3 个月，临床诊断为甲状腺功能亢进症，进行护理评估时。患者不会出现（   ）。

    A．脉压缩小   B．心率增快

    C．多语多动   D．食欲亢进

5．患者，女性，30 岁。近 2 个月出现多汗、怕热，测得基础代谢率（BMR）为+25%，临床诊断为甲状腺功能亢进症。正常的 BMR 应为（   ）。

    A．+30%   B．+25%

    C．±10%   D．−25%

6．患者，女性，42 岁。半年来出现多食易饥，失眠、多汗、怕热、体重减轻，双眼球突出，甲状腺肿大，临床诊断为甲状腺功能亢进症。诊断甲状腺功能亢进症的主要依据是进行（   ）。

    A．症状和体征的观察   B．基础代谢率测定

    C．血清蛋白结合碘测定   D．血清甲状腺素测定

7．患者，女性，28 岁，妊娠期甲状腺功能亢进症。测心率为 120 次/分，血白细胞为 $3.8×10^9/L$。应慎用的药物是（   ）。

    A．甲巯咪唑（他巴唑）   B．甲基硫脲嘧啶

    C．普萘洛尔   D．丙基硫脲嘧啶

8．患者，女性，36 岁。表情淡漠，眼睑水肿，面色苍白，唇厚舌大，诊断为甲状腺功能减退。下列不合适的护理措施是（   ）。

    A．适当调高室温，注意保暖   B．给予低盐、低脂、低蛋白饮食

    C．注意保持大便通畅   D．用润肤油保护干燥皮肤

9．引起 1 型糖尿病患者死亡的主要原因是（   ）。

    A．糖尿病肾病   B．心血管并发症

    C．酮症酸中毒   D．感染

10．引起 2 型糖尿病患者死亡的主要原因是（   ）。

    A．糖尿病肾病   B．心血管并发症

    C．酮症酸中毒   D．感染

11．患者，女性，30 岁。糖尿病史 11 年，护理体检发现下肢水肿，尿蛋白（++），尿糖（+++），血糖为 12.6 mmol/L，血尿素氮和肌酐尚正常。患者可能发生了（   ）。

    A．肾动脉粥样硬化   B．糖尿病肾病

    C．肾盂肾炎   D．泌尿系感染

12．患者，男性，60 岁。患 2 型糖尿病 15 年，近 3 个月来感左下肢疼痛，走路时常跛行。提示可能发生了（   ）。

    A．肢体动脉硬化   B．右下肢感染

    C．糖尿病足   D．周围神经病变

13．患者，女性，59 岁。患 2 型糖尿病 20 年，现采取胰岛素治疗，护士教给患者自己注射胰岛素。护理措施不妥的是（   ）。

A．采用 1 mL 注射器注射　　　　B．应经常更换注射部位

C．普通胰岛素餐前 30 min 皮下　　D．保存于室温 20℃以下

14．患者，男性，52 岁。出现多饮、多食、多尿 3 个月，就诊时测随机血糖为 12.3 mmol/L，诊断为 2 型糖尿病。糖尿病的诊断标准是（　　）。

A．空腹血糖≥6.0 mmol/L，随机血糖≥10.1 mmol/L

B．空腹血糖≥7.0 mmol/L 和（或）随机血糖≥11.1 mmolL

C．空腹血糖≤7.0 mmol/L 和（或）随机血糖≤11.1 mmol/L

D．空腹血糖≥7.0 mmol/L，餐后血糖≥13.1 mmol/L

15．患者，女性，47 岁。近一年来多饮、多尿、多食，体重下降，诊断为 2 型糖尿病。最基本的治疗措施是（　　）。

A．控制饮食　　　　　　　　　　B．口服降糖药

C．运动治疗　　　　　　　　　　D．胰岛素治疗

16．患者，男性，52 岁。为新确诊的 2 型糖尿病患者，采取控制饮食治疗后感饥饿难忍。此时可采取的措施是（　　）。

A．增加蛋制品　　　　　　　　　B．添食饼干

C．增食蔬菜　　　　　　　　　　D．补加面食

17．患者，男性，45 岁。诊断为痛风，嘱患者多饮水。关于饮食护理下列错误的是（　　）。

A．控制每日的总热量　　　　　　B．禁酒

C．进食动物内脏、鱼、虾　　　　D．增加蔬菜、柑橘等碱性食物的摄入

18．患者，男性，50 岁。每遇饮酒后左脚第 1 跖趾关节剧痛，诊断为痛风。其特征性的临床表现为（　　）。

A．痛风石　　　　　　　　　　　B．腰痛、关节痛、消化不良

C．疼痛　　　　　　　　　　　　D．皮肤色素减退

19．患者，男性，50 岁。昨晚饮酒后出现右脚第 1 跖趾关节剧痛，局部出现红、肿、热、痛和活动困难，首选的治疗方法为（　　）。

A．秋水仙碱快速静脉注射　　　　B．秋水仙碱口服

C．吗啡　　　　　　　　　　　　D．糖皮质激素

20．患者，男性，45 岁。肥胖，体检时发现血尿酸为 476 μmol/L，昨晚饮酒后，午夜突发右脚第 1 跖趾关节剧痛，局部出现红、肿、热、痛和活动困难。目前患者最主要的护理诊断为（　　）。

A．躯体活动障碍　　　　　　　　B．知识缺乏

C．疼痛　　　　　　　　　　　　D．潜在并发症

二、简答题

1．简述甲状腺危象的抢救措施。

2．简述甲亢突眼的护理。

3．简述抗甲状腺药物治疗的不良反应

4．糖尿病的慢性并发症有哪些？

5．简述糖尿病的防治要点。

6．简述糖尿病酮症酸中毒的抢救措施。

三、论述题

患者，女性，40 岁，因烦躁、易怒、怕热、多汗半年就诊。半年前与同事发生争执后出现烦躁、失眠，渐出现怕热、多汗、心悸，稍活动即加重，食欲明显增加，大便每日 3～5 次，体重下降约 15 千克，明显乏力，饮水较多；月经周期延长，经量减少；查体：T 37.4℃、P 110 次/分、R 18 次/分、BP 160/80 mmHg，皮肤湿温，营养较差，眼裂增宽，双眼突出度为 17 mm，甲状腺Ⅱ度肿大、质软、无结节、双侧均可触及震颤并可闻及杂音，心率 110 次/分，律齐，S_1 亢进，腹软、肝脾未及，双手平举有细颤，神经反射无异常。

问题：（1）初步诊断为何病？有何依据？
　　　（2）如何护理患者的突眼？

第七章

风湿性疾病

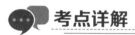 **复习要求**

1. 掌握：系统性红斑狼疮和类风湿性关节炎的临床表现、治疗要点和护理要点；系统性红斑狼疮患者的健康教育；类风湿性关节炎的功能障碍分级、分期。

2. 熟悉：风湿性疾病的常见症状及特点；系统性红斑狼疮和类风湿性关节炎的概念、病因、诱因、常用检查。

3. 了解：风湿性疾病的定义、分类，系统性红斑狼疮的发病机制及常用检查项目。

考点详解

一、风湿性疾病常见症状、体征

（一）定义

风湿性疾病是泛指主要影响骨、关节及其周围软组织，如肌肉、肌腱、滑膜、筋膜等的一组疾病。

（二）分类

1. 弥漫性结缔组织病，如系统性红斑狼疮（SLE）、类风湿性关节炎（RA）、干燥综合征等。

2. 脊柱关节病，如强直性脊柱炎（AS）、银屑病关节炎等。

3. 退行性病变，如骨性关节炎。

4. 代谢和内分泌疾病，如痛风。

5. 感染性关节炎，如风湿热、反应性关节炎等。

6. 其他，如纤维肌痛、骨质疏松等。

（三）特点

1. 起病与免疫因素、环境因素、遗传因素、性别等有关。

2. 属自身免疫疾病，即免疫系统对自身组织出现免疫应答反应并导致组织损伤。

3. 基本病变为血管和结缔组织慢性炎症。

4. 病变可累及多个系统，临床表现个体差异很大。

5. 病程呈发作与缓解相交替，常有肌肉与关节病变。

6. 使用糖皮质激素治疗对疾病有一定作用。

7. 病理主要为炎症反应。

8. 常有免疫学异常或生化检查改变。

9. 治疗效果个体差异大。

（四）常见症状及特点

1. 关节疼痛与肿胀：关节疼痛常为首发症状，伴肿胀与压痛，限制了关节活动。多由滑膜炎或关节周围组织炎症引起，可伴有关节腔积液或滑膜增生。类风湿性关节炎以近端指间、掌指、腕关节等小关节多见，呈对称性多关节炎；强直性脊柱炎主要侵犯中轴关节，以髋、膝、踝关节受累最为常见，多为不对称性持续性疼痛；风湿热的关节痛多为游走性；痛风的关节疼痛剧烈难忍，多累及单侧第一跖趾关节。

2. 关节僵硬及活动受限：关节僵硬是指病变关节在较长时间（半小时至数小时）静止不动后，开始活动时出现的一种关节局部不适、不灵活感，如胶黏着的感觉，又称晨僵，晨僵是判断关节炎症活动性的客观指标。

3. 皮肤损害：以皮疹、红斑、水肿、溃疡等多见，多由血管炎性反应引起。系统性红斑狼疮患者最具特征性的皮肤损害是面颊和鼻梁部的蝶形红斑；类风湿性血管炎累及皮肤，可见棕色皮疹、甲床瘀点或瘀斑。类风湿性关节炎可有皮下结节。

二、系统性红斑狼疮

（一）概念

系统性红斑狼疮（SLE）是一种累及全身多系统、多器官，血清中具有多种自身抗体的自身免疫性疾病。

（二）病因

目前认为与遗传因素、环境因素（如日光、紫外线等）、药物（如青霉胺、普鲁卡因胺、氯丙嗪、肼屈嗪等）、生物因素（如病毒）、性激素（如雌激素）等有关。

（三）临床特点

1. 起病多缓慢，育龄妇女多见，先累及一个系统，然后扩散到多系统损害。

2. 多器官受损

（1）全身症状：发热、全身不适、乏力、食欲不振、体重减轻。

（2）皮肤黏膜表现：典型损害是面部蝶形红斑。

（3）关节、肌肉表现：不同程度的关节疼痛，但无畸形，常伴有肌痛。

（4）肾脏表现：狼疮性肾炎或肾病综合征。

（5）心血管表现：狼疮性心包炎、狼疮性心肌炎、狼疮性心内膜炎等。

（6）肺、胸膜表现：间质性肺炎、胸膜炎。

（7）消化系统表现：除明显消化道症状外，可有肝、脾肿大，少数可发生急腹症。

（8）神经系统表现：脑损害多见，称为神经精神狼疮，还有偏头痛、记忆力减退、性格改变、认知障碍、癫痫等。

3．血液中可出现多种自身抗体

（1）抗核抗体（ANA），阳性率达 95%，但特异性较差，是筛选结缔组织病的指标。

（2）抗 Sm 抗体，特异性达 99%，为本病的特异性抗体，但敏感性仅 25%。

（3）抗双链 DNA（dsDNA）抗体，特异性达 95%，敏感性为 70%，多出现在 SLE 的活动期，与疾病的活动性密切相关。

（四）治疗

1．一般治疗：注意休息，避免诱因，保持乐观情绪。

2．药物治疗：肾上腺皮质激素（主要药物）；免疫抑制剂；其他。

（五）护理要点

1．生活护理：避免强阳光暴晒和紫外线照射；避免使用可能诱发 SLE 的药物，如避孕药、异烟肼等。

2．对症护理：保护皮肤、黏膜、头皮，可用清水冲洗皮损处，每日 3 次，用 30℃左右温水湿敷红斑处，每次 30 min。忌用碱性肥皂、化妆品及其他化学药品。脱发者，每周温水洗头 2 次，边洗边按摩。也可用梅花针轻刺头皮，每日 2 次，避免脱发加重。忌染发、烫发、卷发。

3．用药护理：激素类药物勿擅自停药或减量以免造成病情"反跳"。非甾体类抗炎药胃肠道反应多，宜饭后服。抗疟药的衍生物排泄缓慢，可在体内蓄积，引起视网膜退行性病变，故应定期查眼底。免疫抑制剂可造成骨髓抑制等副作用，在使用中应定期查血象、肝功能。

4．病情观察。

5．心理护理。

（六）健康教育

1．疾病知识指导：指导患者避免日光照射、妊娠分娩、手术、药物、劳累及精神刺激等；避免进行预防接种，避免食用可诱发 SLE 发作的光敏感食物。

2．日常生活指导：注意个人卫生，保持口腔、皮肤的清洁，忌使用各种美容护肤品。切忌挤压、抓搔皮疹或皮损部位。育龄女性应避孕，不宜使用含激素的避孕药；对合并有心、肾等功能不全的已孕者，告知及时终止妊娠的必要性。

三、类风湿性关节炎

（一）概念

类风湿关节炎（rheumatoid arthritis，RA）是一种以累及周围对称性多关节为主的多系统性、慢性炎症性的自身免疫性疾病。

（二）病因

病因和发病机制尚不明确。目前认为 RA 是一种自身免疫性疾病，发病与多种因素有关。目前认为与感染因子、遗传倾向、激素、环境因素等有关。

（三）临床特点

1．起病缓慢，关节症状出现前可有疲倦乏力、全身不适、低热、食欲不振、手足发冷等前驱症状。

2．关节表现：多数呈对称性的多发性关节炎表现，受累的关节以双手小关节（尤其近端指间关节及掌指关节）、腕和足关节最为常见；最早受累的是近端指间关节；从一两个小关节开始，渐发展为多关节炎；晨僵（病变关节在静止不动后出现较长时间的僵硬，尤以早晨更为明显，经活动后症状减轻）；关节疼痛是最早的关节症状，多呈对称性、持续性，但时轻时重，常伴有压痛；受累关节均可肿胀，多呈对称性。特别是近端指间关节，称为梭状指；晚期可出现关节畸形和功能障碍。

3．关节外表现：类风湿结节；类风湿血管炎；其他症状。

4．免疫学检查：80%患者血清中类风湿因子（RF）阳性，其滴度与本病的活动性和严重性呈正相关。

（四）功能障碍分级

Ⅰ级：能照常进行日常生活与各项工作。

Ⅱ级：可进行一般的日常生活和某种职业工作，但参与其他项目活动受限。

Ⅲ级：可进行一般的日常生活，但参与某种职业工作或其他项目活动受限。

Ⅳ级：日常生活的自理和参与工作的能力均受限。

（五）分期

Ⅰ期：关节周围软组织的肿胀阴影，关节端骨质疏松。

Ⅱ期：关节间隙因软骨破坏而变得狭窄。

Ⅲ期：关节面出现虫凿样破坏性改变。

Ⅳ期：关节半脱位和关节破坏后的纤维性和骨性强直。

（六）治疗原则

控制炎症，缓解症状，保持关节功能和防止关节畸形。

（七）护理要点

1．生活护理：活动期应卧床休息，保持关节于功能位，缓解期应及早下床活动。给予清淡、易消化、高蛋白、高维生素食物。

2．用药护理：遵医嘱应用非甾体类抗炎药、抗风湿药和糖皮质激素，并观察药物副作用。

3．对症护理：鼓励晨僵患者起床前先活动关节再下床活动，并用热水浸泡僵硬关节，而后活动关节。夜间睡眠戴弹力手套保暖，可减轻晨僵程度。症状控制后，鼓励患者及早下床活动；肢体锻炼由被动运动过渡到主动运动，以患者能承受为宜，可做肢体屈伸、手抓握提举活动。

4．心理护理：鼓励患者参加一些集体活动或娱乐活动，使生活充实。帮助患者改变依赖性模式，训练独立生活的能力，尽量做到生活自理或参加力所能及的工作。

四、骨质疏松症

（一）概念

骨质疏松症（OP）是一种以低骨量和骨组织微细结构破坏为特征，导致骨骼脆性增加，易发生骨折的代谢性疾病。

（二）病因

目前认为与钙的补充吸收不足与营养因素、老年人活动量减少、阳光照射不足、内分泌变化、遗传因素、其他因素等有关。

（三）临床特点

1. 骨痛和肌无力

骨质疏松症的初期无任何症状，待发展到一定程度时，才出现疼痛，以腰背痛最常见。常为持续性疼痛。疼痛往往沿脊柱向两侧扩散，仰卧或坐位时疼痛减轻，直立后伸位时疼痛加重，白天疼痛轻，夜间和清晨时疼痛加重，弯腰、肌肉运动、咳嗽和大便用力时疼痛加重。乏力常于劳累或活动后加重，负重能力下降或不能负重。

2. 骨折

骨质疏松时因骨骼变得脆弱而缺乏韧性，容易发生骨折。常因轻微活动、创伤、弯腰、负重、挤压或摔倒后发生骨折。多见于股骨颈骨折、脊椎骨骨折、桡骨远端骨折。其中股骨颈骨折的危险性最大。脊柱压缩性骨折多见于绝经后骨质疏松症，股骨颈骨折以老年性骨质疏松患者为多见。

3. 并发症

骨质疏松症的一个重要征象是身高变短与驼背畸形。驼背畸形严重时，下胸的肋骨和骨盆的髂嵴缘常相互摩擦，引起局部疼痛。驼背和胸廓畸形者常伴胸闷、气短、呼吸困难，甚至发绀等表现，极易并发上呼吸道和肺部感染。

（四）治疗

1. 一般治疗：改善营养状况，补充钙剂和维生素 D，加强运动，纠正不良生活习惯和行为偏差，避免使用致骨质疏松药物，对症治疗，中医中药等。

2. 特殊治疗：性激素补充治疗；选择性雌激素受体调节剂；二磷酸盐；降钙素；甲状旁腺素。

3. 骨质疏松性骨折的治疗：包括复位、固定、功能锻炼和抗骨质疏松治疗。

（五）护理要点

1. 生活护理

（1）环境：保证生活环境安全，如楼梯有扶手，梯级有防滑边缘，卧室和浴室地面干燥，灯光明暗适宜，家具不可经常变换位置，过道避免有障碍物等。

（2）饮食：应进食高蛋白、高热量、高维生素、高纤维素饮食，老年人应适当增加钙质和维生素 D 的摄入，一般每日钙质应不少于 1 000 mg。若已经发生了骨质疏松症，则每日应不少于 1 000～2 000 mg。戒烟酒，避免摄入过多咖啡因，避免长期高蛋白、高盐饮食。

（3）休息：骨痛明显时为减轻疼痛可使用硬板床，取仰卧位或侧卧位，卧床休息数天到 1 周，可缓解疼痛。病情平稳时可适量运动。

2. 对症护理

（1）预防跌倒：指导患者维持良好姿势，且在改变姿势时动作缓慢，必要时可建议患者使用手杖或助行器，以增加其活动时的稳定性。衣服和鞋穿着要合适，大小适中，且有利于活动。当患者使用利尿剂或镇静剂时，要严密注意其因频繁入厕以及精神恍惚所产生的意外。

（2）骨痛护理：使用骨科辅助用具，必要时使用背架、紧身衣等，以限制脊椎的活动度和给予脊椎支持，从而减轻疼痛。可使用湿热敷、局部肌肉按摩、超短波、激光、中频电疗法等，达到消炎和止痛效果。药物的使用包括止痛剂、肌肉松弛剂或抗炎药物，正确评估疼痛的程度，遵医嘱用药。

3．用药护理

（1）服用钙剂要增加饮水量，以增加尿量，减少泌尿系统结石形成的机会。同时服用维生素 D 时，不可和绿叶蔬菜同时服用，以免形成钙螯合物而减少钙的吸收。

（2）性激素与钙剂、维生素 D 同时使用，效果更好。服用雌激素应定期进行妇科检查和乳腺检查，反复阴道出血应减少用量，甚至停药。使用雌激素应定期检查肝功能。

（3）服用二磷酸盐时，应指导患者空腹服用，服药期间不加钙剂，停药期间可给钙剂或维生素 D 制剂。阿伦磷酸盐应晨起空腹服用，同时饮清水 200～300 mL，至少在半小时内不能进食或喝饮料，也不能平卧，应采取立位或坐位，以减轻对食管的刺激，如果出现咽下困难、吞咽痛或胸骨后疼痛，警惕可能发生食管炎、食管溃疡和食管糜烂情况，应立即停止用药。同时，应嘱患者不要咀嚼和吮吸药片，以免发生口咽部溃疡。

（4）使用降钙素应注意观察不良反应，如食欲减退、恶心、颜面潮红等。

4．病情观察。

5．心理护理。

（六）健康教育

1．疾病知识指导：指导患者保持乐观情绪，规律生活，选择合适的锻炼方式，提高机体抵抗力。增加骨量，减轻疼痛，加强防跌倒的宣传教育和保护措施，如家庭、公共场所防滑、防绊、防碰撞措施，避免骨折发生。

2．指导老年人预防疾病：妇女围绝经期和绝经后 5 年内适量补充雌激素或雌孕激素合剂是降低骨质疏松症的关键。增加户外活动，多晒太阳，生成更多可利用的维生素 D，是防止骨质疏松症的另一有效方法。合理膳食应有充足的富钙食物摄入，如乳制品、海产品等，蛋白质、维生素的摄入也应保证，避免酗酒、长期高蛋白、高盐饮食。老人规律的户外活动可预防跌倒、减少骨折的发生。避免剧烈、有危险的运动，运动要循序渐进，持之以恒。

3．指导患者进行自我病情监测：嘱患者按时服用各种药物，学会自我监测药物不良反应。应用激素治疗的患者应定期检查，以早期发现可能出现的不良反应。

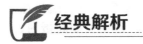 经典解析

类风湿关节炎活动期最常见的临床表现是（　　　　）。

A．晨僵　　　　　　　　　　　　　　B．贫血

C．肘侧皮肤出现浅表结节　　　　　　D．下肢皮肤有大片出血点

【答案解析】本题应选 A。本题的主要考点是类风湿关节炎的临床表现。其临床表现有全身表现和关节症状两部分，关节症状包括晨僵、关节痛与压痛、关节畸形及功能障碍、关节外表现。晨僵的程度和持续时间可作为判断病情活动度的指标，因此，类风湿关节炎

活动期最常见的临床表现是晨僵。

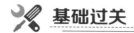 **基础过关**

一、名词解释

1．系统性红斑狼疮　　　2．骨质疏松症　　　3．风湿性疾病

二、判断题

1．类风湿性关节炎不会出现关节畸形。 （　　）
2．系统性红斑狼疮最常见的皮肤损害是面部环形红斑。 （　　）
3．系统性红斑狼疮是一种化脓性、对称性、多关节炎。 （　　）
4．类风湿性关节炎主要累及全身大关节。 （　　）
5．原发性骨质疏松症常见于绝经后妇女和老年人。 （　　）
6．风湿性疾病有皮肤损害者，应适当使用化妆品以提高患者自尊心。 （　　）

三、单项选择题

1．下列不属于类风湿性关节炎表现特征的是（　　）。
　　A．以小关节为主　　　　　　　B．晨僵明显
　　C．呈对称性　　　　　　　　　D．不会出现关节畸形
2．类风湿性关节炎活动期最常见的临床表现是（　　）。
　　A．晨僵　　　　　　　　　　　B．关节畸形
　　C．贫血　　　　　　　　　　　D．肘侧皮肤出现浅表结节
3．类风湿性关节炎最早出现的关节症状是（　　）。
　　A．晨僵　　　　　　　　　　　B．关节疼痛
　　C．关节肿胀　　　　　　　　　D．关节畸形
4．系统性红斑狼疮皮肤损害的主要部位是（　　）。
　　A．口腔部位　　　　　　　　　B．内脏部位
　　C．前胸上部　　　　　　　　　D．暴露部位
5．糖皮质激素治疗系统性红斑狼疮的主要机制是（　　）。
　　A．抗休克　　　　　　　　　　B．抑制过敏反应
　　C．控制炎症，抑制免疫反应　　D．避免激发感染
6．在系统性红斑狼疮检查中阳性率最高的是（　　）。
　　A．抗 Sm 抗体　　　　　　　　B．抗双链 DNA 抗体
　　C．抗核抗体　　　　　　　　　D．狼疮细胞
7．诊断系统性红斑狼疮的指标，特异性最强的是（　　）。
　　A．找到狼疮细胞　　　　　　　B．抗核抗体阳性
　　C．抗双链 DNA 抗体阳性　　　D．抗 Sm 抗体阳性
8．系统性红斑狼疮主要损害（　　）。
　　A．肾　　　　　　　　　　　　B．心
　　C．肝　　　　　　　　　　　　D．脑

9. 系统性红斑狼疮面部皮损的典型特点是（   ）。

    A．环形红斑　　　　　　　　　　B．蝶形红斑

    C．网状红斑　　　　　　　　　　D．丘疹状红斑

10. 骨质疏松最常见和最严重的并发症是（   ）。

    A．身长缩短　　　　　　　　　　B．驼背

    C．疼痛　　　　　　　　　　　　D．骨折

提升训练

单项选择题

1. 患者因类风湿关节炎入院，经药物治疗后关节疼痛减轻，但出现体重增加、满月脸、向心性肥胖。引起此种副作用的药物是（   ）。

    A．泼尼松　　　　　　　　　　　B．阿司匹林

    C．吲哚美辛　　　　　　　　　　D．环磷酰胺

2. SLE 患者避免日光直射的原因是（   ）。

    A．紫外线是本病的重要诱因　　　B．紫外线可使雌激素作用增强

    C．紫外线加重关节滑膜炎　　　　D．紫外线直接损害骨髓

3. 某患者因系统性红斑狼疮入院，面部蝶形红斑明显。下列健康教育错误的是（   ）。

    A．禁忌日光　　　　　　　　　　B．用清水洗脸

    C．不用碱性肥皂　　　　　　　　D．可适当使用化妆品

4. 患者，女，65 岁。患骨质疏松 6 年，遵医嘱每日服用补钙制剂阿仑膦酸钠 1 次。正确的服药时间是（   ）。

    A．晨起　　　　　　　　　　　　B．睡前

    C．晚饭后　　　　　　　　　　　D．午饭后

第八章

神经系统疾病

复习要求

1. 掌握：头痛、感觉障碍、运动障碍、语言障碍、意识障碍的原因、特点及护理要点；缺血性脑血管病、出血性脑血管病、癫痫的临床表现、治疗要点和护理要点；癫痫发作时的护理及癫痫持续状态的抢救。

2. 熟悉：肌力、瘫痪、偏瘫、交叉瘫、截瘫、脑膜刺激征的概念；急性脑血管病的概念、分类、病因、诱因及常用检查；急性脑血管病患者的康复训练和健康教育；癫痫及癫痫持续状态的概念；帕金森病的临床表现、治疗要点和护理要点；急性炎症性脱髓鞘性多发性神经病的临床特征、常用检查、治疗要点和护理要点。

3. 了解：急性脑血管病、癫痫、帕金森病、急性炎症性脱髓鞘性多发性神经病的发病机制及辅助检查。

考点详解

一、神经系统疾病常见症状、体征

（一）头痛

头痛是指额部、顶部、枕部和颞部的疼痛。

1. 原因

（1）颅脑病变：如脑出血、脑水肿、脑囊肿、脑肿瘤、脑膜炎等。

（2）颅外病变：如神经痛、颅骨疾病、颈部疾病等。

（3）全身性疾病：如急性感染、心血管疾病、中毒等。

（4）神经症：如神经衰弱、癔症性头痛等。

2. 护理要点

（1）病情观察：观察患者头痛的部位、性质、程度、规律、起始与持续时间，头痛发生的方式与经过，加重、减轻或诱发头痛的因素及伴随症状。观察神志、瞳孔及精神状态，注意生命体征变化。

（2）避免诱因：情绪紧张、进食巧克力及红酒、月经来潮等均可诱发头痛。

（3）缓解疼痛：缓慢深呼吸，听轻音乐和进行气功、生物反馈治疗、引导式想象、冷敷、热敷以及理疗、按摩、指压止痛法等。必要时遵医嘱用药。

（二）感觉障碍

1. 概念：感觉障碍指机体对各种形式的刺激（如痛、温度、触、压、位置、振动等）无感知、感知减退或异常的一组综合征。感觉分内脏感觉（由自主神经支配）、特殊感觉（包括视、听、嗅和味觉，由脑神经支配）和一般感觉。一般感觉由浅感觉（痛觉、温度觉及触觉）、深感觉（运动觉、位置觉和振动觉）和复合感觉（实体觉、图形觉及两点辨别觉等）组成。

2. 原因及分类

（1）末梢型感觉障碍表现为肢体远端对称性完全性感觉障碍，呈手套、袜子状分布。后根受压为节段性完全性感觉障碍，可伴后根反射性疼痛。

（2）脊髓横贯性损害可造成病变平面以下的全部感觉丧失，并伴有四肢瘫、大小便功能障碍。

（3）脑干病变为交叉型感觉障碍。

（4）内囊病变可致对侧偏身感觉障碍，如伴有对侧偏瘫和对侧同向偏盲，则称为"三偏征"。

3. 护理要点

（1）生活护理：保持床单整洁、干燥、无渣屑，防止感觉障碍的身体部位受压或机械性刺激；避免高温或过冷刺激，慎用热水袋或冰袋，肢体保暖需用热水袋时，水温不宜超过50℃，防止烫伤；对感觉过敏的患者尽量避免不必要的刺激。

（2）知觉训练：每天用温水擦洗感觉障碍的身体部位，以促进血液循环和刺激感觉恢复；同时可进行肢体的被动运动、按摩、理疗及针灸。

（3）心理护理：安慰患者不要紧张，消除不安感。

（三）瘫痪

1. 概念：肢体因肌力下降而出现的运动障碍称为瘫痪，其中肌力完全丧失而不能运动者为完全瘫痪，而保存部分运动功能者为不完全瘫痪。

2. 分类及原因：上运动神经元受损引起的瘫痪称为上运动神经元性瘫痪（中枢性瘫痪、痉挛性瘫痪），下运动神经元受损引起的瘫痪称为下运动神经元性瘫痪（周围性瘫痪、松弛性瘫痪）。上、下运动神经元性瘫痪的区别见表1-8-1。

表 1-8-1 上、下运动神经元性瘫痪的区别

	上运动神经元性瘫痪	下运动神经元性瘫痪
瘫痪分布	以整个肢体为主（如单瘫、偏瘫、截瘫等）	以肌群为主
肌张力	增高	减低
腱反射	增强	减低或消失
病理反射	有	无
肌萎缩	无或轻度失用性萎缩	明显
肌束颤动	无	有
电变性反应	无	有

（1）局限性瘫痪：为某一神经根支配区或某些肌群无力，如单神经病变、局限性肌病、肌炎等所致的肌肉无力。

（2）单瘫：单个肢体不能运动或运动无力，多为一个上肢或一个下肢。病变部位在大脑半球、脊髓前角细胞、周围神经或肌肉等。

（3）偏瘫：一侧面部和肢体瘫痪，常伴有瘫痪侧肌张力增高、腱反射亢进和病理征阳性等体征。多见于一侧大脑半球病变，如内囊出血、大脑半球肿瘤、脑梗死等。

（4）交叉性瘫痪：指病变侧脑神经麻痹和对侧肢体瘫痪。中脑病变时表现病灶侧动眼神经麻痹，对侧肢体瘫痪；脑桥病变时表现病灶侧展神经、面神经麻痹和对侧肢体瘫痪；延脑病变时表现病灶侧舌下神经麻痹和对侧肢体瘫痪。此种交叉性瘫痪常见于脑干肿瘤、炎症和血管性病变。

（5）四肢瘫痪：四肢不能运动或肌力减退。见于高颈段脊髓病变（如外伤、肿瘤、炎症等）和周围神经病变（如吉兰-巴雷综合征）。

（6）截瘫：双下肢瘫痪称为截瘫，多见于脊髓胸腰段的炎症、外伤、肿瘤等引起的脊髓横贯性损害。

3．肌力分级：肌力是指肌肉收缩所产生的力量。

（1）0级：完全瘫痪。

（2）1级：肌肉可收缩，但不能产生动作。

（3）2级：肢体能在床面上移动，但不能抵抗自身重力，即不能抬起。

（4）3级：肢体能抵抗重力离开床面，但不能抵抗阻力。

（5）4级：肢体能做抗阻力动作，但未达到正常。

（6）5级：正常肌力。

4．护理要点

（1）生活护理：指导和协助患者洗漱、进食、如厕、穿脱衣服及个人卫生，帮助患者翻身和保持床单整洁，满足患者基本生活需要。

（2）安全护理：运动障碍的患者要防止跌倒及外伤的发生。

（3）康复护理：与患者、家属共同制订康复训练计划，先被动运动，后主动运动。

（4）心理护理：鼓励患者正确对待疾病，消除忧郁、恐惧心理或悲观情绪，摆脱对他人的依赖心理。

（四）昏迷

1．概念及特点：昏迷是最严重的意识障碍，预示病情危重，患者意识丧失，呼之不应，疼痛刺激不能使其觉醒，各种反射和生命体征出现相应的变化。按其程度可分为浅昏迷和深昏迷。浅昏迷指对针刺和用手压眶上缘有痛苦表情及躲避反应，无言语应答，不能执行简单的命令，瞳孔对光反射、角膜反射、咳嗽反射、吞咽反射及生命体征无明显改变。深昏迷为自发性动作完全消失，对任何刺激均无反应，瞳孔对光反射、角膜反射、咳嗽反射、吞咽反射等均消失，生命体征常有改变。

2．护理要点

（1）病情监测：严密观察生命体征及瞳孔变化，观察有无呕吐及呕吐物的性状与量，预防消化道出血和脑疝。

（2）日常生活护理：保持床单整洁、干燥，定时给予翻身、拍背，并按摩骨突受压处；做好大小便的护理，保持会阴部皮肤清洁；注意口腔卫生，不能自口进食者应每日口腔护理 2～3 次；谵妄躁动者加床栏，防止坠床，必要时做适当的约束；慎用热水袋，防止烫伤。

（3）保持呼吸道通畅：平卧头侧位或侧卧位，及时清除口鼻分泌物和吸痰，防止舌根后坠、窒息与肺部感染。

（4）饮食护理：给予高维生素、高热量饮食，补充足够的水分；鼻饲流质者应定时喂食，保证足够的营养供给。

（5）禁用止痛、麻醉、安眠和镇静类药物。

（五）脑膜刺激征

脑膜刺激征为脑膜受激惹的体征，包括：①颈强直；②克尼格氏征；③布鲁津斯基征。见于脑膜炎、蛛网膜下隙出血等。

二、急性炎症性脱髓鞘性多发性神经病

急性炎症性脱髓鞘性多发性神经病，又称吉兰-巴雷综合征，是以周围神经炎症改变并伴有脱髓鞘的多发性神经根的炎性病变。青少年多见，以夏、秋季发病率高。

（一）病因和诱因

病因尚不明确，目前认为是某些病毒感染诱发的一种自身免疫性疾病，劳累、淋雨、游泳常可诱发。

（二）临床特征

以运动障碍为主，可以侵犯颅神经，感觉障碍和自主神经障碍较轻，严重时可出现呼吸肌麻痹而死亡。

1．运动障碍：表现为下肢无力，以近端为主，行走困难，四肢远端出现不同程度的肌肉瘫痪。下肢重于上肢，无力或瘫痪常为对称性。若胸部呼吸肌麻痹，可引起呼吸困难。颅神经受损时，可有吞咽困难、饮水发呛、声音嘶哑的表现。

2．感觉障碍：有明显的手套、袜套样感觉减退或消失。

3．自主神经障碍：主要有血压升高，出汗多，尿潴留，窦性心动过速或过缓，心律不齐，房颤，室性期前收缩，室速等。自主神经系统受损是病情危重的标志。

4．脑脊液改变：典型改变为蛋白—细胞分离（细胞数正常，而蛋白质明显增高），此为本病的重要特点。蛋白质增高在起病后第 3 周最明显。

（三）治疗要点

呼吸肌麻痹的抢救是增加本病的治愈率、降低病死率的关键。

1．糖皮质激素：减轻炎症和免疫反应。

2．血浆置换疗法：去除有关的抗体、补体及细胞因子。

3．大剂量的免疫球蛋白治疗。

4．免疫抑制剂：环磷酰胺对部分病例有效。

5．其他：B 族维生素、辅酶 A、ATP、加兰他敏、地巴唑等药物作为辅助治疗。

（四）护理要点

1．生活护理：及时补充营养，如有吞咽困难，给予鼻饲，保证机体足够的营养，维持正氮平衡。

2．病情观察：严密观察生命体征、吞咽情况、营养状况等。

3．对症护理：保持呼吸道通畅，及时排出呼吸道分泌物，鼓励患者咳嗽、深呼吸，帮助患者翻身拍背或体位引流。必要时吸痰。如出现呼吸无力、吞咽困难应及时通知医生。抬高床头，气管插管，必要时气管切开。

4．用药护理：按医嘱用药，在使用激素时，应防止应激性溃疡导致消化道出血。不轻易使用安眠、镇静药。

5．心理护理：主动关心患者，耐心倾听患者的感受，缓解患者的焦虑情绪。

6．健康教育：指导患者避免受凉、感冒、疲劳和精神创伤等诱因。建立健康的生活方式，加强肢体功能锻炼，增强体质和免疫力。

三、急性脑血管病

（一）定义

急性脑血管病是由于各种原因引起脑血管受损而导致脑部损害的一组疾病，又称"卒中""中风"或"脑血管意外"。

（二）分类

1．出血性脑血管疾病：脑出血、蛛网膜下隙出血。

2．缺血性脑血管疾病：短暂性脑缺血发作、脑梗死。脑梗死又称缺血性卒中，是指各种原因所致脑部血液供应障碍，导致局部脑组织缺血、缺氧性坏死，而迅速出现相应神经功能缺损的一类临床综合征，包括脑血栓形成和脑栓塞。

（三）病因及危险因素

1．出血性脑血管病：高血压病、脑动脉硬化、脑动脉瘤、脑血管畸形。

2．缺血性脑血管病：脑动脉硬化、颈动脉硬化、颈动脉狭窄、椎基底动脉狭窄、血液流变学异常等。

高年龄、高血脂、不良饮食习惯（高盐、高脂、缺钙）、精神紧张、酗酒及吸烟等是本病的危险因素。

（四）临床表现

1．脑出血

（1）多见于 50 岁以上有高血压或动脉硬化史患者。

（2）起病急骤，多在白天活动中或情绪激动时突然发病。

（3）头痛、呕吐，常伴昏迷、失语等，血压升高，脉徐缓有力，面色潮红，呼吸深沉带鼾声，肢体瘫痪，大小便失禁。

（4）神经系统定位症状。

1）内囊出血：三偏征（出血灶对侧中枢性偏瘫、偏身感觉障碍和对侧同向偏盲），头、眼转向出血病灶侧呈"凝视病灶"状。

2）脑桥出血：①出血局限于一侧时，呈交叉性瘫痪，头眼转向对侧，呈"凝视瘫肢"状；②出血波及两侧时，两侧面部及肢体均瘫痪，头和双眼固定在正中，双侧瞳孔极度缩小；③呈中枢性高热，不规则呼吸，病势凶险，多在 24～48 h 内死亡。

3）小脑出血：轻症者表现为眩晕、呕吐、枕部疼痛、共济失调、眼球震颤，无肢体瘫痪；重症者因血液破入第四脑室而迅速昏迷，常因枕骨大孔疝而死亡。

2．蛛网膜下隙出血

（1）多见于青壮年，50 岁以上常见于动脉硬化者。

（2）多在用力或情绪激动等诱因下发病。

（3）剧烈头痛，恶心呕吐，烦躁不安，有明显脑膜刺激征。

（4）意识清楚，多无神经系统定位症状。

3．短暂性脑缺血发作

（1）多见于中、老年，有动脉硬化史。

（2）起病突然，历时短暂，持续数分钟至数小时，最长不超过 24 h，恢复后无后遗症。

（3）可反复发作，定位症状与缺血部位有关。

1）颈内动脉系统：对侧单肢无力或不完全性瘫痪伴感觉障碍，同侧眼一过性失明，主半球缺血可伴失语。

2）锥–基底动脉系统：一侧脑神经麻痹，对侧肢体瘫痪或感觉障碍；少数患者可突然双下肢无力而倒地，但随即可自行站起，不伴意识障碍，呈跌倒发作。

4．脑血栓形成（最常见）

（1）多见于 50 岁以上原有动脉硬化者，多伴高血压、冠心病或糖尿病。

（2）多在安静、休息或睡眠时发病，晨起后被发现。

（3）多无意识障碍，生命体征一般无明显改变。

（4）定位症状视梗死的部位和范围而定。

5．脑栓塞

（1）多见于青年、中年，常有风心病等病史。

（2）常有原发病的临床表现。

（3）起病急骤，数秒钟内症状即达高峰，严重者可突然昏迷，甚至因脑疝而死亡。

（4）定位症状视栓塞的部位而定。

（五）急性脑血管病的鉴别

急性脑血管病的鉴别见表 1-8-2。

表 1-8-2 急性脑血管病的鉴别

项目	分类			
	缺血性脑血管病		出血性脑血管病	
	脑血栓形成	脑 栓 塞	脑 出 血	蛛网膜下隙出血
发病年龄	中年、老年多见	青年、中年多见	中年、老年多见	青壮年多见
常见病因	动脉粥样硬化	风心病	高血压、动脉硬化	动脉瘤、血管畸形
起病方式	安静状态发病	不定	多在活动中发病	多在活动中发病
起病缓急	较缓	急骤	急骤	急骤
头痛呕吐	多无	多无	多有	明显
意识障碍	多无	不定	多昏迷	多无
偏瘫	有	有	有	无
脑膜刺激征	无	无	可有	多明显
脑脊液	正常	正常	血性或正常	血性
CT 检查	低密度阴影	低密度阴影	高密度阴影	高密度阴影

（六）出血性脑血管疾病的治疗

1．脑出血

原则：防止再出血，控制脑水肿，维持生命体征和防治并发症。

（1）一般治疗：绝对卧床休息，维持呼吸道通畅，保持营养和维持水盐代谢平衡，加强护理及防治并发症。

（2）控制高血压：当收缩压大于 200 mmHg 时，可给予适当降压药物，急性期后血压仍持续过高时，可系统应用降压药。

（3）控制脑水肿、降低颅内压：是脑出血急性期处理的一个重要环节，应立即使用脱水药。

（4）止血药和凝血药：一般不用，若合并消化道出血可适当选用。

（5）手术治疗：清除颅内血肿，解除脑疝，可有效降低死亡率和致残率。

（6）康复治疗，提高生存质量。

2．蛛网膜下隙出血

原则：去除病因，防止再出血和脑血管痉挛，预防复发。

（1）一般治疗：绝对卧床休息 4～6 周，避免出现血压和颅内压增高的因素，对症治疗。

（2）止血药物：急性期应大剂量使用止血药物，常用抗纤维蛋白溶解剂以防止凝血块溶解。

（3）防止脑血管痉挛：可使用钙离子拮抗剂。

（4）降低高血压和颅内高压：有明显颅内高压或血压过高者治疗方案同脑出血。

（5）病因治疗。

（七）缺血性脑血管疾病的治疗

1．短暂性脑缺血发作

（1）根据病因治疗，避免诱发因素。

（2）药物治疗：抑制血小板聚集，改善脑循环，发作频繁者可考虑使用抗凝治疗。

（3）外科手术治疗。

2．脑血栓形成

（1）一般治疗：卧床休息、吸氧、保持水电解质平衡、防治并发症。

（2）溶栓治疗："超早期"（起病 6 h 以内）溶栓治疗是尽早恢复血供的主要处理原则。

（3）调整血压：使血压维持在比患者病前稍高水平。

（4）抗脑水肿以降低颅内压。

（5）改善脑的血液供应。

（6）抗凝治疗：适用于进展性脑梗死，出血性脑梗死或高血压者禁用。

（7）血管扩张剂：适用于症状轻微、起病缓慢者。

（8）其他治疗：高压氧治疗，脑代谢复活剂等。

（9）手术治疗。

（10）康复治疗。

3．脑栓塞：原发病治疗，栓塞治疗同脑血栓形成。

（八）护理要点

1．生活护理：给予低盐、低脂饮食，如有饮水反呛时，可予糊状流质或半流质，必要时给予鼻饲流质。急性期绝对卧床休息，保持环境安静，避免各种刺激。进行各项诊疗操作时，动作轻柔。急性脑出血患者在发病 24 h 内应禁食。发病 3 天后仍昏迷，不能进食者，应鼻饲流质，以保证营养供给。应严格绝对卧床休息 4～6 周，尽量避免一切可能使患者血压和颅内压增高的因素，包括用力排便、情绪激动等。

2．病情观察：对于脑出血患者应注意观察有无脑疝、应激性溃疡发生，对卧床或昏迷时间较长者，应注意有无褥疮、肺炎等并发症发生。

3．对症护理：对瘫痪患者应每 2～3 h 翻身 1 次，翻身时做一些主动或被动活动锻炼，逐渐增加肢体活动量；指导失语患者简单而有效的交流技巧，加强其语言功能训练；中枢性高热者给予物理降温，对不宜降温者可行人工冬眠；高热惊厥者按医嘱给予抗惊厥药；昏迷者按常规做好气道及皮肤等护理；便秘、大小便失禁及尿潴留者做好相应护理。

4．用药护理：遵医嘱用药，注意观察药物疗效及不良反应。

5．康复训练：遵循循序渐进的原则。

6．心理护理：鼓励、支持、尊重患者，必要时心理疏导，使患者保持情绪稳定。

（九）健康教育

1．疾病知识指导：向患者和家属介绍脑血管病的基本知识，明确积极治疗原发病的重要性，并积极治疗原发病如高血压、糖尿病、心脏病、动脉硬化等。

2．生活指导：指导患者建立健康的生活方式，以低脂、充足蛋白质和丰富维生素的饮食为主，多食新鲜蔬菜、水果、豆类及鱼类，少吃甜食，限制动物油和钠盐摄入，忌辛辣、油炸食品。注意纤维素的摄入，保持大便通畅。戒烟限酒。保证充足睡眠，适当运动，避免精神紧张和过度劳累。

3．安全指导：告知老年人醒后不要急于起床，最好安静平卧 10 min 后再缓慢起床，改变体位动作时要慢，转头不宜过猛。洗澡时间不要过长（20 min 为宜）、水温不要过高（35～40℃为宜），以防发生直立性低血压。

4．用药指导与病情监测：遵医嘱用药，不可随意停药、换药。指导患者注意观察病情，如每日定时测血压，发现血压异常波动，或有头痛、头晕及其他不适时及时就诊。定期复查病情。

5．康复指导：向患者和家属说明，康复训练越早疗效越好，强调坚持长期康复训练的重要性，并介绍和指导康复训练的具体方法，使患者尽可能恢复生活自理能力。

6．三级预防宣教：一级预防主要包括防治高血压、心脏病、血脂异常、糖尿病，戒烟限酒，控制体重等。二级预防的主要措施有预防病因（包括一级预防中的所有措施），治疗TIA，抗血小板聚集和抗凝治疗等。三级预防即对已出现脑卒中的患者进行干预，防止发生并发症，及早进行康复训练，减轻残疾程度，提高患者的生活质量，预防复发。

四、癫痫

（一）概念

癫痫是一组反复发作的神经元异常放电所致的暂时性中枢神经系统功能障碍的临床综合征。

（二）病因及诱因

1．病因：可分为原发性（特发性）和继发性（症状性）。

（1）原发性（特发性）。

（2）继发性（症状性）。

2．诱因：疲劳、饥饿、过饱、饮酒、感情冲动、过敏反应等。

（三）临床类型及特征

1．全面性发作

（1）全面性强直—阵挛性发作（大发作）。

1）先兆期：部分患者发作前瞬间可有上腹不适、心悸、眩晕、幻觉、恐惧等。

2）发作期：①强直期：持续 10～20 s，突发意识丧失，发出尖叫，跌倒在地，全身骨骼肌持续性收缩，上肢屈曲，拇指对掌，下肢伸直，牙关紧闭，呼吸停止，瞳孔散大，对光反射消失，两眼上翻或斜视，口唇发绀；②阵挛期：持续 0.5～3 min，全身肌肉节律性抽搐，呼吸呈急冲式，口吐白沫或血色泡沫，常伴大小便失禁；③惊厥后期：阵挛停止后患者进入昏睡，历时数分钟至数小时后意识渐恢复，醒后感头痛、乏力，对发作过程无记忆；部分患者在意识完全恢复前，出现兴奋、躁动等精神症状。

（2）失神发作（小发作）。

1）多为儿童，突发一过性（3～15 s）的意识丧失。

2）发作时可停止当时的活动，呼之不应，两眼呆视，手中持物可坠落，事后立即清醒，继续原活动，对发作无记忆。

2．部分性发作

（1）单纯部分性发作（局限性发作）：①多见于继发性癫痫，以局部症状为特征，成人多见；②常由脑部局灶性病变刺激引起，其表现与病变部位的功能受损有关，故症状对病灶具有定位意义；③临床上可分为部分运动性发作（也称 Jackson 癫痫）、感觉性发作、自主神经性发作和精神性发作。

（2）复杂部分性发作（精神运动性发作）：①以发作性意识障碍、精神症状、自动症为特征；②多数为颞叶病变引起，故又称为颞叶癫痫；③一般发作历时数分钟、数小时或数天。

3．癫痫持续状态

（1）定义：是指癫痫发作频繁，抽搐间期意识没有完全恢复，或一次发作持续 30 min 以上者。

（2）特点：常因感染、中毒、疲劳、酗酒、睡眠不足、抗癫痫药物使用不当诱发；常伴高热、脱水、酸中毒、脑水肿等严重并发症。

（四）诊断要点

1．依据发作病史，特别是现场发作的典型表现。

2．辅助检查，尤其是脑电图具有诊断意义。

3．区别原发或继发，并努力寻找病因。

（五）治疗措施

1．心理社会治疗

（1）养成良好的生活规律和饮食习惯，避免不良嗜好，保持充足睡眠。

（2）从事合适的社会工作，避免危险的活动。

2．病因治疗：继发性癫痫的病因治疗是根治癫痫的有效办法。

3．药物治疗原则

（1）从单一药物开始，剂量由小到大，逐步增加。

（2）一种药物增加到最大且已达有效血药浓度而仍不能控制发作者再加用第二种药物。

（3）偶然发病，脑电图异常而临床无癫痫症状和 5 岁以下、每次发作均有发热的儿童，一般不服抗癫痫药物。

（4）经药物治疗，控制发作 2～3 年，脑电图随访痫性活动消失者可开始逐渐停药，但其停药过程不宜少于 3 个月。

4．癫痫持续状态的处理

（1）迅速控制发作：可选用安定（首选）、阿米托钠、苯妥英钠、水合氯醛等药物。

（2）加强护理：防止外伤，保持呼吸道通畅，给氧。

（3）维护生命功能：处理脑水肿，纠正水、电解质和酸碱平衡失调，高热可用物理降温，预防和控制感染。

（4）积极寻找诱发因素，并针对诱因进行处理。

（六）护理要点

1．生活护理：注意休息，避免过度疲劳。饮食上宜清淡且营养丰富，戒除烟酒。

2．病情观察：严密观察癫痫发作的类型、持续时间及次数，发作时患者的生命体征、神志及瞳孔变化。特别注意患者有无外伤。

3．对症护理：发作时保持呼吸道通畅，防止窒息，安置患者合适的体位，专人守护。

4．用药护理：遵医嘱用药，注意观察药物疗效及不良反应。

5．心理护理：关心、鼓励患者，解除患者的精神负担，缓解患者的负性情绪。

6．健康教育：告知患者禁止从事攀高、游泳、驾驶等工作或活动，以免危及生命，患者可随身携带病情诊疗卡，以备发作时得到及时救治。

五、帕金森病

（一）概述

帕金森病，又称震颤麻痹，是由于黑质多巴胺能神经元变性缺失引起的一种神经系统变性疾病。以静止性震颤、肌强直、运动徐缓等为主要特征。好发于 50 岁以上的中、老年人，男性略多于女性；呈慢性进程，药物虽可减轻症状，但不能阻止疾病的发展。晚期多因恶病质和肺部感染等并发症而死亡。

（二）病因

目前认为本病是多因素共同作用的结果。除老化和遗传外，环境中某些工业毒物和农业毒物如杀虫剂、除草剂等，可诱发帕金森病症状。

（三）临床表现

起病多缓慢，且呈进行性发展，动作不灵活和震颤为早期首发症状，晚期出现特征表现。

1．震颤：静止时出现，运动时减轻；情绪激动时可加重，睡眠时可完全停止。自一侧上肢远端，逐渐扩展到同侧下肢及对侧上下肢。上肢震颤重于下肢，手指呈现"搓丸样动作"。疾病后期，震颤可累及下颌、口唇、舌和头部。

2. 肌强直：多从一侧上肢或下肢近端开始，逐渐蔓延至远端、对侧和全身肌肉，表现为"铅管样强直"，若肌强直与静止性震颤叠加，称"齿轮样强直"。

3. 运动迟缓：随意运动减少，包括始动困难和动作缓慢。面肌活动少时称"面具脸"。书写困难，写字时笔迹颤动或越写越小，称"写字过小症"。

4. 姿势步态异常：站立时呈低头曲背、前臂内收、肘关节屈曲、腕关节伸直、髋及膝关节略弯曲的特有姿势，行走时呈慌张步态。

5. 其他：部分患者可出现精神症状和认知功能障碍，晚期可发生肺部感染、骨折、压疮、抑郁症、痴呆等并发症，影响患者的生活质量甚至威胁生命。

（四）治疗要点

以药物治疗为主，辅以行为治疗，必要时手术治疗，从而达到减轻症状、减少并发症、增强自理能力、延长患者生命的目的。药物治疗要尽早。常用药有多巴胺能药物如左旋多巴、复方多巴制剂；抗胆碱药如盐酸苯海索、东莨菪碱等；多巴胺能受体激动剂如溴隐亭等。其中左旋多巴是治疗最有效的药物。左旋多巴不宜与维生素 B_6、氯氮䓬、氯丙嗪、奋乃静等同服，以免降低疗效或导致体位性低血压。

（五）护理要点

1. 生活护理：结合患者病情安排活动和休息。饮食上宜给予高热量、高维生素、低盐、低脂、适量优质蛋白的易消化饮食。

2. 病情观察：观察肌震颤、肌强直及其发病情况，发现异常及时报告医生并协助处理。

3. 对症护理：鼓励患者进行面肌训练和肢体锻炼。

4. 用药护理：遵医嘱用药，注意观察药物疗效及不良反应。

5. 心理护理：指导患者正确面对病情变化，保持情绪稳定。

6. 健康教育：指导患者坚持参加力所能及的活动和体育锻炼。外出时有人陪伴，以防跌倒、摔伤及意外的发生。出现异常情况及时就诊。

经典解析

1. 患者，女，52 岁。因急性脑出血入院，护士在巡视时发现患者出现一侧瞳孔散大，呼吸不规则，此时患者有可能出现的并发症是（　　）。

    A．动眼神经损害　　　　　　　　B．消化道出血

    C．呼吸衰竭　　　　　　　　　　D．脑疝

【答案解析】本题应选 D。本题的主要考点是脑疝的表现。患者一侧瞳孔散大，呼吸不规则为脑疝的表现。

2. 患者，女，55 岁。因突发左侧肢体活动不利伴恶心、呕吐及头痛来诊，以脑栓塞收入院。今晨护士进行肌力评估时，其左侧肢体可轻微收缩，但不能产生动作。按 6 级肌力记录法，该患者的肌力为（　　）。

    A．0 级　　　　　　　　　　　　B．1 级

    C．2 级　　　　　　　　　　　　D．4 级

【答案解析】本题应选 B。本题的主要考点是肌力分级。肌肉有收缩但不能产生动作肌力为 1 级。肌力分级判断标准：0 级，肌肉无收缩；1 级，肌肉有收缩但不能产生动作；2

级，能在床面平移，但不能抬起；3 级，能抬起但不能抗阻力；4 级，能抗阻力但未达正常；5 级，正常。

基础过关

一、名词解释

1．瘫痪　　　　　2．三偏征　　　　　3．急性脑血管病　　　　4．脑梗死

5．癫痫持续状态　6．交叉瘫　　　　　7．脑膜刺激征　　　　　8．昏迷

9．癫痫　　　　　10．肌力　　　　　　11．帕金森病

二、判断题

1．TIA 属于缺血性脑血管病。　　　　　　　　　　　　　　　　　　　（　　　）

2．脑栓塞多见于老年人，常有风心病等病史。　　　　　　　　　　　　（　　　）

3．脑梗死可在 CT 下显示高密度影。　　　　　　　　　　　　　　　　（　　　）

4．癫痫患者的治疗中症状控制后即可停药。　　　　　　　　　　　　　（　　　）

5．内囊病变常引起三偏征。　　　　　　　　　　　　　　　　　　　　（　　　）

6．急性脑出血患者在发病 24 h 内应禁食。　　　　　　　　　　　　　（　　　）

7．急性脑血管病以脑血栓形成最多见。　　　　　　　　　　　　　　　（　　　）

8．急性脑出血病情严重，应尽快送往大医院治疗。　　　　　　　　　　（　　　）

9．脑动脉粥样硬化是脑血栓形成的最常见原因。　　　　　　　　　　　（　　　）

10．脑血栓形成早期治疗以溶栓为主。　　　　　　　　　　　　　　　（　　　）

11．蛛网膜下隙出血最常见的病因是先天性脑动脉瘤。　　　　　　　　（　　　）

12．脑血栓形成患者常有意识障碍。　　　　　　　　　　　　　　　　（　　　）

13．蛛网膜下隙出血占急性脑血管病的 10%～30%，是病死率最高的脑卒中类型。

　　　　　　　　　　　　　　　　　　　　　　　　　　　　　　　　（　　　）

14．腰椎穿刺部位一般取第 3 或第 4 腰椎间隙。　　　　　　　　　　　（　　　）

三、单项选择题

1．头痛患者避免用力排便的主要意义是防止（　　　　）。

　　A．脑血栓形成　　　　　　　　　　B．心绞痛发作

　　C．颅内压增高　　　　　　　　　　D．呕吐

2．临床上最常见的脑血管意外是（　　　　）。

　　A．脑梗死　　　　　　　　　　　　B．脑血栓

　　C．脑出血　　　　　　　　　　　　D．脑栓塞

3．脑出血的好发部位是（　　　　）。

　　A．脑桥　　　　　　　　　　　　　B．小脑

　　C．脑干　　　　　　　　　　　　　D．内囊

4．脑出血的确诊依据是（　　　　）。

　　A．临床表现　　　　　　　　　　　B．感觉障碍

　　C．急性偏瘫，CT 显示低密度影　　D．急性偏瘫，CT 显示高密度影

5. 脑出血最常见的病因是（　　）。

    A．动脉粥样硬化   B．血液病

    C．高血压   D．动静脉畸形

6. 鉴别脑出血和蛛网膜下隙出血，关键是前者有（　　）。

    A．意识障碍   B．脑膜刺激征

    C．高血压   D．神经系统定位症状

7. 下列缺血性脑血管病急性期的治疗，错误的是（　　）。

    A．溶栓治疗，尽早恢复血供

    B．硝普钠静滴，降低血压

    C．静脉滴注低分子右旋糖酐，改善脑供血

    D．治疗脑水肿，降低颅内压

8. 对脑血栓患者应进行早期溶栓治疗，一般不超过发病后（　　）。

    A．6 h   B．8 h

    C．12 h   D．24 h

9. 急性脑血管病变于 24 h 内恢复正常的是（　　）。

    A．脑出血   B．脑栓塞

    C．脑血栓形成   D．短暂性脑缺血发作

10. 急性脑出血患者在发病后应禁食的时间是（　　）。

    A．1 d   B．2 d

    C．3 d   D．4 d

11. 下列疾病忌用冰袋的是（　　）。

    A．脑出血   B．脑血栓

    C．蛛网膜下隙出血   D．中暑

12. 急性炎症性脱髓鞘性多发性神经病，脑脊液检查常表现为（　　）。

    A．血性   B．蛋白—细胞分离

    C．脓性   D．深绿色

13. 癫痫的诊断，主要依赖（　　）。

    A．神经系统检查   B．典型发作表现

    C．脑电图检查   D．脑 CT 扫描

14. 癫痫持续状态的治疗首选（　　）。

    A．苯妥英钠   B．乙酰胺

    C．地西泮   D．鲁米那

15. 癫痫持续状态是指一次癫痫发作持续（　　）。

    A．15 min 以上   B．30 min 以上

    C．1 h 以上   D．2 h 以上

16. 下列对癫痫患者的健康指导不正确的是（　　）。

    A．遵医嘱用药   B．开车时需要人陪同

    C．避免情绪激动   D．适当参加脑力劳动

17．帕金森病患者的特征性步态是（　　）。

A．鸭状步态　　　　　　　　　　B．跨阈步态

C．蹒跚步态　　　　　　　　　　D．慌张步态

 提升训练

一、单项选择题

1．患者，男性，65岁。患高血压病15年，今日中午酒后突然昏迷，查体见两侧瞳孔不等大。应考虑（　　）。

A．酒精中毒　　　　　　　　　　B．深度昏迷

C．有机磷中毒　　　　　　　　　D．脑疝形成

2．某患者肢体能脱离床面，但不能抵抗阻力，肌力应为（　　）。

A．0级　　　　　　　　　　　　B．1级

C．2级　　　　　　　　　　　　D．3级

3．患者，男性，72岁。晨起发现左侧肢体不能活动，来医院诊断为脑血栓。下列处理错误的是（　　）。

A．降低颅内压、治疗脑水肿　　　B．抗凝治疗

C．保持呼吸道通畅　　　　　　　D．静脉滴注止血药物

4．青年，男性，在用力大便时突然剧烈头痛、呕吐，查体：意识清、布鲁津斯基征阳性，脑脊液呈血性。应首先考虑（　　）。

A．内囊出血　　　　　　　　　　B．小脑出血

C．蛛网膜下隙出血　　　　　　　D．桥脑出血

5．患者，男性，40岁。风心病史20余年，2天前突然发生左侧偏瘫及失语，意识模糊，脑膜刺激征阴性。最可能的诊断是（　　）。

A．蛛网膜下隙出血　　　　　　　B．脑栓塞

C．脑血栓形成　　　　　　　　　D．短暂性脑缺血发作

6．患者，男性，55岁。因脑出血已在家卧床2个月，大小便失禁，不能自行翻身，近日骶尾部皮肤红肿，压之不褪色，为预防患者发生其他并发症，应着重指导家属学会的护理技术是（　　）。

A．更换敷料　　　　　　　　　　B．测量血压

C．被动运动　　　　　　　　　　D．皮下注射

二、简答题

1．简述瘫痪的分类。

2．简述肌力的分级。

3．简述脑出血患者的生活护理。

4．简述脑出血急性期的治疗原则。

5．简述脑血栓形成的临床表现。

6．简述脑血栓形成的治疗要点。

7．简述癫痫的药物治疗原则。

三、论述题

患者，男性，78 岁。既往有高血压病史 30 年。1 小时前因情绪激动突发剧烈头痛，伴喷射性呕吐、右侧肢体瘫痪，继之出现意识障碍入院。身体评估：体温 39℃，脉搏 54 次/分，呼吸 15 次/分，血压 230/120 mmHg，深度昏迷，双侧瞳孔不等大，右侧上下肢肌张力增强，腱反射亢进，巴宾斯基征（+）。

问题：（1）该患者可能的医疗诊断是什么？
（2）目前该患者的治疗要点是什么？

第九章

常见传染病

 复习要求

1. 掌握：传染病的基本特征和流行条件；乙肝患者的护理措施和健康教育；艾滋病患者的护理措施和健康教育。

2. 熟悉：感染、传染源、消毒、灭菌等概念；病毒性肝炎的传播途径、临床表现、防治要点；艾滋病的病因、传播途径、临床表现、防治要点。

3. 了解：传染病、乙肝、艾滋病的发病机制及辅助检查。

 考点详解

一、总述

（一）基本概念

1. 传染病：是由病原微生物和寄生虫感染人体后引起的有传染性的疾病。

2. 流行性：传染病在一定条件下能在人群中广泛传播蔓延的特点称为流行性。

3. 散发：是指某传染病在某地区的常年一般发病水平。

4. 暴发：是指在一个较小的范围内短时间突然出现大批同类传染病患者，这些病例多由同一传染源或共同的传播途径引起。

5. 流行：是指某传染病在某地发病率显著高于近年来的一般水平（一般为3～10倍）。

6. 大流行：某传染病在一定时间内流行范围甚广，超出国界或洲界时称为大流行。

7. 传染源：是指体内有病原体生长、繁殖，并能将其排出体外的人和动物。

8. 传播途径：是指病原体离开传染源到达另一个易感者的途径。

9. 消毒：是指用化学、物理、生物的方法杀灭或消除环境中的病原微生物。

（二）感染和感染过程中的不同表现

感染是病原体与人体相互作用、相互斗争的过程。由于病原体的致病能力和人体免疫机能的不同，双方斗争的结果也各异，可表现为：①病原体被消除；②隐性感染；③显性感染；④病原携带状态；⑤潜伏性感染。其中以隐性感染最常见，病原携带状态次之，显性感染最低。五种表现形式，在一定条件下可互相转化。

（三）传染病的基本特征和临床特点

1. 基本特征：有病原体；有传染性；有流行病学特征；有感染后免疫。

2. 临床特点：急性传染病的发生、发展和转归，通常分为 4 个阶段：①潜伏期；②前驱期；③症状明显期；④恢复期。传染病的常见症状和体征有发热、发疹和毒血症状。

（四）传染病的流行过程及影响因素

传染病的流行过程是指传染病在人群中发生、发展和转归的过程。传染病流行的三个基本条件，即传染源、传播途径和易感人群。流行过程本身又受社会因素和自然因素的影响。

1. 传染源：包括患者、隐性感染者、病原携带者和受感染动物。

2. 传播途径：主要有呼吸道传播；消化道传播；接触传播；虫媒传播；血液、体液传播等。

3. 易感人群：对某些传染病缺乏特异性免疫力的人称为易感者，当易感者在某一特定人群中的比例达到一定水平，又有传染源和合适的传播途径时，则容易发生该传染病的流行。

（五）传染病的预防

预防工作应针对传染病流行过程的三个基本环节采取综合性措施。

1. 管理传染源

（1）对传染病患者的管理：应尽量做到"五早"，即早发现、早诊断、早报告、早隔离、早治疗。甲类传染病为强制管理的传染病，城镇要求发现后 6 h 内上报当地卫生防疫机构，农村不超过 12 h。乙类传染病为严格管理的传染病，要求发现后 12 h 内上报当地卫生防疫机构。丙类传染病为监测管理的传染病，要求发现后 24 h 内上报当地卫生防疫机构。

（2）对传染病接触者的管理：根据所接触的传染病和接触者的健康状况，分别进行医学观察、留验、必要的卫生处理、紧急免疫接种或预防服药。

（3）对病原携带者的管理：定期普查争取早发现，发现病原携带者应做好登记，加强管理，随访观察，必要时进行隔离治疗、调整工作岗位等。

（4）对动物传染源的管理：应根据其病种和经济价值给予隔离、治疗或杀灭。

2. 切断传播途径：消毒是切断传染途径的重要措施。消毒分疫源地消毒（包括随时消毒与终末消毒）及预防性消毒两大类。

3. 提高人群免疫力：预防接种对传染病的控制和消灭起着关键的作用。接种疫苗、菌苗、类毒素等之后可使机体对相应的病毒、细菌、毒素等产生特异性主动免疫能力；注射抗毒素、特异性免疫球蛋白后，可使机体具有特异性被动免疫能力。

（六）传染病患者的护理要点

1. 降低体温。

2. 保持皮肤、黏膜完整。

3. 严格隔离和消毒，防止传染病传播。

4. 补充营养和水分。

5. 用药护理。

6. 心理护理。

二、病毒性肝炎

（一）定义

病毒性肝炎简称肝炎，是由多种肝炎病毒引起的以肝脏损害为主的全身性传染病。

（二）病因、发病机制

1. 病原学：目前确定的肝炎病毒有甲型、乙型、丙型、丁型及戊型。①甲肝病毒（HAV）属嗜肝 RNA 病毒，主要在肝细胞内复制，随胆汁进入肠道后随粪便排出；②乙肝病毒（HBV）属嗜肝 DNA 病毒，在肝细胞内合成后释放入血，可同时存在于唾液、精液及阴道分泌物等体液中；③丙肝病毒（HCV）属黄病毒科，为单股正链 RNA 病毒，易变异；④丁型病毒（HDV）是一种缺陷 RNA 病毒，位于细胞核内，以 HBsAg 作为病毒外壳，与 HBV 共存时才能复制；⑤戊肝病毒（HEV）为单股正链 RNA 病毒，主要在肝细胞内复制，通过胆道排出，可从患者粪便中检出。

2. 发病机制：在感染早期，HAV 大量繁殖使肝细胞受到轻微破坏，之后通过免疫反应引起肝细胞损伤。乙肝的肝细胞损伤主要由 HBV 诱发的免疫反应引起，机体免疫功能正常时，多为急性肝炎；免疫功能低下时，可导致慢性肝炎；当机体处于超敏反应时，导致大量肝细胞坏死，发生重型肝炎。

（三）流行病学

1. 传染源：甲型和戊型肝炎的传染源为急性患者和隐性感染者，在发病前 2 周至起病后 1 周传染性最强。乙型、丙型、丁型传染源为急、慢性患者和病毒携带者，其中慢性患者和病毒携带者是主要传染源。

2. 传播途径：甲型肝炎和戊型肝炎主要经粪—口途径传播。污染的水源或食物可引起暴发流行。血液、体液传播是乙型、丙型及丁型肝炎的主要传播途径，母婴传播也是乙型肝炎的重要传播途径。

3. 人群易感性：普遍易感，感染后可产生一定的免疫力，各型肝炎之间无交叉免疫。

4. 流行特征：各型肝炎以散发性发病为主，水源和食物的污染可引起甲肝和戊肝的暴发流行。乙肝有家庭聚集现象。

（四）临床表现

1. 潜伏期：甲型肝炎 5～45 d，平均 30 d；乙型肝炎 30～180 d，平均 70 d；丙型肝炎 15～150 d，平均 50 d；丁型肝炎 28～140 d，平均 30 d；戊型肝炎 10～70 d，平均 40 d。

2. 临床分类和分型：甲型及戊型主要表现为急性肝炎。部分乙型、丙型及丁型可转化为慢性肝炎并可发展为肝硬化，且与肝癌的发生有密切的关系，丙型肝炎最易慢性化。

（1）急性肝炎：分为急性黄疸型肝炎和急性无黄疸型肝炎两型。

（2）慢性肝炎：肝炎病程超过半年者。仅见于乙型、丙型、丁型肝炎，根据肝功能损害的程度可分为轻度、中度、重度三度。

（3）重型肝炎：是一种最严重的临床类型，各型肝炎均可引起，病死率可高达 50%～80%。根据起病急缓，分为急性、亚急性和慢性三种，以慢性重型肝炎最为常见。

（4）淤胆型肝炎：又称毛细胆管炎型肝炎，以肝内胆汁淤积为主要表现。

（5）肝炎后肝硬化：在肝炎基础上出现肝硬化的病理变化，表现为肝功能减退及门静脉高压症。

3．不同类型肝炎临床特点

各型病毒性肝炎临床表现相似，以疲乏、食欲减退、厌油、肝功能减退等为主，部分病例出现黄疸。重型肝炎主要表现为肝衰竭，可有肝性脑病、肝臭、出血倾向、腹水等。急性肝炎时肝肿大、质地软，有轻度压痛及叩击痛，部分患者有轻度脾大。慢性肝炎时患者有肝病面容，肝肿大、质地中等，有蜘蛛痣、肝掌、脾大等。重型肝炎患者肝脏缩小。

（五）辅助检查

1．肝功能检测

（1）血清酶检查：丙氨酸氨基转移酶（ALT）在肝功能检测中最为常用，是判定肝细胞损害的重要指标。急性黄疸型肝炎常明显升高，黄疸出现后开始下降；慢性肝炎可持续或反复升高；重型肝炎时因大量肝细胞坏死，ALT 随黄疸迅速加深而下降，称为胆—酶分离现象。

（2）血清蛋白检测：清蛋白下降、球蛋白升高和清/球（A/G）比值下降，见于慢性肝病。

（3）血清胆红素检测：黄疸型肝炎时，结合型和非结合型胆红素均升高。淤胆型肝炎则以结合型胆红素升高为主。

（4）凝血酶原活动度（PTA）检测：PTA 与肝细胞损害程度成反比，可用于重型肝炎的临床诊断及预后判断。重型肝炎的 PTA 常小于 40%，PTA 越低，预后越差。

2．肝炎病毒标记物检测

（1）甲型肝炎：血清抗-HAV-IgM 是甲肝病毒（HAV）近期感染的指标，是确诊甲型肝炎最主要的标记物。血清抗-HAV-IgG 为保护性抗体，见于甲型肝炎疫苗接种后或既往感染 HAV 的患者。

（2）乙型肝炎。

1）表面抗原（HBsAg）和表面抗体（抗-HBs）：HBsAg 阳性见于乙肝病毒（HBV）感染者，常作为其传染性标志之一。抗-HBs 为保护性抗体，阳性表示对 HBV 有免疫力，见于乙型肝炎恢复期、乙肝疫苗接种后或既往感染者。

2）e 抗原（HBeAg）和 e 抗体（抗-HBe）：HBeAg 阳性提示 HBV 复制活跃，传染性较强，持续阳性提示患者已转为慢性。抗-HBe 阳性提示 HBV 复制减少，传染性降低。

3）核心抗原（HBcAg）和核心抗体（抗-HBc）：HBcAg 主要存在于受感染的肝细胞核内，如检测到 HBcAg，表明 HBV 有复制，但因检测难度大，一般不用于常规检测。抗-HBc 表示体内有 HBV 活动性复制，抗-HBc-IgM 阳性表示 HBV 的近期感染或活动期，抗-HBc-IgG 阳性表示 HBV 既往感染。

4）乙肝病毒的 DNA 和 DNA 聚合酶（DNAP）：均位于 HBV 的核心部分，是反映 HBV 感染最直接、最特异和最灵敏的指标。两者阳性提示 HBV 的存在、复制，传染性强。HBV-DNA 定量检测有助于抗病毒治疗病例的选择及疗效判断。

（3）丙型肝炎：丙肝病毒核糖核酸（HCV-RNA）为抗病毒治疗病例选择及判断疗效的重要指标。丙肝病毒抗体（抗-HCV）是丙肝病毒感染的标记。抗-HCV-IgM 见于丙型肝炎急性期，病愈后消失。

（4）丁型肝炎：血清或肝组织中 HDAg 和/或 HDV-RNA 阳性有确诊意义。

（5）戊型肝炎：常检测抗-HEV-IgM 及抗-HEV-IgG。近期感染需结合临床进行判断。

（六）防治要点

1．治疗原则：以适当休息、合理营养为主，辅以适当药物治疗，避免饮酒和使用对肝脏有损害的药物。急性肝炎一般以支持疗法、对症治疗为主，慢性肝炎可采用干扰素、阿糖胞苷、阿昔洛韦、聚肌胞等抗病毒治疗，还可采用胸腺素、白细胞介素Ⅱ等免疫调节治疗。重症肝炎早期监护治疗是提高存活率的关键，采取综合治疗措施，防止病情恶化。

2．预防措施

（1）控制传染源：甲型、戊型肝炎按肠道传染病隔离3～4周；乙型、丙型、丁型肝炎按血源性和接触性传染病隔离。乙型肝炎病毒携带者需要随诊，不应从事幼儿、自来水、血制品等工作，不能献血。

（2）切断传播途径：搞好环境和个人卫生，做好"三管一灭"，切断粪—口途径传播。对乙型、丙型、丁型肝炎，重点防止通过血液和体液传播。

（3）保护易感人群。

1）甲型肝炎：对婴幼儿、儿童及其他易感人群接种甲型肝炎减毒活疫苗，以获得主动免疫；对与甲型肝炎患者有密切接触的易感者，可注射丙种球蛋白进行被动免疫预防，时间越早越好。

2）乙型肝炎：乙肝疫苗作为儿童基础免疫进行普种，尤其是母亲为HBsAg阳性的新生儿，为阻断母婴传播，最适宜的预防方法是应用乙肝疫苗+高效价乙肝免疫球蛋白注射。乙肝疫苗应在出生后24 h内初种，采用0月、1月、6月的接种程序。乙肝免疫球蛋白（HBIg）主要用于暴露后的易感者保护，应及早注射。HBeAg及抗-HBc-lgM阳性的母亲不宜母乳喂养。

（七）护理要点

1．严格隔离、消毒，避免传染。

2．合理安排休息与活动。

3．饮食护理。

4．对症护理。

5．用药护理。

6．病情监测与并发症防治。

（八）健康教育

1．向患者及家属宣传病毒性肝炎的家庭护理和自我保健知识。

2．进行预防疾病指导：甲型和戊型肝炎应预防消化道传播，重点在于加强粪便管理，严格饮用水的消毒，加强食品卫生和食具消毒。乙型、丙型、丁型肝炎预防重点在于防止血液和体液传播。对供血者进行严格筛查。凡接受输血、大手术及应用血制品的患者，应定期检查肝功能及肝炎病毒标记物。接触患者后用肥皂和流动水洗手。

3．预防接种：指导患者及家属进行正确的预防接种。

三、艾滋病

（一）定义

获得性免疫缺陷综合征（简称AIDS），中文译名艾滋病，是由人类免疫缺陷病毒（HIV）

引起的慢性传染病。

（二）病因、发病机制

1．病原学：HIV 属于反转录病毒科，为单链 RNA 病毒。

2．发病机制：HIV 主要侵犯和破坏 $CD4^+$ T 淋巴细胞，在细胞内大量复制而造成细胞溶解或破裂，使 $CD4^+$ T 淋巴细胞数量减少，机体细胞免疫功能受损，引起概率性感染及恶性肿瘤。

3．流行病学

（1）传染源：患者及 HIV 携带者是本病的传染源，HIV 主要存在于感染者的血液、精液、子宫和阴道分泌物中，其他体液如乳汁、唾液、泪液、脑脊液中也有。

（2）传播途径：①性接触传播：是主要传播途径，同性恋、异性恋均可传播；②血液传播：共用污染的注射器和输入污染 HIV 的血液及血制品均可引起艾滋病的传播；③母婴传播：感染 HIV 的孕妇可在妊娠期间、产程及产后传播给婴儿；④其他途径：器官移植或人工授精等。

（3）人群易感性：人群普遍易感，高危人群有：①同性恋者或性乱交者；②静脉药物依赖者；③血友病患者及血制品使用者；④感染 HIV 的母亲所生的婴儿。

（4）流行特征：世界上已经有 150 多个国家发现艾滋病。

（三）临床表现

潜伏期一般为 2～10 年。依病情进展可分为 4 期：Ⅰ 期（急性感染期）、Ⅱ 期（无症状感染期）、Ⅲ 期（持续性全身淋巴结肿大综合征）和Ⅳ期（典型艾滋病期）。

（1）Ⅰ 期（急性感染期）：原发 HIV 感染后可出现发热、全身不适、头痛、厌食、恶心、关节痛和淋巴结肿大等症状。

（2）Ⅱ 期（无症状感染期）：临床上没有任何症状，但血清中能检测出 HIV 及 HIV 抗体。

（3）Ⅲ 期（持续性全身淋巴结肿大综合征）：主要表现为除腹股沟淋巴结外，全身其他部位另有两处或两处以上淋巴结肿大。

（4）Ⅳ期（典型艾滋病期）：是艾滋病的最终阶段，易发生概率性感染及恶性肿瘤。卡氏肺孢子虫肺炎最为常见，是本病概率性感染死亡的主要原因。其次念珠菌、疱疹和巨细胞病毒引起口腔和食管炎症或溃疡亦常见，还可出现皮肤、黏膜、脑和脑膜等的炎症。可有多脏器卡波西肉瘤和淋巴瘤。

（四）辅助检查

1．免疫学检查：T 淋巴细胞绝对值下降，$CD4^+$ T 淋巴细胞计数下降，$CD4^+/CD8^+$ 小于 1.0。此检查有助于判断治疗效果及预后。

2．血清学检查：抗-HIV 或 HIV 抗原阳性。HIV 抗体检测是目前确定有无 HIV 感染最简单有效的方法。

3．HIV-RNA 的定量检测：既有助于诊断，又可判断治疗效果及预后。

（五）防治要点

1．治疗：对艾滋病目前尚无特效疗法，多采用综合治疗。包括抗病毒治疗，增强机体免疫功能，概率性感染和肿瘤等的对症、支持治疗及心理关怀等。早期抗病毒治疗是关键，它既可以缓解病情，减少概率性感染和肿瘤，又能预防或延缓艾滋病相关疾病的发生。

2．预防

（1）管理传染源：及时发现患者及无症状携带者，并做好隔离工作，对患者的血液和体液进行严格消毒处理，加强入境检疫。

（2）切断传播途径：加强宣传教育，严禁吸毒及不洁性行为。严格筛选供血人员，严格检查各种血制品。加强医疗器械的消毒，推广一次性医疗用品，防止医源性传播。已感染 HIV 的育龄妇女应避免妊娠，已受孕者应终止妊娠。

（3）保护易感人群：对密切接触者和医护人员应加强自身防护，并做定期检查。

（六）护理要点

1．严格隔离。

2．生活护理。

3．严密观察病情变化。

4．对症护理。

5．用药护理。

6．心理护理。

（七）健康教育

1．向患者及家属进行疾病知识教育

（1）解释艾滋病的治疗方法、药物的使用方法及不良反应。

（2）概率性感染的表现和防治措施。

（3）实施家庭隔离的方法和重要性，患者的生活用品应单独使用和定期消毒。

（4）指导患者加强营养。

（5）鼓励患者对疾病勇敢面对、积极治疗。

2．对 HIV 携带者的知识教育

（1）避免不安全性行为。

（2）不要与他人共用注射器、剃须刀、指甲剪等。

（3）育龄妇女应避免妊娠，已受孕者应终止妊娠。

（4）每 3～6 个月做一次临床及免疫学检查，如出现症状随时就诊，及早治疗。

3．广泛宣传艾滋病的预防知识：使群众了解艾滋病的传播途径；认识艾滋病对个人、家庭及社会造成的危害；了解自我防护措施，特别是应加强性道德教育，洁身自爱；严禁吸毒；在日常生活中防止共用被血污染的物品，如牙签、牙刷、剃须刀等；严格检验血液及血制品；使用一次性注射器，防止医源性传播。宣传如何与艾滋病患者进行正常的接触和社交活动，告知群众一般的社交活动如握手、共同进餐、共用办公用品等不会传染。

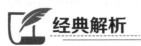 经典解析

护士对艾滋病患者进行健康史评估时，下列内容重要性最低的是（　　　　）。

A．有无输血史　　　　　　　　　B．有无静脉吸毒史

C．有无器官移植史　　　　　　　D．有无吸食大麻史

【答案解析】本题应选 D。本题的主要考点是艾滋病的传播途径。艾滋病的传播途径包括性接触传播、共用针头注射及血源途径、母婴传播、其他途径（器官移植、人工授精、被污染的针头刺伤或破损皮肤意外受感染）。4 个选项与以上途径对照，ABC 三个选项的行为均为传播途径，而 D 选项不一定是。

基础过关

一、名词解释

1. 传染病　　　　2. 传染源　　　　3. 传播途径　　　　4. 隐性感染
5. 流行性　　　　6. 病毒性肝炎　　7. 感染　　　　　　8. 艾滋病

二、判断题

1. 艾滋病的潜伏期一般为 2～10 年。　　　　　　　　　　　　　　（　　）
2. 乙型肝炎以散发为主，有明显季节性，秋冬季为发病高峰。　　　（　　）
3. 鼠疫、霍乱为乙类传染病。　　　　　　　　　　　　　　　　　（　　）
4. ARDS 是由 HIV 引起的传染病。　　　　　　　　　　　　　　　（　　）

三、单项选择题

1. 在传染病的感染过程中，最常见的感染表现形式是（　　　）。
   A. 隐性感染　　　　　　　　　　　B. 显性感染
   C. 病原携带状态　　　　　　　　　D. 潜伏性感染
2. 艾滋病的主要传播途径是（　　　）。
   A. 性接触传播　　　　　　　　　　B. 母婴传播
   C. 血液传播　　　　　　　　　　　D. 粪-口传播
3. 构成传染病流行过程的基本条件是（　　　）。
   A. 微生物、媒体、宿主　　　　　　B. 病原体、环境、宿主
   C. 病原体的侵袭力、毒力、数量　　D. 传染源、传播途径、易感人群
4. 预防、医疗、保健机构发现艾滋病病毒感染者，不正确的措施是（　　　）。
   A. 留观　　　　　　　　　　　　　B. 身体约束
   C. 医学观察　　　　　　　　　　　D. 给予宣教
5. 以下不会造成 HIV 传播的途径是（　　　）。
   A. 输血及血制品　　　　　　　　　B. 昆虫叮咬
   C. 共用剃须刀和牙刷　　　　　　　D. 性接触
6. 甲型病毒性肝炎的传播途径是（　　　）。
   A. 血液传播　　　　　　　　　　　B. 性交传播
   C. 虫媒传播　　　　　　　　　　　D. 粪-口传播

提升训练

一、单项选择题

1. 一孕妇，30 岁，既往体健，近 1 年来发现 HBsAg 阳性，但无任何症状，肝功能正

常。经过十月怀胎，足月顺利分娩一 4 500 g 男婴，为切断母婴传播，对此新生儿最适宜的预防方法是注射（　　）。

    A．乙肝疫苗　　　　　　　　　　　B．丙种球蛋白

    C．乙肝疫苗+丙种球蛋白　　　　　D．乙肝疫苗+高效价乙肝免疫球蛋白

2．下列能反应艾滋病预后和疗效的项目是（　　）。

    A．CD_4/CD_8 值　　　　　　　　　B．血清 P_{24} 抗原水平

    C．血清 HIV 抗体检测　　　　　　D．淋巴结活检

3．下列关于病毒性肝炎的描述，应排除（　　）。

    A．传染源均为患者和（或）带病毒者

    B．乙型主要通过血液途径传播

    C．病后可获得免疫力，但彼此无交叉免疫保护力

    D．各种病毒性肝炎均应进行抗病毒治疗

二、简答题

1．简述传染病的预防措施。

2．传染病传播的三个基本条件是什么？

3．艾滋病的传播途径有哪些？

第二部分

外科护理学

第一章

水、电解质、酸碱平衡失调

 复习要求

1. 掌握：各种脱水、低钾血症、代谢性酸中毒的概念、临床表现、护理措施。
2. 熟悉：体液正常代谢；高钾血症的临床表现、护理措施。
3. 了解：各种脱水、高钾血症的病因，辅助检查。

考点详解

一、体液的正常代谢

正常体液平衡包括水的平衡、电解质平衡和酸碱平衡。

（一）水平衡

正常成年男性的体液约占体重的 60%（女性的约占体重的 55%），其中细胞内液约占 40%（女性约占 35%），细胞外液约占 20%。

$$体液 \begin{cases} 细胞内液（成年男性约占体重的 40\%，成年女性约占 35\%） \\ 细胞外液 \begin{cases} 血浆（5\%） \\ 组织液（15\%） \end{cases} \end{cases}$$

一般正常成年人 24 h 水的出入量均为 2 000～2 500 mL（见表 2-1-1）。

表 2-1-1　正常成年人 24 h 出入水量

每天入水量/mL		每天出水量/mL	
饮水：1 000～1 500	显性失水	尿液：1 000～1 500	
食物含水：700		粪便含水：200	
内生水：300	非显性失水	呼吸蒸发：300	
	（无形失水）	皮肤蒸发：500	
总入水量：2 000～2 500		总出水量：2 000～2 500	

（二）电解质平衡

细胞外液的主要阳离子是 Na^+，主要阴离子是 Cl^-、HCO_3^- 和蛋白质。细胞内液的主要阳离子是 K^+，主要阴离子是 HPO_4^{2-} 和蛋白质。

在正常情况下，细胞内液与细胞外液的渗透压相等，均为 290～310 mmol/L。

水和电解质的平衡主要通过肾脏调节。肾的调节功能又受到抗利尿激素（ADH）和醛固酮（ADS）的影响。

（三）酸碱平衡

正常人体液的 pH 为 7.35～7.45，主要通过 3 个方面进行调节：缓冲系统（含量大、速度快，但作用时间短暂），呼吸调节（调节挥发性酸）和肾调节（肾脏在酸碱平衡调节系统中作用最重要）。

二、水和钠代谢失调

水和钠的关系十分密切，脱水的同时多伴有缺钠，临床上根据脱水与缺钠的程度的不同，将脱水分为高渗性脱水、低渗性脱水和等渗性脱水三类。

（一）高渗性脱水

高渗性脱水也称原发性脱水。脱水多于缺钠，血清钠高于正常范围，细胞外液呈高渗状态。细胞内水分向外溢出而造成细胞内脱水甚于细胞外。主要病因：①水分摄入不足；②水分排出过多。实验室检查：血液浓缩，血清钠升高（血清钠＞150 mmol/L），尿密度增高。

根据临床表现可分为轻度、中度、重度 3 度，脱水临床分度的评估见表 2-1-2。

表 2-1-2　脱水临床分度的评估

程　度	临　床　特　点	失水量占体重的百分比
轻度脱水	除口渴外，并无其他症状	2%～4%
中度脱水	严重口渴，尿少，出现脱水征（黏膜干燥、眼窝内陷、皮肤弹性下降），常伴烦躁不安	4%～6%
重度脱水	以上症状加重，伴神志不清、发热、躁狂、昏迷等神经系统症状，还可出现循环障碍的表现	6%以上

（二）低渗性脱水

低渗性脱水也称慢性脱水或继发性脱水。缺钠多于缺水，血清钠低于正常范围，细胞外液呈低渗状态。细胞外液中的水分向细胞内转移，引起细胞水肿或细胞内液量变化不大，而使细胞外液脱水严重（尤以组织间液脱水显著）。主要病因：①胃肠道消化液持续丧失，如严重腹泻、反复呕吐；②大面积烧伤创面慢性渗液或肠瘘等；③排钠过多；④失液后只注重补水，而未及时补钠等。实验室检查：血液浓缩，血清钠降低（血清钠＜135 mmol/L），尿密度降低。

一般无口渴，常出现恶心、呕吐、头晕、软弱无力等，根据临床表现及血清钠浓度可分为轻度、中度、重度 3 度，缺钠临床分度的评估见表 2-1-3。

表 2-1-3　缺钠临床分度的评估

程　度	临 床 表 现	血清钠（mmol/L）	缺钠/（g/kg）
轻度缺钠	头晕、乏力、食欲不振，手足麻木等，尿量正常或增多，尿密度降低，尿 Na^+ 及 Cl^- 含量下降	130～135	0.5
中度缺钠	除以上症状外，还有恶心、呕吐，皮肤弹性下降，眼球内陷，表情淡漠，直立性晕倒，血压不稳，尿量减少，尿密度低，尿 Na^+ 及 Cl^- 几乎无	120～130	0.5～0.75
重度缺钠	以上症状加重，并出现代谢性酸中毒、木僵、昏迷、休克等症状	＜120	0.75～1.25

（三）等渗性脱水

等渗性脱水也称急性脱水或混合性脱水，外科临床最常见。水和钠成比例丢失，细胞外液渗透压和血清钠浓度处于正常范围内，主要因体液持续急性丧失所致，如急性腹泻、急性肠梗阻、肠瘘，严重烧伤等。实验室检查血清钠浓度正常，血液浓缩，尿密度基本正常。临床表现既有脱水症状（口渴不明显），又有缺钠症状（失液量达体重的 5% 时，即可出现血容量不足的症状）。

（四）护理措施

1. 协助医生进行病因治疗。

2. 液体疗法护理：注意补液量、液体种类、补液方法、补液监测 4 个方面的问题。

（1）补液量：注意以下 3 部分。①日需量（生理需要量）：一般成人每天需 2 000～2 500 mL；②失衡量（又称累积丧失量）：按脱水程度或补液公式估算，第 1 天补估算量的 1/2，余下 1/2 在第二天补给）；③继续损失量（又称额外丧失量）：原则为丢多少、补多少。

（2）液体种类：①日需量：一般成人每天须补氯化钠 4～6g，相当于生理盐水 500mL，葡萄糖 100～150 g，水分 2 000～2 500 mL，氯化钾 3～4g，相当于 10% 氯化钾溶液 30～40mL；②失衡量：根据脱水的类型补充相应的液体；③继续损失量：按丢失液体的性质补充，例如，体温每升高 1℃，丧失水分增加 3～5 mL/kg，大量出汗湿透一身衬衣裤，需补液约 1 000 mL（补低渗液，含氯化钠 0.25%～0.3%）；气管切开患者每天丧失水分约 800～1200mL，主要补 5% 葡萄糖溶液。

（3）补液方法：一般遵循先盐后糖、先胶后晶、先快后慢、交替输入、尿畅补钾的原则，但应根据病情灵活掌握。

（4）补液监测：保持输液通畅；记录液体出入量；观察治疗反应，进一步调整输液的速度、数量及液体种类。观察指标包括精神状态、脱水征象的恢复程度、生命体征、颈静脉充盈度、尿量（最重要）和中心静脉压（CVP）与实验室检查指标等。

三、钾代谢失调

体内的钾离子约 98% 存在于细胞内，细胞外液含钾量很低，血清钾浓度仅为 3.5～

5.5 mmol/L。血清钾＜3.5 mmol/L 为低钾血症；血清钾＞5.5 mmol/L 为高钾血症。临床上以低钾血症较为常见。

钾离子的生理作用：①维持神经肌肉兴奋性，维持心肌正常功能；②参与维持细胞的正常代谢；③维持细胞内液的渗透压及酸碱平衡。

（一）低钾血症

1．病因：钾摄入不足；钾排出过多；体内钾转移；碱中毒。

2．临床表现：常见表现有①肌无力（为最早的症状），先是四肢软弱无力，后波及躯干及呼吸肌，患者可出现吞咽困难、呛咳、呼吸困难甚至窒息等，还可伴有腱反射减弱或消失，严重时出现软瘫；②厌食、恶心、呕吐、腹胀、肠蠕动减弱或消失；③心悸、心动过速、心律不齐、血压下降，严重时出现心室颤动而停搏；④代谢性碱中毒及反常酸性尿。

3．辅助检查：血清钾＜3.5 mmol/L；心电图检查见 T 波低平或倒置，ST 段降低，Q-T 间期延长，严重时出现 U 波。

4．护理措施

（1）病情观察：观察生命体征、尿量、血钾和心电图，尤其是心室颤动的迹象。

（2）用药护理：及时补充钾盐，能口服者尽量口服（口服最安全），不能口服者应静脉补钾。

静脉补钾时必须遵循以下原则：

①尿畅补钾：成人尿量＞40mL/h 时方可补钾；②浓度不过高：钾盐浓度不可超过 0.3%；③速度不过快：成人静滴速度不可超过 60 滴/分；④补钾不过量：严重缺钾者每天补钾总量不超过 6～8 g（一般每日补氯化钾 3～6 g）；⑤严禁静脉推注。

（二）高钾血症

1．病因：钾摄入过多；钾排出减少；钾体内转移；酸中毒。

2．临床表现：无特异性，轻度者有短暂性的神经肌肉兴奋性增高，临床不易观察到，继续加重则可出现：①肢体软弱无力、感觉异常、神志淡漠或恍惚；②心动过缓，心律不齐，严重时出现舒张期心脏停搏；③微循环障碍：皮肤苍白、发冷、青紫、血压下降等。

3．辅助检查：血清钾＞5.5 mmol/L；心电图可见 T 波高尖，QRS 波群异常增宽，Q-T 间期缩短，PR 间期延长。

4．护理措施：限钾，降钾（包括纠正酸中毒），抗钾（静脉注射 10%葡萄糖酸钙溶液 20～30mL，缓解钾离子对心肌的毒性作用）。

四、酸碱平衡失调

血 pH＜7.35 时为酸中毒，血 pH＞7.45 时为碱中毒。凡因代谢性因素导致血 HCO_3^- 原发性降低或升高者，称为代谢性酸中毒或代谢性碱中毒；凡因呼吸性因素造成血 $PaCO_2$ 原发性升高或降低者，称为呼吸性酸中毒或呼吸性碱中毒。

以下仅描述代谢性酸中毒。

1．病因：体内酸性物质过多；体内碱性物质丢失过多。

2．临床表现：常见表现有：①呼吸深快（典型表现），有时呼气有烂苹果味（酮味）；②心律不齐，心音较弱，血压偏低，面部潮红，口唇樱红色（但休克时发绀）；③头痛、头昏、嗜睡，甚至昏迷。

3．辅助检查：血 pH<7.35、PaCO$_2$ 降低或正常、HCO$_3^-$ 下降，尿呈强酸性。

4．治疗要点：首先处理原发病，较轻的代谢性酸中毒即可自行纠正，血浆 HCO$_3^-$<15 mmol/L 者，酌情使用碱性药物改善酸中毒。

5．护理措施

（1）病情观察。

（2）治疗配合：①应用碱性药物：轻度者适当补液纠正脱水后多可好转；严重者须静脉补给碱性溶液，常用 5%碳酸氢钠溶液（护理时注意：5%碳酸氢钠溶液若用量在 200 mL 左右，可一次性静脉滴注；若用量较大，首次只给全量的 1/2；直接静脉滴注时滴速宜缓慢；碱性溶液内不宜加入其他药物；注意观察缺钙或缺钾症状的发生）。②积极治疗原发病：如纠正高热、脱水、休克、腹泻，改善肾功能等。

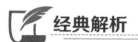 经典解析

1．外科临床上最常见的脱水类型为（　　）。

  A．原发性脱水   B．高渗性脱水

  C．低渗性脱水   D．等渗性脱水

【答案解析】本题应选 D。本题重点考查常见脱水类型。临床上根据脱水与缺钠的程度的不同，将脱水分为高渗性脱水、低渗性脱水和等渗性脱水三类，其中等渗性脱水也称急性脱水或混合性脱水，外科临床最常见。

2．代谢性酸中毒患者呼吸浅而慢。   （　　）

【答案解析】本题应判"错"。本题重点考查代谢性酸中毒的典型表现。代谢性酸中毒时体内 H$^+$浓度升高刺激呼吸中枢产生代偿反应，呼吸加深加快，故本题判"错"。

基础过关

一、名词解释

1．高渗性脱水   2．低渗性脱水

3．等渗性脱水   4．低钾血症

5．高钾血症   6．代谢性酸中毒

二、单项选择题

1．禁食的情况下人体最易缺乏的电解质是（　　）。

  A．钾   B．钠   C．钙   D．镁

2．细胞内液中主要的阳离子为（　　）。

  A．Na$^+$ B．K$^+$ C．Mg^{2+} D．Ca^{2+}

3．正常成年人 24 h 水的出入量约为（　　）。

  A．500~1 000 mL   B．1 000~1 500 mL

  C．1 500~2 000 mL   D．2 000~2 500 mL

4．成年男性细胞外液占体重的比例为（　　　）。

  A．5%   B．10%   C．15%   D．20%

5．急性脱水是指（　　　）。

  A．高渗性脱水   B．低渗性脱水

  C．等渗性脱水   D．大量失血

6．高渗性脱水患者的早期表现是（　　　）。

  A．高热   B．狂躁

  C．口渴   D．血压下降

7．低钾血症患者尿量需超过（　　　）mL/h 方可静脉补钾。

  A．20   B．30   C．40   D．50

8．低钾血症的临床表现不包括（　　　）。

  A．腹胀   B．表情淡漠、乏力

  C．腱反射亢进   D．反常酸性尿

9．下列情况可以引起高钾血症的是（　　　）。

  A．严重呕吐   B．大量注射葡萄糖

  C．挤压综合征   D．碱中毒

10．以下属于代谢性酸中毒典型临床表现的是（　　　）。

  A．血压下降   B．呼吸深快

  C．呼吸浅慢   D．尿量减少

三、判断题

1．细胞外液的主要阳离子是 Na^+，主要阴离子是 Cl^-、HCO_3^- 和蛋白质。 （　　　）

2．高渗性脱水首选的补充液体是生理盐水。 （　　　）

3．低钾血症患者心电图常出现 T 波高尖。 （　　　）

4．低钾血症补充钾盐，以口服途径最安全。 （　　　）

四、简答题

1．简述脱水患者进行液体疗法时，补液量由哪三部分组成？

2．静脉补液的原则是什么？

3．静脉补钾的原则是什么？

提升训练

一、名词解释

1．酸中毒   2．碱中毒

二、单项选择题

1．低渗性脱水的特点是（　　　）。

  A．失钠的比例小于失水   B．尿密度低、口不渴

  C．血清钠低于 145 mmol/L   D．极少发生循环血量不足

2. 气管切开患者每天需额外补充液体（　　）mL。

    A. 300　　　　　　　　B. 500　　　　　　　　C. 1 000　　　　　　　　D. 1 500

3. 中度低渗性脱水患者血清钠的浓度值为（　　）mmol/L。

    A. ＞135　　　　　　　　　　　　　　　B. 130～135

    C. 120～130　　　　　　　　　　　　　D. ＜120

4. 在静脉补钾时，200 mL 生理盐水中最多可加入 10%氯化钾的量是（　　）。

    A. 12 mL　　　　　　　　　　　　　　B. 10 mL

    C. 8 mL　　　　　　　　　　　　　　　D. 6 mL

5. 高钾血症引起心律失常时，静脉注射应首选的药物是（　　）。

    A. 10%硫酸镁溶液　　　　　　　　　　B. 5%碳酸氢钠溶液

    C. 10%葡萄糖酸钙溶液　　　　　　　　D. 利尿剂

6. 患者，男性，35 岁。严重腹泻，神情淡漠，反应迟钝。主诉全身无力、恶心、心悸，查体血钠为 140 mmol/L，血钾 2.8 mmol/L，可能的诊断是（　　）。

    A. 高渗性脱水　　　　　　　　　　　　B. 低渗性脱水

    C. 高钾血症　　　　　　　　　　　　　D. 低钾血症

7. 幽门梗阻患者最容易出现的体液平衡失调类型是（　　）。

    A. 高钾高氯性碱中毒　　　　　　　　　B. 低钾低氯性碱中毒

    C. 高钾低氯性酸中毒　　　　　　　　　D. 低钾高氯性酸中毒

8. 严重代谢性酸中毒补碱最常用的液体是（　　）。

    A. 5%葡萄糖溶液　　　　　　　　　　　B. 5%碳酸氢钠溶液

    C. 0.9%生理盐水　　　　　　　　　　　D. 全血

三、判断题

1. 细胞外液渗透压增高时抗利尿激素分泌增多，促使肾脏重吸收水分增加，使细胞外液渗透压恢复正常。　　　　　　　　　　　　　　　　　　　　　　　　（　　）

2. 低渗性脱水时细胞内液脱水严重，细胞外液脱水较轻。　　　　　　　　（　　）

3. 严重呕吐、腹泻，大量注射葡萄糖，酸中毒均可引起高钾血症。　　　　（　　）

4. 低钾血症早期可出现软弱乏力，腱反射亢进。　　　　　　　　　　　　（　　）

5. 代谢性酸中毒刺激毛细血管扩张，患者都会出现面部潮红的表现。　　　（　　）

四、简答题

1. 如何对高渗性脱水进行临床分度的评估？

2. 简述低钾血症的临床表现。

3. 代谢性酸中毒的临床表现是什么？

五、论述题

患者，男性，40 岁。体重 60 kg。患急性肠梗阻，表现为口渴，尿少，眼窝下陷，脉搏细速，呼吸深快。查体：BP 100/67 mmHg，血 HCO_3^- 13 mmol/L，pH 7.30，K^+ 3.5 mmol/L，Na^+ 140 mmol/L。入院后胃肠减压抽取胃肠液 500 mL。

问题：（1）该患者有哪些类型的体液失衡？

      （2）怎样补液？

第二章

外 科 休 克

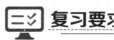 **复习要求**

1. 了解：休克的辅助检查、休克晚期的临床特点。
2. 熟悉：休克的概念、病因分类、临床分期、治疗要点。
3. 掌握：休克早期、休克期的临床表现、护理措施。

考点详解

休克是指机体受到强烈的致病因素侵袭后，由于有效循环血量减少、组织灌注不足、细胞缺血缺氧而致功能受损的临床综合征。

有效循环血量是指单位时间内通过心血管系统进行循环的血量，占全身血容量的80%～90%。有效循环血量的维护依赖充足的血容量、有效的心排血量、适宜的周围血管张力。

根据病因分为低血容量性、感染性、心源性、神经性和过敏性休克五类，其中低血容量性和感染性休克在外科最常见。

多器官功能障碍综合征（MODS）是休克患者死亡的主要原因。

（一）病因

常见于大出血（如上消化道出血、外伤性肝脾破裂等）、大面积烧伤、严重腹泻、严重呕吐、肠梗阻、急性腹膜炎、重症胆管炎等严重疾病。

（二）临床表现

1. 轻度休克（休克代偿期）：精神兴奋、烦躁不安、面色苍白、皮肤湿冷、脉搏细速、收缩压变化不大而脉压缩小、尿量减少。

2. 中度休克（休克抑制期）：表情淡漠、反应迟钝或神志不清，皮肤黏膜由苍白转为发绀或出现花斑，四肢厥冷，脉搏细速、血压下降且脉压较小，呼吸急促，尿量进一步减少，出现代谢性酸中毒。

3. 重度休克：以弥散性血管内凝血和多器官功能障碍综合征为特征，可出现无脉搏、无血压、无尿、昏迷及全身广泛出血倾向。

（三）辅助检查

1．血液检查：红细胞计数、血红蛋白值、血细胞比容、白细胞计数和分类等。

2．动脉血气分析。

3．中心静脉压（CVP）测定：反映右心房及胸腔内上、下腔静脉的压力，正常值为 $0.49\sim1.18$ kPa（$5\sim12$ cmH$_2$O）。

4．肺毛细血管楔压（PCWP）测定：反映肺静脉、左心房、左心室的功能状态，正常值为 $0.8\sim2.0$ kPa（$6\sim15$ mmHg）。

5．血清电解质测定。

6．DIC 的监测：测定血小板计数、凝血酶原时间及血浆纤维蛋白原量等。

（四）治疗要点

治疗原则：及时补足血容量，积极消除病因，纠正代谢紊乱，维护重要脏器功能，防治并发症。

（五）护理措施

1．病情观察：包括生命体征（血压降低是休克的主要表现之一，休克时，收缩压常低于 90 mmHg，脉压常低于 20 mmHg），神志、皮肤色泽和温度，尿量（反映肾血液灌注情况，是观察休克变化时简便而有效的指标）和中心静脉压等。

中心静脉压与血压对补液的监测见表 2-2-1。

表 2-2-1　中心静脉压与血压对补液的监测

中心静脉压	血　　压	原　　因	处 理 原 则
低	低	血容量严重不足	充分补液
低	正常	血容量不足	适当补液
高	正常	容量血管过度收缩	舒张血管
高	低	心功能不全/血容量相对过多	给强心剂，舒张血管，纠正酸中毒
正常	低	心功能不全/血容量不足	补液试验*

*补液试验：在 $5\sim10$ min 内经静脉快速滴入 250 mL 生理盐水，若血压升高而中心静脉压不变，提示血容量不足；若血压不变而中心静脉压升高 $3\sim5$ cmH$_2$O，提示心功能不全。

2．生活护理

（1）体位：一般采用平卧位或中凹卧位，将患者头部和躯干抬高 $15°\sim20°$，下肢抬高 $20°\sim30°$。

（2）吸氧：常规吸氧，控制氧流量为 $6\sim8$ L/min。

（3）保暖和降温：体温下降者应整体保暖，不得给患者采用热水袋等任何形式的局部体表加温。高热者应降温。

3．治疗配合

（1）补充血容量：又称扩容，是治疗休克的基本措施。方法是开放多路静脉输液：要注意药物间的配伍禁忌、药物浓度和滴速，用药后要及时记录。一般先输入晶体液（可选用平衡盐液或等渗盐水），再输入扩容作用持久的胶体液（如低分子右旋糖酐、血浆等）。

（2）应用血管活性药：血管活性药物主要包括血管扩张剂、收缩剂及强心剂。

应用血管活性药应从低浓度、慢速开始；按药量、浓度严格掌握输液速度，使血压维持稳定。血管扩张药必须在扩容和纠正酸中毒的基础上使用。静脉滴注血管收缩药时，要严防液体外渗造成局部组织坏死；出现液体外渗时，应立即更换输液部位，外渗部位用 0.25%普鲁卡因做血管周围组织封闭。强心剂使用过程中应注意观察心律变化及药物不良反应。

（3）处理原发病。

（4）纠正酸碱平衡失调。

（5）防治感染。

（6）维护重要脏器功能。

 ## 经典解析

1．绝大多数休克的共同发病机制是（　　）。

  A．心功能降低   B．血容量减少

  C．毛细血管床容量增加   D．有效循环血量锐减

【答案解析】本题应选 D。本题重点考查休克的发病机制。休克是指机体受到强烈的致病因素侵袭后，由于有效循环血量减少、组织灌注不足、细胞缺血缺氧而致功能受损的临床综合征。其中有效循环血量锐减为各类休克最主要的病理生理基础。

2．休克患者若体温较低，应及时用热水袋等进行局部体表加温。   （　　）

【答案解析】本题应判"错"。本题重点考查休克的护理措施。体温下降者应整体保暖，但不得给患者采用热水袋等任何形式的局部体表加温，以防引起烫伤及皮肤血管扩张，增加局部组织耗氧量而加重缺氧。故本题判"错"。

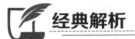 ## 基础过关

一、名词解释

1．休克   2．中心静脉压

二、单项选择题

1．中心静脉压（CVP）代表的是（　　）或胸腔内上、下腔静脉的压力。

  A．右心房   B．左心房

  C．右心室   D．左心室

2．下列休克代偿期的临床表现正确的是（　　）。

  A．收缩压稍低，脉快而弱，脉压减小

  B．收缩压正常，脉快有力，脉压增大

  C．收缩压稍低，脉快而弱，脉压正常

  D．收缩压稍升高，脉快有力，脉压减小

3．外科休克类型中最常见的是（　　）。

  A．低血容量性休克和心源性休克

  B．低血容量性休克和感染性休克

  C．过敏性休克和感染性休克

D．心源性休克和神经性休克

4．下列对休克患者的护理措施，错误的是（　　　）。

A．应用血管扩张药物应在扩容之后

B．应用血管活性药物应从低浓度慢速开始

C．患者一般采用中凹卧位

D．体温下降时应用热水袋加温

5．休克补充血容量时，一般宜首选（　　　）。

A．晶体液　　　　　　　　　　B．胶体液

C．右旋糖酐　　　　　　　　　D．血浆

6．在休克患者扩容时，血压正常，中心静脉压增高，应给予（　　　）。

A．强心药　　　　　　　　　　B．利尿剂

C．血管扩张药　　　　　　　　D．血管收缩药

7．治疗休克的最基本措施是（　　　）。

A．维护重要脏器功能

B．纠正酸碱失衡，应用肾上腺皮质激素

C．补充血容量

D．血管活性药物的应用

8．当中心静脉压、血压均偏低时，常提示的是（　　　）。

A．血容量严重不足　　　　　　B．容量血管过度收缩

C．心功能不全　　　　　　　　D．血容量相对过多

9．休克使用血管扩张剂必须具备的前提条件是（　　　）。

A．补足血容量　　　　　　　　B．心功能正常

C．先用血管收缩药　　　　　　D．先用强心药

10．某患者因上消化道大出血伴休克紧急入院抢救，下列护士采取的措施中不恰当的是（　　　）。

A．头低足高卧位　　　　　　　B．暂禁食

C．建立静脉通路　　　　　　　D．迅速交叉配血

三、判断题

1．补充血容量是治疗休克的第一措施。　　　　　　　　　　　　（　　　）

2．休克代偿期收缩压明显降低，舒张压不变，脉压缩小。　　　　（　　　）

3．当休克患者血压偏低、中心静脉压偏高时应充分补液。　　　　（　　　）

4．休克患者应用血管活性药物时，应从高浓度快速开始。　　　　（　　　）

四、简答题

1．休克代偿期的临床表现有哪些？

2．休克按照病因可以分为几种类型？

3．有效循环血量的维持依赖于什么？

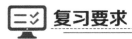

第三章

外 科 感 染

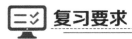

复习要求

1. 掌握：常见浅表软组织化脓性感染的临床表现及护理措施；破伤风的临床表现、发病特点及护理措施。

2. 熟悉：常见浅表软组织化脓性感染的治疗要点；破伤风的临床分期、治疗要点。

3. 了解：外科感染的概念、病因、分类与转归；破伤风的致病因素。

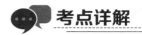

考点详解

一、概述

外科感染是指需要外科治疗的感染性疾病及发生在创伤、手术、器械检查后的感染。

外科感染的特点：①多与手术和损伤有关；②大部分是由多种菌群引起的混合感染；③多数有明显而突出的局部症状，常引起化脓、坏死等；④常需要手术处理。

（一）分类

1. 按致病菌和病变性质分为非特异性感染（又称化脓性感染或一般感染，最为常见。由一种或几种病菌共同导致，有一般感染的共同特征，即红、肿、热、痛和功能障碍）和特异性感染（指由一些特殊的细菌、真菌等引起的感染，该感染的特点是不同的病菌分别引起比较独特的病变）。

2. 按病程分为急性感染（病程小于 3 周）、慢性感染（病程大于 2 个月）和亚急性感染（病程介于 3 周与 2 个月之间）。

（二）病因

由致病微生物侵入人体，在组织内生存繁殖，导致组织与细胞损伤、坏死。致病菌的种类、数量、毒力、侵入途径及其产生的毒素是构成感染的重要因素，人体局部和全身抵抗力与感染的发生发展密切相关。当机体局部（如皮肤黏膜病变或破损，异物与坏死组织存在，管腔阻塞、内容物淤积，局部血流障碍或水肿、积液等）或全身情况（严重的损伤、大面积烧伤或休克，严重的营养不良、贫血、低蛋白血症，长期进行抗肿瘤治疗和使用免疫抑制剂等）出现异常时，易导致机体感染。条件性感染是指在人体局部或全身抵抗力降低的条件下，原居于人体内的一些未致病的菌群可以变成致病菌引起感染。

（三）转归

感染的转归受致病菌的数量、毒力，局部及全身抵抗力，是否经过及时正确的治疗及护理等因素的影响。常出现以下结果：①炎症局限；②炎症扩散；③转为慢性感染。

二、常见浅表软组织化脓性感染

（一）疖

疖为单个毛囊及其所属皮脂腺的急性化脓性感染。

1．病因：多由金黄色葡萄球菌引起。好发于颈项、头面、背部等毛囊和皮脂腺丰富部位。

2．临床表现：硬结→锥形隆起→脓栓。面部"危险三角区"内的疖如挤压或碰撞，易引起颅内化脓性海绵状静脉窦炎，后果严重，死亡率较高，因此禁忌挤压，避免碰撞。

3．治疗要点：尽早促使炎症消退。可涂抹 2% 的碘酊，或采用热敷、物理疗法；局部若有脓肿形成，则应及早排脓。

（二）痈

痈是多个相邻的毛囊及其周围组织的急性化脓性感染，或由多个疖融合而成。

1．病因：多由金黄色葡萄球菌引起，好发于颈部和背部。糖尿病患者发病率较高。

2．临床表现：紫红色浸润区→蜂窝状脓栓→火山口状坏死区；全身症状多明显。唇痈严重者张口困难，可引起颅内化脓性海绵状静脉窦炎。

3．治疗要点：卧床休息、加强营养，遵医嘱早期给予足量、有效的抗生素；病变范围较大者应及时手术切开引流，但唇痈禁忌切开引流、挤压，避免碰撞。

（三）急性蜂窝织炎

急性蜂窝织炎指皮下、筋膜下、肌间隙或深部疏松结缔组织的一种急性弥漫性化脓性感染。

1．病因：主要由乙型溶血性链球菌为主引起。

2．临床表现：表浅者局部症状明显；深部者局部红肿不明显，全身症状较重。对于口底、颌下和颈部的急性蜂窝织炎，应尽早切开减压，以防喉头水肿和压迫气管，引起窒息。

3．治疗要点：给予患者全身及局部治疗和护理。若局部形成脓肿，应尽早切开引流并清除坏死组织。

（四）丹毒

丹毒是皮肤网状淋巴管的急性炎症。

1．病因：致病菌为乙型溶血性链球菌。

2．临床表现：面部、下肢多见。局部红斑，压之褪色，界线清楚，向四周扩展较快，中心呈棕黄色，一般不化脓，全身症状明显。下肢丹毒反复发作可引起"象皮肿"。

3．治疗要点：做好床边隔离，接触患者后须洗手；换下的辅料应焚烧。

（五）脓性指头炎

脓性指头炎是指手指末节掌面皮下组织的化脓性感染。

1．病因：多因刺伤引起，致病菌多为金黄色葡萄球菌。

2．临床表现：局部肿胀、刺痛→剧烈搏动性疼痛→组织缺血坏死；有全身感染中毒症状。晚期发生末节指骨缺血坏死和慢性骨髓炎，须及早切开减压引流。

3．治疗要点：一旦出现跳痛、明显肿胀时，应及时在患指侧面纵行切开减压，以免末节指骨缺血坏死。

三、破伤风

破伤风是破伤风梭菌经由皮肤或黏膜伤口侵入人体，在缺氧环境下生长繁殖，产生毒素所引起的一种急性特异性感染。临床上以全身肌肉强直性收缩和阵发性痉挛为特征。

破伤风发生须具备三个条件：①破伤风梭菌直接侵入人体伤口内；②人体抵抗力低下；③具有厌氧环境。引起破伤风发病的是破伤风梭菌的外毒素，包括痉挛毒素和溶血毒素，其中痉挛毒素是致病的主要因素。

（一）临床表现

1．潜伏期：平均 6～10 d。潜伏期越短，病情越严重，预后也越差。

2．前驱期：一般持续 12～24 h，患者表现以乏力、头痛、咀嚼肌紧张、烦躁不安为主。

3．发作期：持续 3～4 周。典型症状是在肌紧张性收缩的基础上发生阵发性强烈痉挛。肌紧张性收缩的顺序为咀嚼肌（最早）→表情肌（面部肌）→颈项肌→背腹肌（躯干肌）→四肢肌→呼吸肌。与之相应的征象是张口困难（最早）→牙关紧闭→苦笑面容→颈项强直→角弓反张→呼吸困难或窒息。其主要特点为轻微刺激即可引起剧烈痉挛；患者神志始终清楚；一般无高热；但大量出汗。

主要死因为窒息、心力衰竭或肺部并发症。

（二）治疗要点

消除毒素来源，中和游离毒素，控制并解除痉挛，防治并发症。

（三）护理措施

1．病情观察：密切观察生命体征、痉挛与抽搐的发作次数、持续时间及有无伴随症状，并做好记录。

2．一般护理

（1）将患者安置在单人隔离病房，保持室内安静，尽量减少一切刺激。

（2）治疗及护理操作应尽量集中，可安排在使用镇静剂 30 min 后进行。

（3）应严格执行接触隔离制度。

3．对症护理

（1）呼吸道管理：对抽搐频繁、持续时间长、药物不易控制的患者，应尽早行气管切开，必要时进行人工辅助呼吸。

（2）控制痉挛：遵医嘱使用镇静、解痉药物；预防舌咬伤、肌腱断裂、骨折及关节脱位等。

4．用药护理

（1）维持体液和营养平衡。

（2）应用抗生素。

（3）中和血液中的游离毒素：使用破伤风抗毒素（TAT）或人体破伤风免疫球蛋白。

（四）健康教育

1．加强自我保护意识，避免皮肤损伤。

2．加强接生管理，严格无菌操作。

3．破伤风预防最有效的措施是注射破伤风类毒素。

4．凡有破损的伤口，均应清创处理，肌注破伤风抗毒素（TAT）1 500 单位，在伤后12 h 内使用，成人与儿童剂量相同。注射前常规做药敏试验，阳性者用脱敏法进行注射。

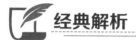 **经典解析**

1．患者，女性，14 岁。面部"危险三角区"长了一个疖，因怕影响形象而想自行挤破清除。护士应告诉患者这样做的后果是可能导致（　　）。

　　A．面部蜂窝织炎　　　　　　　　B．眼球内感染

　　C．上颌骨骨髓炎　　　　　　　　D．化脓性海绵状静脉窦炎

【答案解析】本题应选 D。本题重点考察疖的护理措施。面部"危险三角区"的疖如被挤压，致病菌可经内眦静脉、眼静脉进入颅内，引起化脓性海绵状静脉窦炎，严重者可危及生命。

2．破伤风患者治疗时，注射破伤风抗毒素的作用是（　　）。

　　A．控制和解除痉挛　　　　　　　B．中和游离毒素

　　C．保持呼吸道通畅　　　　　　　D．自动免疫

【答案解析】本题应选 B。本题重点考察破伤风的处理原则。破伤风早期，血液中的游离毒素未与神经组织结合，使用破伤风抗毒素可与游离毒素结合，从而预防破伤风的发生。

 基础过关

一、名词解释

1．疖　　　　　　　　　　　2．破伤风

二、单项选择题

1．面部的疖挤压后出现寒战、高热、头痛、呕吐、眼部红肿，首先应考虑（　　）。

　　A．颅内化脓性海绵状静脉窦炎　　B．眼部蜂窝织炎

　　C．上颌骨骨髓炎　　　　　　　　D．脓肿

2．痈的好发部位不包括（　　）。

　　A．上唇　　　　　　　　　　　　B．颈项

　　C．肩背　　　　　　　　　　　　D．臀部

3．在软组织化脓性感染中，有接触传染性，须隔离的是

　　A．疖　　　　　　　　　　　　　B．痈

　　C．急性蜂窝织炎　　　　　　　　D．丹毒

4．丹毒的发病特点不包括（　　）。

　　A．致病菌为溶血性链球菌　　　　B．局部化脓症状突出

C．面部、下肢多见　　　　　　　　　　D．可引起接触性传染

　　5．患者，女，50岁。因颈部蜂窝织炎入院，颈部肿胀明显，护理时应特别注意观察患者的（　　　）。

　　　　A．呼吸　　　　　　　　　　　　　　B．脉搏

　　　　C．意识　　　　　　　　　　　　　　D．体温

　　6．脓性指头炎典型的临床表现是（　　　）。

　　　　A．手指发麻　　　　　　　　　　　　B．搏动性跳痛

　　　　C．寒战、发热　　　　　　　　　　　D．晚期疼痛加剧

　　7．脓性指头炎如治疗不及时，后期可能会发展为（　　　）。

　　　　A．甲沟炎　　　　　　　　　　　　　B．关节炎

　　　　C．指骨坏死　　　　　　　　　　　　D．腱鞘炎

　　8．下列关于脓性指头炎切开引流的叙述，正确的是（　　　）。

　　　　A．在患指侧面横形切开　　　　　　　B．在患指侧面纵形切开

　　　　C．在患指背侧切开　　　　　　　　　D．在患指掌侧切开

　　9．破伤风患者最早出现的典型症状是（　　　）。

　　　　A．角弓反张　　　　　　　　　　　　B．苦笑面容

　　　　C．张口困难　　　　　　　　　　　　D．肢体抽搐

　　10．破伤风患者最早出现痉挛的肌肉是（　　　）。

　　　　A．咀嚼肌　　　　　　　　　　　　　B．面部肌

　　　　C．颈项肌　　　　　　　　　　　　　D．呼吸肌

　　11．患者，男，26岁，左足被铁钉扎伤21 d，10 d前开始出现牙关紧闭，苦笑面容，角弓反张，但神志清楚，3 d前开始出现高热39.5℃，考虑患者发生了（　　　）。

　　　　A．毒血症　　　　　　　　　　　　　B．破伤风

　　　　C．脓毒症　　　　　　　　　　　　　D．蜂窝织炎

　　12．针对开放性损伤，预防破伤风的有效措施是（　　　）。

　　　　A．彻底清创不缝合　　　　　　　　　B．彻底清创并注射破伤风抗毒素

　　　　C．彻底清创并注射破伤风类毒素　　　D．彻底清创并注射青霉素

　　13．下列关于破伤风患者临床表现特点的描述，正确的是（　　　）。

　　　　A．轻微刺激即可诱发　　　　　　　　B．明显高热

　　　　C．发作时患者常昏迷　　　　　　　　D．一般出汗较少

　　14．护士为破伤风患者处理伤口后，换下的敷料应（　　　）。

　　　　A．统一填埋　　　　　　　　　　　　B．高压灭菌

　　　　C．集中焚烧　　　　　　　　　　　　D．日光暴晒

三、判断题

　　1．丹毒多由金黄色葡萄球菌引起，患处须及时切开引流。　　　　　　　　（　　　）

　　2．唇痈可导致患者张口困难，须及时切开引流。　　　　　　　　　　　　（　　　）

　　3．丹毒好发于面部及下肢，很少引起组织坏死和化脓。　　　　　　　　　（　　　）

　　4．脓性指头炎常发生于手指末节掌面皮下组织。　　　　　　　　　　　　（　　　）

　　5．痉挛毒素是破伤风致病的主要因素。　　　　　　　　　　　　　　　　（　　　）

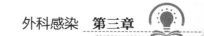

四、简答题

1．简述破伤风的治疗要点。

2．破伤风发作期的典型表现及特点有哪些？

第四章

损 伤

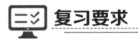 **复习要求**

1. 掌握：创伤的临床表现、护理措施，清创术的时机；烧伤面积的计算、烧伤深度和程度的估计，抗休克治疗的护理措施。

2. 熟悉：创伤的治疗要点；烧伤的病程分期、现场急救措施、烧伤创面常用的护理方法及烧伤病房的要求。

3. 了解：损伤的分类、伤口愈合的类型及烧伤的病因。

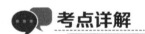 **考点详解**

一、概述

损伤是指外界致伤因素作用于人体所造成的组织破坏和生理功能障碍。

（一）分类

1. 按原因分类：机械性损伤（最常见）、物理性损伤、化学性损伤、生物性损伤。

2. 按皮肤、黏膜的完整性分类：闭合性损伤包括挫伤、扭伤、挤压伤（机体或躯干肌肉丰富部位较长时间受钝力挤压，严重时肌肉组织广泛缺血、坏死、变性，随之坏死组织的分解产物吸收，有可能发生挤压综合征，出现高钾血症和急性肾衰竭）、爆震伤；开放性损伤包括擦伤、刺伤、切割伤、裂伤、撕脱伤、砍伤、火器伤。

3. 按受伤的部位分类：颅脑损伤、胸部损伤、腹部损伤、泌尿系统损伤等。

（二）伤口的愈合

1. 伤口的愈合过程：炎症期（3～5 d）、增生期（1～2 周）、塑形期（约 1 年）。

2. 伤口愈合类型

（1）一期愈合：组织修复以原来的细胞为主。多见于边缘整齐、缺损少、无感染的伤口。

（2）二期愈合：组织修复以纤维组织为主，又称瘢痕愈合。多见于伤口大、组织缺损多、创缘不整、污染严重或感染的伤口。

3. 影响伤口愈合的因素

（1）全身因素：年龄及营养不良；慢性消耗性疾病；药物的应用（如大量使用肾上腺

皮质激素和抗癌药物）；免疫功能低下等。

（2）局部因素：伤口感染、伤口内有血肿或异物、局部血液循环障碍、治疗处理措施不当等。

二、机械性损伤（创伤）

创伤是指机械性致伤因素作用于人体所造成的组织破坏和生理功能障碍。

（一）临床表现

1. 局部表现

（1）伤处疼痛、压痛、局部肿胀、皮下瘀斑和功能障碍。

（2）开放性损伤还可见伤口和出血。

（3）若合并重要血管、神经和内脏损伤，则有其特殊表现。

2. 全身表现：轻伤无。较重者出现发热、脉快、食欲不振、乏力、体重减轻等。严重损伤可发生休克，伴有内脏损伤者出现相应症状和体征。

（二）急救

1. 急救原则：抢救生命第一，恢复功能第二，顾全解剖完整性第三。

2. 具体措施：心肺复苏、保持呼吸道通畅、控制出血（使用止血带注意标注使用的时间，每隔 1 h 放松 1 次，每次 1～2 min。胸、腹部出血者需加压包扎止血）、包扎伤口、骨折固定和尽快转运。

（三）治疗要点

1. 全身疗法：积极抗休克，如有内脏损伤应及时处理。开放性损伤要使用有效抗生素预防感染，常规注射 TAT（破伤风抗毒素）。

2. 局部治疗

（1）闭合性损伤如无内脏合并伤，多不需特殊处理。

（2）开放性损伤应及早施行清创术。

（3）伤口已感染者应及早应用抗生素，加强换药，促使其二期愈合。

（4）合并内脏损伤者按脏器损伤处理。

（四）护理措施

1. 闭合性损伤的护理

（1）局部制动，抬高患肢。

（2）局部早期冷敷，减少血管渗出，24 h 后改用热敷，促进血肿吸收。

（3）合理使用活血化瘀药物，缓解疼痛，促进功能恢复。

（4）配合理疗和功能锻炼。

2. 开放性损伤的护理：及时清创。开放性损伤应力争在伤后 6～8 h 内施行清创术，此时是施行清创术的最佳时机。

三、烧伤

烧伤是由热力、化学物品、电流、放射线等作用于人体所引起的损伤，以热力烧伤多见，约占80%。

（一）病因及发病机制

皮肤受热力作用后出现的局部和全身病理变化，取决于热源的温度、受热的面积、深度及受热的时间。

（二）临床表现

1. 伤情判断

（1）烧伤面积的计算。

① 中国九分法见表2-4-1，适用于大面积烧伤计算。

表2-4-1　中国九分法

部　位	成人面积/%	儿童面积/%
头颈	9×1=9（发部3、面部3、颈部3）	9+（12-年龄）
双上肢	9×2=18（双手5、双前臂6、双上臂7）	9×2
躯干	9×3=27（腹侧13、背侧13、会阴1）	9×3
双下肢	9×5+1=46（臀部5*、双足7*、双小腿13、双大腿21）	46-（12-年龄）

注意：*女性臀部和双足各占6%；Ⅰ度烧伤不计入烧伤面积。为便于记忆，可编成如下口诀：三三三，五六七，十三十三会阴一，五七十三二十一，中国九分要牢记。

② 手掌法：患者五指并拢的单掌面积为其体表面积的1%，适用于小面积或面积不规则的烧伤计算。

（2）烧伤深度的估计见表2-4-2。

表2-4-2　烧伤深度的估计

深度分类	临床表现	局部感觉
Ⅰ度	红斑，轻度红、肿，干燥，无水疱	烧灼感
浅Ⅱ度	水疱较大、疱皮薄，去疱皮后创面潮湿、鲜红、水肿明显	剧痛、感觉过敏
深Ⅱ度	水疱小、疱皮厚，基底苍白、水肿，干后可见网状栓塞血管	痛觉迟钝
Ⅲ度	蜡白、焦黄或炭化，呈皮革状，干后可见树枝状栓塞血管	痛觉消失

（3）烧伤严重程度分类见表2-4-3。

表2-4-3　烧伤严重程度分类

烧　伤	轻　度	中　度	重　度	特重度
Ⅱ度面积	<10%	11%～30%	—	—
Ⅱ～Ⅲ度总面积	—	—	31%～50%	>50%
Ⅲ度面积	—	<10%	11%～20%	>20%

注意：如伴有呼吸道烧伤、复合伤、休克、化学中毒等并发症，虽面积不足，但也应作为重度或特重度烧伤处理。

2. 临床病程分期

（1）休克期：大面积烧伤，伤后2～3 h体液渗出最快，伤后8 h达到高峰，伤后36～48 h渗出液体开始回吸收。由于体液大量外渗，易发生低血容量性休克。休克期的经过是否平稳，是影响整个病程及其预后的关键。

（2）感染期：伤后第3天进入此期。①伤后3～7 d（早期脓毒症）；②伤后2～3周（中期脓毒症）；③伤后 1 个月后（晚期脓毒症）。致病菌以金黄色葡萄球菌和铜绿假单胞菌最常见。感染是烧伤死亡的主要原因。

（3）修复期：烧伤创面修复在伤后 5～8 d 开始。

（三）治疗要点

现场抢救患者应尽快脱离火源，处理紧急状况。入院后小面积烧伤多在门诊清创、包扎；大面积烧伤，头面部、会阴部烧伤需住院治疗。

治疗原则：防治休克；妥善处理创面，促进功能恢复；防治感染及其他并发症。

（四）护理措施

1．现场急救：消除致伤原因，保护创面，预防休克，保持呼吸道通畅，迅速转运。

2．小面积烧伤护理：临床最常见，主要为局部处理。伤后立即冷水冲洗或浸泡，减轻组织损伤。Ⅰ度烧伤护理时，创面涂以京万红软膏、烧伤软膏，保持创面清洁。浅Ⅱ度烧伤护理时，水疱未破者用无菌注射针头做多处穿刺引流，保护创面避免污染；水疱已破并有移位者应剪除，涂以烧伤软膏，用无菌敷料覆盖。深Ⅱ度与Ⅲ度烧伤护理时，创面坏死皮肤与组织应去除，然后根据烧伤部位、面积、深度及条件采用暴露或包扎疗法，应用抗生素、止痛剂和 TAT。

3．大面积烧伤护理

（1）休克的治疗：通过补液以补充血容量。

① 补液量：按照患者的烧伤面积和体重计算。伤后第 1 个 24 h 补液量：成人每公斤体重每 1%（Ⅱ～Ⅲ度）烧伤面积，应补给电解质液和胶体液共 1.5 mL（儿童 1.8 mL、婴儿 2.0 mL）。电解质液与胶体液之比 1：0.5，大面积、严重烧伤者其比例为 0.75：0.75。另外加上每日需要量 2 000～2 500 mL。其补液公式为：补液量=烧伤面积（%）×体重（kg）×1.5 mL+（2 000～2 500）mL。

第 2 个 24 h 补液量：胶体液与电解质液均为第 1 个 24 h 的 50%，基础需要量不变。

② 补液种类：电解质液首选平衡盐溶液；胶体液首选血浆。

③ 补液方法：烧伤后第 1 个 8 h 渗出最快，故当日输入的胶体和电解质溶液总量的 1/2 要在前 8 h 内输完，其余的在后 16 h 内输入。为保证输液通畅，严重烧伤患者需行静脉穿刺或切开。

④ 检测指标：肾功能正常者，尿量是判断血容量是否充足的简便、可靠的指标。可根据尿量的多少来调整补液量，成人尿量要维持在 30～50 mL/h，小儿不低于 1 mL/（kg·h）。同时注意脉搏、血压、呼吸、精神状态及中心静脉压的监测。

（2）创面护理：正确处理创面和做好创面护理是预防和控制感染、促进创面愈合、防止创面脓毒症的关键。具体包括早期清创（清创按头部、四肢、胸腹部、背部和会阴部的顺序进行；浅Ⅱ度水疱，较小的不予处理，较大者在低位剪开引流；深Ⅱ度水疱全部剪除；Ⅲ度焦痂的坏死组织全部剪除）、包扎疗法（适用于四肢烧伤、小面积烧伤、病房保温条件差的患者）、暴露疗法（适用于头颈部、会阴部及严重感染和大面积烧伤的患者）、浸浴疗法、植皮手术、创面脓毒症的护理及烧伤病房的管理。

烧伤病房管理的要求为：①具有良好的消毒隔离条件；②专人护理，严格隔离；③定时空气消毒；④室内温度保持 28～32℃，相对湿度保持在 50%左右；⑤病室配备抢救设备、用品及药物。

经典解析

大面积烧伤后体液渗出的高峰是伤后（　　）h。

    A. 2～3　　　　　　B. 8　　　　　　C. 12～36　　　　　　D. 38

【答案解析】本题应选 B。本题重点考查大面积烧伤后体液渗出的特点。大面积烧伤，伤后 2～3 h 体液渗出最快，伤后 8 h 达到高峰，伤后 36～48 h 渗出液体开始回吸收。

基础过关

一、名词解释

1. 损伤　　　　　　　　　　　2. 创伤

3. 挤压伤

二、单项选择题

1. 发病率最高的损伤类型是（　　）。

    A. 机械性损伤　　　　　　　　　B. 物理性损伤

    C. 化学性损伤　　　　　　　　　D. 生物性损伤

2. 下列不是开放性损伤的是（　　）。

    A. 挫伤　　　　　　　　　　　　B. 割伤

    C. 刺伤　　　　　　　　　　　　D. 火器伤

3. 患者，男，28 岁。右外踝软组织损伤 6 h，局部青紫、肿胀，目前应采取的措施是（　　）。

    A. 湿热敷　　　　　　　　　　　B. 冰袋冷敷

    C. 红外线灯照射　　　　　　　　D. 局部按摩

4. 患者，男，32 岁。因工程塌方被石板压迫 6 h，伤肢严重肿胀，组织广泛坏死。该损伤属于（　　）。

    A. 挤压伤　　　　　　　　　　　B. 扭伤

    C. 挫伤　　　　　　　　　　　　D. 冲击伤

5. 容易引起急性肾衰竭的损伤是（　　）。

    A. 严重裂伤　　　　　　　　　　B. 严重切割伤

    C. 严重挤压伤　　　　　　　　　D. 严重撕脱伤

6. 外伤后，施行清创术的最佳时机是伤后（　　）。

    A. 6～8 h 内　　　　　　　　　　B. 8～12 h 内

    C. 12～16 h 内　　　　　　　　　D. 16～24 h 内

7. 患者，女，56 岁。行走时不幸绊倒 2 h，手掌、手腕部、膝盖部挫伤。下列处理方法错误的是（　　）。

    A. 局部制动　　　　　　　　　　B. 抬高患肢

    C. 血肿加压包扎　　　　　　　　D. 早期局部热敷

8. 患者，女，25 岁。车祸导致面部开放性伤口。经清创缝合后，暂时入院观察，应采取的体位是（　　）。

A．膝胸位　　　　　　　　　　　　B．俯卧位

C．半坐卧位　　　　　　　　　　　D．侧卧位

9．烧伤后休克期，护士调整补液速度最有效的观察指标为（　　　）。

A．意识　　　　　　　　　　　　　B．尿量

C．血压　　　　　　　　　　　　　D．末梢循环

10．下列不属于深Ⅱ度烧伤的特点的是（　　　）。

A．创面有或无水疱　　　　　　　　B．创面痛觉迟钝

C．可见树枝状栓塞血管　　　　　　D．如无感染，3～4周可愈合

11．患者，男性，10岁。两下肢（包括臀部）烧伤，其烧伤面积为（　　　）。

A．39%　　　　　　　　　　　　　B．44%

C．46%　　　　　　　　　　　　　D．48%

12．患者，男，36岁。头颈面部及双上肢烧伤，创面可见小水疱，其疱壁较厚，去除疱壁后，基底部呈红白相间，疼痛迟钝，该患者烧伤深度是（　　　）。

A．Ⅰ度　　　　　　　　　　　　　B．浅Ⅱ度

C．深Ⅱ度　　　　　　　　　　　　D．Ⅲ度

13．患者，男，35岁。体重65 kg，烧开水时不慎烫伤右上肢、双下肢（不包括臀部），大水疱，剧烈疼痛，部分皮肤脱落，创面渗出。该患者烧伤深度和面积为（　　　）。

A．浅Ⅱ度50%　　　　　　　　　　B．深Ⅱ度50%

C．浅Ⅱ度55%　　　　　　　　　　D．深Ⅱ度55%

14．大面积烧伤休克期输液治疗的起算时间为（　　　）。

A．受伤时间　　　　　　　　　　　B．入院时间

C．清创开始时间　　　　　　　　　D．入病房时间

15．患者，女性，40岁。大面积烧伤后5 h入院。心率120次/分，血压70/50 mmHg，尿少。发生上述状况最可能的原因是（　　　）。

A．大量红细胞丧失造成肺换气障碍

B．大量水分蒸发造成脱水

C．疼痛导致的生理反应

D．大量体液从血管内渗出引起低血容量休克

16．下列属于重度烧伤的是（　　　）。

A．Ⅱ度烧伤面积27%

B．烧伤总面积为52%，其中Ⅲ度6%

C．烧伤总面积为25%，其中Ⅲ度9%

D．烧伤总面积为23%，其中Ⅲ度13%

三、判断题

1．创伤急救时以恢复功能作为第一原则。　　　　　　　　　　　　　（　　　）

2．使用止血带时，应每隔2 h放松1次，每次1～2 min。　　　　　　（　　　）

3．烧伤早期出现休克多由于伤口暴露、细菌入侵所致。　　　　　　　（　　　）

4．深Ⅱ度烧伤的临床特点是水疱较小，痛觉灵敏。　　　　　　　　　（　　　）

5．浅Ⅱ度烧伤时水疱体积较大，患者疼痛剧烈。　　　　　　　　　　（　　　）

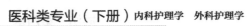
6. 在烧伤抗休克治疗时，尿量是判断血容量是否充足的简便、可靠的指标。 （　　）

四、简答题

1. 简述创伤现场急救的原则与措施。
2. 简述烧伤深度的估计依据。
3. 简述中国九分法的内容。
4. 烧伤患者现场急救的措施有哪些？

第五章

肿　瘤

 复习要求

1. 掌握：肿瘤的概念和恶性肿瘤的临床表现、护理措施。
2. 熟悉：肿瘤的分类和恶性肿瘤的病理生理、辅助检查及预防。
3. 了解：恶性肿瘤的病因、治疗要点及健康教育。

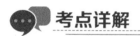 **考点详解**

一、概述

肿瘤是机体细胞在内、外致瘤因素的长期作用下，发生过度增殖及异常分化所形成的新生物。

肿瘤根据生长特性和对身体危害程度可分为良性肿瘤、恶性肿瘤及交界性肿瘤三种。良性肿瘤一般称为瘤，生长缓慢，病程长，有完整包膜，和周围组织分界清楚，多呈膨胀性生长。恶性肿瘤来源于上皮组织者称为"癌"，来源于间叶组织者称为"肉瘤"，胚胎性肿瘤常称为母细胞瘤，如肾母细胞瘤。恶性肿瘤生长快，病程短，多无完整包膜，呈浸润性生长，侵犯周边组织器官，还可以发生远处转移，对机体危害性大。另有少数肿瘤的组织形态和生物学行为介于良性、恶性之间，称为交界性肿瘤，如唾液腺混合瘤等。

二、恶性肿瘤

（一）病因

病因迄今尚未完全明了。目前认为肿瘤是由外界因素和机体因素的相互作用引起的，是多因素协同作用的结果。

1. 外界因素

（1）物理因素：如电离辐射和紫外线与皮肤癌相关；石棉纤维沉积在肺，长期慢性刺激可致肺癌。

（2）化学因素：肯定致癌物如氮芥、联苯胺、多环芳香羟类化合物、氯乙烯、石棉、砷、铬等；可能致癌物如亚硝胺、黄曲霉素等，黄曲霉素易污染粮食，可致肝癌、肾癌、胃与结肠的腺癌；潜在致癌物如烷化剂、氨基偶氮类染料等。

（3）生物因素：主要是病毒，另外少数寄生虫和细菌亦与癌症的发生有关。

2．机体因素：遗传因素、内分泌因素、免疫因素、心理及社会因素。

（二）病理生理

1．恶性肿瘤的发生和发展：一般可分为癌前期、原位癌及浸润癌三个阶段。癌前期表现为上皮增生明显，伴有不典型增生；原位癌通常指癌变细胞限于上皮层、未突破基膜的早期癌；浸润癌指原位癌突破基膜向周围组织浸润、发展，破坏周围组织的正常结构。

2．细胞分化：恶性肿瘤细胞分为高分化、中分化和低分化（或未分化）三类。高分化细胞形态接近正常，恶性程度低；低分化细胞分裂较多，恶性程度高；中分化的细胞形态和恶性程度介于两者之间。分化程度高低直接影响预后。

3．转移方式：恶性肿瘤易发生转移，其转移方式有四种：①直接蔓延：肿瘤从原发部位直接侵入周边的组织器官；②淋巴转移：癌的主要转移途径；③血行转移：肉瘤的主要转移途径；④种植转移：肿瘤细胞脱落后在体腔或空腔脏器内发生的转移。

4．肿瘤分期：肿瘤分期目前采用国际抗癌联盟（UICC）制定的 TNM 分期法。T 指原发肿瘤，N 指区域淋巴结，M 指远处转移。

（三）临床表现

一般早期都无明显症状，中晚期出现局部症状和全身表现。

1．局部症状

（1）肿块：是体表和浅处肿瘤最常见的症状，也是患者就诊的常见原因之一。恶性肿瘤肿块呈不规则形，表面凸凹不平，与基底组织粘连，与周边组织分界不清，不易推移，生长较快。深处或内脏的肿块不易触及，但可出现压迫脏器或空腔器官梗阻症状。

（2）疼痛：恶性肿瘤早期一般无疼痛或疼痛较轻，疼痛性质不一。当肿瘤生长到一定程度，如压迫、阻塞、膨胀等会引起较明显疼痛，且常难以忍受。

（3）溃疡：体表及空腔脏器的恶性肿瘤部分因生长过快，血供不足而继发坏死，或因继发感染而发生溃烂，恶性溃疡呈火山口状或菜花状，有较多坏死组织，易出血，有恶臭的血性分泌物。

（4）出血：溃疡或肿瘤破裂可导致出血。体表肿瘤出血可直接发现，脏器肿瘤如上消化道肿瘤可有呕血、黑便；肺癌可有咯血或血痰等；肝癌破裂可发生腹腔内出血。

（5）梗阻：恶性肿瘤在空腔脏器内生长或压迫邻近器官，造成空腔脏器不同程度的梗阻而出现相应的表现。如呼吸道、消化道、胆道、泌尿道肿瘤引起腔道梗阻时可出现相应的呼吸困难、腹胀、呕吐、黄疸或尿潴留等症状。

（6）浸润及转移症状：肿瘤沿淋巴途径转移至淋巴结，可出现区域淋巴结肿大；血行转移至骨可有疼痛或病理性骨折；转移到肺可引起胸水；转移到肝可引起腹水。

2．全身表现：恶性肿瘤患者中晚期因肿瘤生长较快而消耗较多能量，饮食减少，消化吸收不良，疼痛或精神因素妨碍休息等而出现极度消瘦、乏力、贫血等恶病质表现。恶病质常是晚期全身衰竭的表现，消化道肿瘤可较早发生。

（四）辅助检查

1．实验室检查

（1）血、尿、粪常规检查：阳性结果常可为肿瘤的诊断提供线索。

（2）免疫学检查：甲胎蛋白（AFP）阳性对原发性肝癌的诊断有意义；癌胚抗原（CEA）有助于结肠癌的诊断，并可用于判断疗效、复发及预后。

（3）血清学检查：动态观察与监测有助于肿瘤的诊断与鉴别、判断疗效与预后。

2. 影像学检查：可明确有无肿块及性状，在肿瘤诊断中有十分重要的作用。

3. 内镜检查：可直接窥视肿瘤的大体改变，钳取部分组织或细胞样本进行病理组织学检查。

4. 病理学检查：包括组织学检查和细胞学检查，是目前确定肿瘤诊断的最可靠的方法。

（五）治疗要点

1. 治疗原则：多数肿瘤以手术为主，辅以放射线治疗、化学药物治疗、中医药治疗、生物治疗、内分泌治疗等的综合治疗。

2. 主要措施

（1）手术治疗：①根治性手术：切除包括原发癌所在器官的部分或全部，连同周围正常组织和区域淋巴结，适用于早、中期患者；②姑息手术：适用于晚期癌症已有远处转移或肿块无法切除的患者，目的在于解除或减轻局部症状。

（2）化学药物治疗：简称化疗，是一种应用化学药物杀灭恶性肿瘤细胞或组织的治疗方法。

（3）放射治疗：简称放疗，是利用放射线破坏或杀灭肿瘤细胞，从而达到治疗目的一种方法。有外照射和内照射两种方法。

3. 生物治疗：包括免疫治疗和基因治疗。免疫治疗通过调节人体防御系统，提高免疫功能，达到抗肿瘤的效果；基因治疗是通过改变基因结构及功能等方法达到治疗的目的。

4. 内分泌治疗：某些肿瘤的发生与内分泌紊乱密切相关。通过增添激素或内分泌去势治疗，可收到较好疗效。

5. 中医中药治疗：应用中医扶正祛邪、化瘀散结等方法，提高机体的免疫力，抑制恶性肿瘤的生长，促进肿瘤患者的康复。

（六）预防

倡导三级预防的概念。①一级预防：病因预防，消除或减少可能的致癌因素，降低癌症的发生率，如保护环境，控制污染、加强劳动保护、纠正不良饮食和生活习惯，讲究心理卫生。②二级预防：早发现，早诊断，早治疗，可提高生存率，降低死亡率。如对高发地区和危险人群定期普查、治疗癌前期病变、重视早期症状等。③三级预防：治疗后的康复，重在对症，目标是提高生存质量、减少痛苦、延长寿命，如防治并发症、合理使用止痛剂和康复训练等。

（七）护理措施

1. 心理护理

恶性肿瘤患者的心理反应复杂而强烈，一般分为以下五期。

（1）震惊否认期：护理时应协助满足其生理需要，给予患者安全感，允许其有一定时间接受现实，但要小心防止意外事件发生。

（2）愤怒期：护士在接触患者时应理解其反应，对要做的检查或治疗详细解释；同时也让家属理解患者行为并协助引导其正视现实。

（3）磋商期：此期护理时，应维护患者自尊，尊重隐私，指导患者及家属规范治疗，进行必要的健康指导，增强患者对治疗的信心。

（4）抑郁期：给予患者更多关爱，诱导其发泄情绪，鼓励家人陪伴身旁。

（5）接受期：应加强与患者的交流，尊重其意愿，满足其需求，尽可能地帮助其提高生活质量。

2．疼痛护理

疼痛是恶性肿瘤患者中晚期的常见症状，控制疼痛是提高患者生活质量的重要方法。

（1）分散注意力。帮助患者安置合适体位，保持室内安静，可建议患者听音乐或看电视、书刊分散注意力，以缓解疼痛。

（2）遵医嘱给予止痛药。①按三级阶梯镇痛方案处理。一级镇痛法：疼痛较轻者，可用阿司匹林等非阿片类解热消炎镇痛药；二级镇痛法：适用中度持续性疼痛者，用可待因等弱阿片类药物；三级镇痛法：疼痛进一步加剧时，用阿片类药物，如吗啡、哌替啶等药。②癌性疼痛给药要点：口服、按时（非按需）、按阶梯、个体化给药。③患者自控镇痛：经静脉或硬脊膜外腔置管，再连接自控镇痛泵，设定自动连续给药。

3．手术护理

除按手术期患者的一般护理和常规护理外，还需注意：①重视向患者耐心解释手术的必要性，使之积极配合治疗；②在进行术前常规准备时，应减少对肿瘤的刺激，以免引起扩散；③手术过程严格无瘤技术，并对切下的肿瘤标本及时送病理检查；④手术后应重视器官残障和身体形象改变的护理，加强心理支持。

4．放疗护理

（1）放疗时易出现的毒副反应有：①皮肤黏膜受损；②照射器官功能障碍，如膀胱照射出现血尿等；③消化道反应，如恶心、呕吐、厌食、乏力等；④严重的毒副反应，如骨髓造血功能受抑制、血常规中白细胞和血小板计数明显下降等。

（2）护理：①保持照射区皮肤干燥，清洗时应动作轻柔，勿用力搓擦和使用肥皂，避免冷、热刺激和日光照射；穿着柔软棉质衣服并经常更换；若出现皮肤反应时及时处理。②放疗期间加强对所照射器官功能状况的观察，对症护理，如出现严重不良反应应及时报告医生，暂停放疗。③骨髓抑制：目前并无特别有效的预防和治疗方法。在化疗过程中，一般每周至少查 1 次血常规，若白细胞降至 $3×10^9/L$ 以下或血小板降至 $80×10^9/L$ 以下时应暂停放疗，并给予适当处理，如保护性隔离、限制活动等。

5．化疗护理

（1）化疗常见的毒副反应有：①骨髓抑制：出现白细胞、血小板计数减少；②消化道反应：如恶心、呕吐、食欲不振、腹痛、腹泻、口腔溃疡等；③部分患者有毛发脱落；④肝肾功能损害；⑤静脉炎等。

（2）应对处理：①每周检查血常规 1～2 次，如白细胞 $<3×10^9/L$，血小板 $<80×10^9/L$，应暂停化疗。②消化道反应轻者给予调节饮食，应用止吐药物减轻症状，重者应暂停用药。③告知停药后脱发会停止，头发可再度生长；化疗时，头部用冰袋收缩血管，可减轻脱发症状。④鼓励多饮水以促进排泄，减轻毒性反应。⑤合理安排给药顺序，掌握正确的静脉给药方法，减少对血管壁的刺激；有计划地从远端选择静脉并注意保护，妥善固定针头防止滑脱、药液外漏；如患者外周血管条件差，也可进行深静脉置管。

（八）健康教育

1．健康指导

（1）保持乐观的心态：树立战胜疾病的信心；鼓励器官残障和身体形象改变者以积极心态面对。

（2）维持平衡的膳食：高蛋白、高热量、高维生素饮食，同时还应多饮水、多食水果及粗纤维蔬菜。饮食应规律，不过度饮酒和吃辛辣刺激食物。

（3）适当的锻炼。

2．合理用药：康复期遵医嘱继续应用药物治疗，以保证疗效、预防复发和转移。

3．定期复查：治疗后最初 3 年至少每 3 个月到医院复查 1 次，3 年后每 6 个月复查 1 次，5 年后每年复查 1 次。

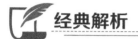

经典解析

癌主要的转移途径是（　　　）。

    A．淋巴转移　　　　　　　　　　　B．血行转移

    C．种植转移　　　　　　　　　　　D．直接蔓延

【答案解析】本题应选 A。本题重点考察恶性肿瘤的常见转移途径。大部分癌主要的转移途径为淋巴转移；大部分肉瘤主要的转移途径为血行转移。

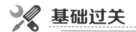

基础过关

一、名词解释

1．肿瘤　　　　　　　　　　　　　2．癌

3．肉瘤　　　　　　　　　　　　　4．交界性肿瘤

5．原位癌

二、单项选择题

1．肿瘤最常见的局部表现是（　　　）。

    A．疼痛　　　　　　　　　　　　　B．出血

    C．肿块　　　　　　　　　　　　　D．溃疡

2．恶性肿瘤的 TNM 分期法中的 N 表示（　　　）。

    A．预后情况　　　　　　　　　　　B．区域淋巴结转移

    C．远处转移　　　　　　　　　　　D．原发肿瘤

3．对于恶性肿瘤的诊断，最重要的依据是（　　　）。

    A．病理学检查　　　　　　　　　　B．血清酶学

    C．免疫学检查　　　　　　　　　　D．临床表现

4．化疗最严重的毒副反应是（　　　）。

    A．骨髓抑制　　　　　　　　　　　B．并发感染

    C．毛发脱落　　　　　　　　　　　D．消化道反应

5．肿瘤化疗患者必须停止化疗或减量，出现的反应是（　　　）。

    A．呕吐频繁　　　　　　　　　　　B．白细胞计数$<3×10^9/L$

    C．严重秃发　　　　　　　　　　　D．血小板计数$<10×10^9/L$

6．晚期恶性肿瘤患者常伴营养不良，其最主要的原因是（　　　）。

    A．血尿和肿瘤消耗　　　　　　　　B．恶心、呕吐和消化不良

    C．高血压和低蛋白血症　　　　　　D．发热和继发感染

7．患者，女性，45 岁。小学文化。刚刚知晓自己被诊断为原发性支气管肺癌，询问护士："我是不是活不了多久了？"针对该患者的心理护理，下列做法错误的是（　　　）。

    A．耐心倾听患者的诉说

    B．讲解有关疾病知识及治疗措施

    C．安排家庭成员和朋友定期看望患者

    D．指导患者立遗嘱安排后事

8．患者，男性，45 岁。当天上午被诊断为肝癌。在与患者沟通中，患者的哪项表述提示其处于震惊否认期。（　　　）

    A．"我身体那么好，得肝癌是因为酒喝得太多吗？"

    B．"你看我能吃能睡，癌症患者有这样的吗？再查查吧！"

    C．"你们去忙吧，别管我了。"

    D．"能帮我打听一下哪里治肝癌的效果特别好吗？"

三、判断题

1．恶性肿瘤生长速度快，病程短，多无完整包膜，呈膨胀性生长。　　（　　　）

2．来源于上皮组织的恶性肿瘤称之为肉瘤。　　　　　　　　　　　　（　　　）

3．原位癌是指癌肿局限，未发生远处转移的癌。　　　　　　　　　　（　　　）

4．影像学检查是目前确定肿瘤诊断的最可靠方法。　　　　　　　　　（　　　）

四、简答题

简述恶性肿瘤患者的心理反应分期。

第六章

颅 脑 疾 病

 复习要求

1. 掌握：颅内压增高的临床表现和护理措施；掌握颅脑损伤的临床表现及护理措施；掌握颅底骨折的诊断依据。

2. 熟悉：颅骨骨折、脑损伤的分类及治疗要点；熟悉脑疝的类型及临床表现。

3. 了解：颅内压增高的概念；头皮损伤的临床表现及治疗要点、颅骨骨折的分类。

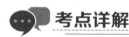 **考点详解**

一、颅内压增高

颅腔内容物对颅腔壁产生的压力,称为颅内压(ICP)。成人的正常颅内压为 $0.7\sim2.0$ kPa（$70\sim200$ mmH$_2$O），儿童的正常颅内压为 $0.5\sim1.0$ kPa（$50\sim100$ mmH$_2$O）。颅内压随血压和呼吸有小范围的波动。

当颅腔内容物体积增加或颅腔容积减少超过颅腔可代偿的容量,使成人颅内压持续高于 2.0 kPa（200 mmH$_2$O），儿童持续超过 1.0 kPa（100 cmH$_2$O），并出现头痛、呕吐、视神经盘水肿等临床症状时，称为颅内压增高。

1. 病因及发病机制

引起颅内压增高的原因分为三类：一是颅腔内容物的体积或量增加；二是颅内占位性病变；三是颅腔容积缩小。

2. 临床表现

（1）颅内压增高"三主征"：①头痛（最常见）；②呕吐（喷射性）；③视神经盘水肿（最重要的客观体征）。

（2）意识障碍。

（3）生命体征改变：开始出现脉搏缓慢、呼吸深慢、血压升高、脉压增大（两慢一高，称为库欣反应），持续发展出现脉搏快弱、呼吸浅促、血压下降（两快一低），最后心跳呼吸停止。

（4）脑疝：当颅内压增高到一定程度时，尤其是占位性病变使颅腔内各分腔之间压力不平衡，脑组织从高压力区向低压力区移位，导致脑组织、血管及脑神经等重要结构受压和移位，有时被挤入间隙或孔道中，从而出现一系列严重临床症状和体征，称为脑疝。常见的有小脑幕切迹疝（主要表现为颅内压增高症状；进行性昏迷；神经系统定位体征阳性；患侧瞳孔开始短暂性缩小，继而散大，光反应减弱或消失；病变对侧肢体瘫痪、肌张力增加、腱及射穴进、病理征阳性）和枕骨大孔疝（主要表现为颅内压增高症状，颈项强直或强迫头位，生命体征改变出现较早，瞳孔早期无改变，意识障碍出现较晚，可因突发呼吸骤停而死亡）。

（5）其他：外展神经麻痹或复视、头晕、猝倒。婴幼儿可见囟门饱满、骨缝分离。持续颅内压增高还可引起胃肠道功能紊乱和脑疝。

3．防治要点

（1）一般措施：密切观察病情变化，有条件时可做颅内压监测，频繁呕吐者应暂禁食，适当补液维持体液平衡。

（2）去除病因：及时清除颅内血肿、切除肿瘤、控制感染、脑脊液分流等。

（3）对症治疗：①给予镇痛剂治疗头痛，但禁用吗啡；②应用脱水剂、糖皮质激素；③冬眠低温疗法。

4．护理措施：观察病情，抬高床头 15°～30°，给予高蛋白、高热量、高维生素、易消化饮食，吸氧，应用脱水剂（首选 20%甘露醇）、糖皮质激素（首选地塞米松），保持呼吸道通畅，对症护理。重点是冬眠低温疗法的护理，降低体温可降低脑组织耗氧量，增加脑组织对缺氧的耐受力。

使用冬眠低温疗法的护理要点：①用药前和用药过程中观察和记录生命体征、意识、瞳孔和神经系统体征；②冬眠药物最好经静脉滴注，以便调节给药速度及药量，控制冬眠深度；③用药后 0.5 h 内不得搬动患者或为其翻身；④冬眠药物应用 0.5 h 后方可施行物理降温；⑤降温速度以每小时下降 1℃，降至肛温 32～34℃为宜；⑥留置尿管，记录出入水量，静脉补液，维持体液平衡；⑦预防冻伤、压疮和肺部感染等并发症；⑧冬眠低温治疗时间一般为 3～5 d，停用冬眠低温时，应先停物理降温，后停冬眠药物。

二、颅脑损伤

（一）头皮损伤

1．临床表现：头皮损伤通常分为三种类型。

（1）头皮血肿：分为皮下血肿（血肿小而局限、张力高、疼痛明显），帽状腱膜下血肿（血肿范围大、张力低、疼痛轻、波动明显）和骨膜下血肿（血肿以颅缝为界、局限于某一颅骨）三类。

（2）头皮裂伤：出血较多，可引起失血性休克。

（3）头皮撕脱伤：常因大量出血和剧烈疼痛而致休克。

2．治疗要点：头皮血肿较小者可自行吸收、较大者可在严格无菌条件下行血肿穿刺抽血，然后加压包扎。头皮裂伤现场应立即加压包扎止血，尽早（伤后 24 h 以内）清创缝合，同时应用抗生素和 TAT。头皮撕脱伤应在压迫止血、防治休克和彻底清创的前提下尽早行皮肤移植术，常规应用抗生素和 TAT。

（二）颅骨骨折

1. 分类

（1）按发生部位可分为颅盖骨折和颅底骨折。

（2）按骨折形态分为线形骨折、凹陷性骨折。

（3）按骨折部位是否与外界相通分为开放性骨折和闭合性骨折。

2. 颅盖骨折： 直接暴力打击引起。可呈线形骨折（最常见），凹陷性骨折（多伴粉碎性骨折，儿童可为"乒乓球样"骨折）。X线摄片或CT检查能明确诊断。

3. 颅底骨折： 间接暴力所致。主要依靠临床表现和CT检查诊断。颅底骨折的临床表现见表2-6-1。

表2-6-1 颅底骨折的临床表现

部　位	软组织出血	脑脊液漏	脑神经损伤
颅前窝	眼眶青紫（熊猫眼征），球结膜下出血（兔眼征），皮下气肿	鼻漏或从口腔内流出	第Ⅰ、第Ⅱ对脑神经损伤
颅中窝	乳突区皮下或咽后壁淤血	耳漏或鼻漏	第Ⅶ、第Ⅷ对脑神经损伤
颅后窝	耳后及枕下区皮下淤血	少见	偶见第Ⅸ～第Ⅻ对脑神经损伤

4. 治疗要点： 颅盖线形骨折无须特殊处理，但应警惕合并脑损伤、颅内感染和硬膜外血肿；凹陷性骨折，凹陷直径>3 cm，中心凹陷深度>1 cm，或伴有神经系统症状者应手术治疗。颅底骨折本身并不需特别治疗，应着重观察有无脑损伤，正确处理脑脊液漏、脑神经损伤和预防颅内感染。

（三）脑损伤

原发性脑损伤是指外界暴力作用于头部后立即发生的脑病理性损害，如脑震荡、脑挫裂伤。继发性脑损伤是指受伤一段时间后逐渐发生的脑病理改变，如脑水肿、颅内血肿等。脑震荡和脑挫裂伤的判断要点见表2-6-2。

表2-6-2 脑震荡和脑挫裂伤的判断要点

项　目	脑　震　荡	脑　挫　裂　伤
病　史	头部外伤史	头部外伤史
意识障碍	≤30 min	>30 min
生命体征	意识障碍期间可出现自主神经功能紊乱，清醒后迅速恢复正常	明显改变
局灶体征	（－）	（＋）
其　他	逆行性健忘；多有头痛、头晕、恶心、呕吐等症状；少数可有脑外伤后综合征	可有急性颅内压增高及脑膜刺激征；头痛、呕吐较脑震荡严重
脑脊液	无改变	可呈血性
CT检查	无异常	有阳性征象

1. 脑震荡

脑震荡是指头部受暴力作用后，立即发生一过性的脑功能障碍，但无明显的脑组织器质性损害。

（1）临床表现：

①意识障碍：一般不超过 30 min；

②逆行性遗忘：清醒后不能回忆受伤时及受伤前一段时间的情况；

③清醒后常有头痛、头晕、恶心、呕吐等症状。

（2）治疗要点：脑震荡一般卧床休息 1～2 周，对症处理；严密观察 24～72 h，警惕硬膜外血肿发生。"脑外伤综合征"者给予对症处理和心理护理。

2．脑挫裂伤

脑挫裂伤主要指暴力作用于头部引起大脑皮质的器质性损害。严密观察 24～72 h。警惕不要发生颅内血肿，"脑外伤后综合征"者给予对症处理及心理护理。

（1）临床表现：

①意识障碍：最突出的症状，多超过 30 min；

②局灶症状与体征；

③颅内压增高"三主征"：继发脑水肿或颅内血肿后可出现，包括头痛（最常见）、呕吐（喷射性）、视神经盘水肿（最重要的客观体征）；

④脑疝：常见的有小脑幕切迹疝（又称颞叶沟回疝）和枕骨大孔疝（又称小脑扁桃体疝）。

（2）治疗要点：脑挫裂伤首先应保持呼吸道通畅，必要时气管切开；给予脱水剂，加强营养疗法；应用促进神经功能恢复药物；应用抗生素；对高热、癫痫等对症处理；必要时手术减压或病灶清除。

3．颅内血肿

颅内血肿是颅脑损伤中最常见、最危险的继发性脑病变。

（1）分类：①按伤后血肿引起症状所需时间分为：急性（伤后 3 d 内）、亚急性（伤后 3 d 至 3 周）和慢性（伤后 3 周以上）；②按出血来源和部位分为：硬膜外血肿、硬膜下血肿和脑内血肿。

（2）临床表现：颅内血肿的共同特点为先有头部受伤史和原发性脑损伤症状，继而颅内出血和血肿形成，可引起脑疝。CT 和 MRI 检查可明确诊断。

硬膜外血肿与硬膜下血肿的鉴别要点见表 2-6-3。

表 2-6-3　硬膜外血肿与硬膜下血肿的鉴别要点

项　　目	硬膜外血肿	硬膜下血肿
病史	冲击伤为主	对冲伤为主
主要出血来源	脑膜中动脉、静脉窦	脑皮质静脉和小动脉
时间和速度	急性	急性（多见）、亚急性、慢性
意识障碍	多有中间清醒期（典型表现），少数为进行性昏迷	常为进行性昏迷，少数有短暂的中间意识好转（无清醒期）
颅内压增高	均有，生命体征明显改变	
神经系统体征	着力点侧瞳孔先小后大，对光反射减弱或消失；着力点对侧肢体瘫痪	着力点对侧瞳孔扩大，对光反射减弱或消失；着力点侧肢体瘫痪
脑脊液	无明显异常	出现血性脑脊液
CT 检查	梭形高密度影	新月形高密度影
常见伴发伤	颅骨骨折、脑震荡	脑挫裂伤

（3）治疗要点：颅内血肿一经确诊，按照原则应紧急手术，清除血肿，彻底止血。

（四）护理措施

1．配合急救：首先抢救心脏骤停、窒息、开放性气胸、大出血等危及生命的伤情。保持呼吸道通畅，保暖，有明显大出血者应补充血容量。开放性损伤有脑组织从伤口膨出者，应在外露的脑组织周围用纱布卷保护，再用纱布架空包扎，并及早应用抗生素和 TAT。

2．病情观察：重点观察意识状态[格拉斯哥昏迷评分法（GCS）见表 2-6-4]、瞳孔、生命体征、神经系统体征等。

表 2-6-4　格拉斯哥昏迷评分法（GCS）

睁眼反应（E）	得　分	言语反应（V）	得　分	运动反应（M）	得　分
自然睁眼	4	回答正确	5	按吩咐动作	6
呼唤睁眼	3	回答错乱	4	刺痛能定位	5
刺痛睁眼	2	语句不清	3	刺痛时躲避	4
无反应	1	只能发声	2	刺痛后肢体屈曲	3
		无反应	1	刺痛后肢体过伸	2
				无反应	1

3．体位：抬高床头 15°～30°；昏迷者取侧卧位或平卧位头偏向一侧。

4．降低体温：对高热患者可采取物理降温、药物降温、冬眠低温疗法等。

5．保持呼吸道通畅：及时清除呕吐物，注意吸痰，舌根后坠者放置口咽通气管，必要时气管插管或气管切开。

6．用药护理：应用脱水剂、利尿剂、糖皮质激素；应用抗癫痫药物；应用保护脑组织药物和促进脑苏醒药物；应用止血药、抗生素及镇静止痛药物（禁用吗啡，以免抑制呼吸中枢）。

7．脑脊液漏的护理：神志清醒者，取半坐卧位；昏迷者床头抬高 30°患侧卧位，维持此体位至停止脑脊液漏后 3～5 d。具体护理措施：①保持局部清洁，每天 2 次清洁、消毒鼻前庭或外耳道，避免棉球过湿导致液体逆流入颅内；②估计漏出脑脊液的量，在外耳道口或鼻前庭疏松放置干棉球，棉球渗湿及时更换，并记录 24 h 浸湿的棉球数；③禁忌腰椎穿刺，禁忌鼻腔和外耳道的堵塞、冲洗和滴药，脑脊液鼻漏者严禁在鼻腔放置各种导管；④避免用力咳嗽、打喷嚏、擤鼻涕及用力排便；⑤按医嘱应用抗生素和破伤风抗毒素，预防颅内感染。

 经典解析

1．硬膜外血肿典型的意识障碍表现为（　　）。

  A．伤后昏迷进行性加重

  B．伤后无原发性昏迷

  C．伤后清醒，血肿形成后出现继发性昏迷

  D．伤后清醒—昏迷—再清醒

  E．伤后昏迷—清醒—再昏迷

【答案解析】本题应选 E。硬膜外血肿典型的意识障碍是伤后有"中间清醒期"，即伤后原发性脑损伤的意识障碍清醒后，在一段时间内颅内血肿形成，因颅内压增高导致患者再度出现昏迷。

2．患者，男性，40 岁。因脑外伤住院。住院后患者出现脑疝征兆，立即输入 20%甘露醇治疗，其目的是（　　　）。

A．降低血压　　　　　　　　　　　　B．升高血压

C．降低颅内压　　　　　　　　　　　D．升高颅内压

【答案解析】本题应选 C。甘露醇可以快速脱水，降低颅内压。

🔧 基础过关

一、名词解释

1．库欣反应　　　　　2．颅内压增高的"三主征"

3．原发性脑损伤　　　4．逆行性遗忘

二、单项选择题

1．颅内压增高最常见的症状不包括（　　　）。

A．头痛　　　　　　　　　　　　　　B．呕吐

C．血压降低　　　　　　　　　　　　D．视神经盘水肿

2．颅内压增高"三主征"不包括（　　　）。

A．头痛　　　　　　　　　　　　　　B．呕吐

C．意识障碍　　　　　　　　　　　　D．视神经盘水肿

3．小脑幕切迹疝患者的瞳孔变化特点是（　　　）。

A．一侧瞳孔先缩小后散大　　　　　　B．双侧瞳孔大小多变

C．双侧瞳孔固定　　　　　　　　　　D．双侧瞳孔散大

4．最严重的头皮损伤是（　　　）。

A．皮下血肿　　　　　　　　　　　　B．帽状腱膜下血肿

C．头皮撕脱伤　　　　　　　　　　　D．头皮裂伤

5．治疗脑水肿首选的药物是（　　　）。

A．50%葡萄糖　　　　　　　　　　　B．30%尿素

C．25%山梨醇　　　　　　　　　　　D．20%甘露醇

6．外耳流血和脑脊液耳漏表示颅底骨折的部位是（　　　）。

A．颅中窝和颅后窝　　　　　　　　　B．颅前窝

C．颅中窝　　　　　　　　　　　　　D．颅后窝

7．诊断颅底骨折最可靠的临床表现是（　　　）。

A．意识障碍　　　　　　　　　　　　B．头皮下血肿

C．脑脊液漏　　　　　　　　　　　　D．颅底凹陷性骨折

8．颅前窝骨折皮下瘀斑的典型体征是（　　　）。

A．三主征　　　　　　　　　　　　　B．"熊猫眼"征

C．三凹征　　　　　　　　　　　　　D．Murphy 征

9．观察颅脑损伤患者时，下列提示为急性颅内压增高早期表现的是（　　）。

    A．脉快、呼吸急促   B．脉快、血压低

    C．脉慢、血压低   D．脉慢、呼吸慢、血压高

10．硬膜外血肿患者的意识变化特点是（　　）。

    A．昏迷   B．昏迷—清醒

    C．昏迷—清醒—昏迷   D．清醒—昏迷—清醒

11．颅脑损伤最亟须处理的情况是（　　）。

    A．颅底骨折引起的外耳道出血   B．顶部的凹陷性骨折，深度达 1.5 cm

    C．开放性颅脑损伤，脑组织外溢   D．颅内血肿并脑疝形成

12．颅盖骨折最主要的诊断依据是（　　）。

    A．临床表现   B．X 线检查

    C．B 超   D．测量颅内压

13．下列关于脑挫裂伤的临床表现的叙述，不正确的是（　　）。

    A．伤后可有中间清醒期   B．局灶体征明显

    C．伤后意识障碍超过 30 min   D．生命体征改变明显

14．下列关于硬膜外血肿的说法，正确的是（　　）。

    A．多数有中间清醒期   B．受力点对侧瞳孔散大，同侧肢体瘫痪

    C．无神经系统局灶体征   D．生命体征改变不明显

15．下列不属于急性颅内压增高表现的是（　　）。

    A．剧烈头痛   B．喷射性呕吐

    C．脑膜刺激征（+）   D．进行性昏迷

16．关于脑震荡的临床表现，下列说法正确的是（　　）。

    A．伤后可有中间清醒期   B．出现逆行性遗忘

    C．伤后意识改变超过 30 min   D．脑脊液中有少量血液

17．下列关于颅脑损伤患者伴有脑脊液耳漏的处理，不正确的是（　　）。

    A．应用抗生素   B．禁做腰穿

    C．禁止冲洗耳道   D．可用无菌棉球填塞堵漏

三、判断题

1．头皮血肿患者，在抽吸出积血后应给予用力揉搓。   （　　）

2．脑震荡患者清醒后常不能回忆受伤时的情景。   （　　）

3．颅中窝骨折时软组织出血常发生于眼眶周围及球结膜下方。   （　　）

4．中间清醒期是硬膜下血肿的特征性表现。   （　　）

四、简答题

1．脑震荡有哪些临床表现？

2．脑挫裂伤有哪些临床表现？

3．简述硬膜外血肿的病情判断要点。

4．颅内压增高的临床表现有哪些？

提升训练

一、名词解释

1．继发性脑损伤　　　2．脑震荡　　　3．中间清醒期

二、单项选择题

1．脑疝形成的机制是（　　　）。

    A．颅腔内容物体积增大　　　　B．颅内血容量增加

    C．颅内脑脊液增加　　　　　　D．颅内压力分布不均

2．下列对颅底骨折患者的护理正确的是（　　　）。

    A．血性脑脊液患者，腰穿放脑脊液

    B．脑脊液耳漏，须尽早修补硬膜漏口

    C．颅底骨折，须手术治疗，以便神经减压

    D．重点观察有无脑损伤，并处理脑脊液漏、神经损伤等

3．患者，女性，69 岁。因颅内压增高，头痛逐渐加重，行腰椎穿刺脑脊液检查后突然呼吸停止，双侧瞳孔直径 2 mm，以后逐渐散大，血压下降，该患者最可能出现了（　　　）。

    A．小脑幕切迹疝　　　　　　　B．枕骨大孔疝

    C．脑干缺血　　　　　　　　　D．脑血管意外

4．患者，女性，23 岁。头部受伤时意识丧失，20 min 后清醒，伴有逆行性遗忘。1 周来有轻度头痛，CT 检查无异常。考虑为（　　　）。

    A．脑震荡　　　　　　　　　　B．脑挫裂伤

    C．硬膜外血肿　　　　　　　　D．硬膜下血肿

（5～8 题共用题干）患者，男性，40 岁。2 h 前头部受暴力打击后急诊入院。现为浅昏迷，CT 提示颅内血肿，脑挫裂伤，在全麻下行颅内血肿清除术。

5．患者术后返回病房，应采取的体位是（　　　）。

    A．侧卧位　　　　　　　　　　B．去枕仰卧位，头偏向一侧

    C．头高足低位　　　　　　　　D．头低足高位

6．术后第 2 天，患者应采取的体位是（　　　）。

    A．头高足低位　　　　　　　　B．侧卧位

    C．头低足高位　　　　　　　　D．中凹卧位

7．术后第 2 天，采取第 7 题体位的目的是（　　　）。

    A．促进排痰　　　　　　　　　B．利于呼吸

    C．便于观察瞳孔　　　　　　　D．预防脑水肿

8．患者，男性，42 岁。头部被撞击致伤，唤之睁眼，回答问题错误，检查时躲避刺痛，其格拉斯哥昏迷评分为（　　　）。

    A．15 分　　　　　　　　　　B．12 分

    C．11 分　　　　　　　　　　D．8 分

三、判断题

1．颅底骨折伴脑脊液漏者，应行腰穿减压，避免脑脊液丢失过多。　　　　　（　　　）

2. 喷射性呕吐是颅内压增高的重要客观体征之一。　　　　　　　　　　（　　）

3. 成人颅内压只要超过 200 mmH$_2$O 均称为颅内压增高。　　　　　　（　　）

4. 颅脑外伤术后发生脑水肿，给予 20%甘露醇 200 mL 静脉输液，滴完的时间应控制在 30 min 以内。　　　　　　　　　　　　　　　　　　　　（　　）

四、简答题

1. 简述脑损伤时配合急救的护理措施。

2. 头皮血肿和头皮裂伤的治疗要点是什么？

3. 颅前窝骨折、颅后窝骨折、颅中窝骨折的临床表现有何不同？

4. 颅底骨折所致的脑脊液漏的护理措施有哪些？

5. 颅内压增高时冬眠低温疗法的护理措施有哪些？

五、论述题

患者，男性，68 岁。高处坠落左侧额部着地，进行性意识障碍 4 h。查体：T 37.2℃，P 120 次/分，R 20 次/分，BP 150/70 mmHg。GCS=7 分。左额部头皮血肿直径约 3.0 cm。左侧瞳孔直径 6 mm，对光反射消失；右侧瞳孔直径 3 mm，对光反射迟钝。右侧肢体无自主活动。耳、鼻无出血、溢液，其他查体未见异常。

问题：（1）患者入院后最紧急的抢救措施是什么？

（2）为进一步确诊和抢救治疗，亟须做哪些检查和准备工作？

（3）请拟定一份抢救治疗方案。

第七章

甲状腺功能亢进症

复习要求

1. 了解：甲状腺功能亢进症（简称甲亢）的类型。
2. 掌握：甲亢的常用辅助检查及结果、护理措施。
3. 熟悉：甲亢的临床表现、手术治疗的适应证。

考点详解

甲状腺功能亢进症是由于多种原因引起甲状腺激素分泌过多所致的临床综合征。好发于女性，男：女=1：（4～6）。目前普遍认为原发性甲亢是一种自身免疫性疾病。

（一）分类

1. 原发性甲亢（Graves病）：最常见。甲状腺肿大的同时出现功能亢进症状，甲状腺呈对称性弥漫性肿大，常有眼球突出（突眼），好发于20～40岁的女性。

2. 继发性甲亢：较少见，40岁以上女性多发，甲状腺呈结节性肿大，多不对称，一般无突眼，常出现心力衰竭、心房颤动等心血管损害。

3. 高功能腺瘤：甲状腺内有单个不受脑垂体控制的具有自主高分泌功能的腺瘤，最少见。发病原因不明，瘤体周围的正常甲状腺组织呈萎缩改变，无突眼。

（二）临床表现

甲亢主要表现为甲状腺肿大（诊断本病的重要体征），性情急躁、容易激动，两手颤动，怕热、多汗，食欲亢进但体重减轻，消瘦、肠蠕动加快、排便次数增多、稀便，乏力易疲劳，心悸、脉快有力（常达90～120次/分，休息或睡眠时仍快，一般药物不能使之缓解，为本病的特征性体征之一），脉压增大（常大于40 mmHg，主要为收缩压升高）。可有月经失调、不孕、早产或阳痿及肢体近端肌萎缩等症状。其中心率和脉压的变化可作为判断病情程度和治疗效果的重要标志。同时，胸骨后腺体较大的甲亢可压迫邻近器官出现压迫症状，如呼吸困难、吞咽困难、声音嘶哑、霍纳（Horner）综合征。

（三）辅助检查

1. 基础代谢率（BMR）测定：BMR（%）=脉率+脉压（单位为 mmHg）−111，正常范围为±10%。测定必须在清晨、空腹、静卧时进行。临床上判断 BMR 在+20%～+30%为轻度甲亢，+30%～+60%为中度甲亢，+60%以上为重度甲亢。

2．甲状腺摄 ^{131}I 率测定：若 2 h 甲状腺摄 ^{131}I 率超过人体总量的 25%，或 24 h 超过 50%，摄碘高峰前移，都表示有甲亢。

3．血清 T_3、T_4 测定：甲亢患者血清 T_3、T_4 可高于正常值，其中 T_3 更有临床意义。

4．血清游离 T_4（FT_4）、游离 T_3（FT_3）测定：FT_4、FT_3 均增高，且较 T_3、T_4 更为准确，是临床诊断甲亢的首选指标。

（四）手术治疗

1．适应证：①继发性甲亢或高功能腺瘤；②中度以上的原发性甲亢；③腺体较大伴压迫症状或胸骨后甲状腺肿合并甲亢；④抗甲状腺药物或 ^{131}I 治疗后复发者。

2．禁忌证：①青少年患者；②症状较轻者；③年老体弱或有严重器质性疾病不能耐受手术治疗者。

3．妊娠甲亢：早期应手术；晚期待分娩后再手术。

4．手术方法：甲状腺大部切除术。

（五）护理措施

1．术前护理

术前护理包括病情观察、术前检查、饮食护理（避免摄入含碘丰富的食物）、休息、术前药物准备、对症护理等。

术前通常先用硫氧嘧啶等抗甲状腺药物治疗，待甲亢症状基本控制后，停服能使甲状腺肿大充血的抗甲状腺药物，改服碘剂。碘剂可抑制甲状腺素的释放，减少甲状腺血运，使腺体缩小变硬，有利于手术进行。常用复方碘化钾溶液，用法是：口服，每日 3 次，每次从 3 滴开始，逐日每次增加 1 滴，至每次 16 滴维持到手术日。服用碘剂一般不超过 3 周。

当患者情绪稳定，睡眠好转，体重增加，脉率稳定在 90 次/分以下，BMR 低于+20%，腺体缩小变硬，表明准备就绪，应及时手术。

由于碘剂抑制甲状腺素释放的作用是暂时的，不准备手术的患者均不能服用碘剂。

2．术后并发症的观察和护理

（1）呼吸困难和窒息：这是术后最危急的并发症，多发生于术后 48 h 内。临床表现为进行性呼吸困难，烦躁不安，发绀甚至窒息。①原因：切口内出血形成血肿压迫气管；喉头水肿；软化的气管壁塌陷；痰液堵塞气道；双侧喉返神经损伤。②处理：切口内出血压迫气管者，立即床边拆除缝线，敞开伤口，去除血块，再送手术室彻底止血；喉头水肿者静脉注射肾上腺皮质激素；痰液阻塞者进行吸痰；如上述措施无效，应一律先紧急行气管切开后再进行处理。

（2）喉返神经损伤：主要由术中喉返神经被切断、钳夹、缝扎等引起。①表现：单侧损伤表现为声音嘶哑，双侧损伤表现为失音和呼吸困难。②处理：一侧喉返神经损伤，可由对侧代偿，其间辅以针灸、理疗等，3～6 个月内可逐渐恢复而好转；双侧喉返神经损伤则需手术修补。

（3）喉上神经损伤：①表现：喉上神经内支损伤发生误咽、呛咳，外支损伤发生声带松弛、音调降低。②处理：喉上神经损伤一般经针刺、理疗后症状可明显改善；进食呛咳者，应取坐位或半坐位进食，试给半流质或干食，吞咽不可匆忙，特别要注意避免饮水时误咽。

（4）手足抽搐：术中误切或挫伤甲状旁腺所致，多在术后1～2 d出现。发生低血钙后饮食应注意限制含磷较高的瘦肉、蛋黄等。多吃绿叶蔬菜、豆制品等高钙低磷食物。轻者可口服钙剂和维生素 D；较重者服用双氢速甾醇。抽搐发作时应立即静脉缓慢注射10%葡萄糖酸钙 10～20 mL。

（5）甲状腺危象：多发生在术后 12～36 h，主要由于术前准备不充分，甲亢症状未能很好控制及手术应激所致。主要表现为高热（体温大于 39℃），脉快而弱（大于 120 次/分），烦躁、谵妄，甚至昏迷，常伴呕吐、水样便腹泻，如不及时抢救可危及生命。一旦发生应立即绝对卧床休息，避免一切刺激；给予持续低浓度吸氧；物理降温；静脉输入葡萄糖液；遵医嘱给予镇静剂、碘剂、氢化可的松、普萘洛尔等药物治疗。预防的关键是术前稳定患者情绪，做好药物准备，务必达到术前准备要求；术后继续服用碘剂。

经典解析

1．测得基础代谢率是+40%。其甲状腺功能为（　　）。

    A．正常 　　　　　　　　　　　　　B．轻度甲亢

    C．中度甲亢 　　　　　　　　　　　D．重度甲亢

    E．偏低

【答案解析】本题应选 C。基础代谢率指人体在清醒、空腹、安静和无外界环境影响下的能量消耗率，可用来了解甲状腺的功能状态。基础代谢率正常值为-10%～+15%；增高至+20%～30%为轻度甲亢，+30%～60%为中度甲亢，+60%以上为重度甲亢。本题所示甲状腺功能应属于中度甲亢。

2．甲状腺功能亢进症（甲亢）的常见典型表现除外（　　）。

    A．黏液性水肿 　　　　　　　　　　B．甲状腺弥漫性肿大

    C．眼球突出 　　　　　　　　　　　D．怕热、多汗

    E．心动过速

【答案解析】本题应选 A。甲亢的典型表现包括高代谢综合征、甲状腺肿大及突眼征等。黏液性水肿为甲状腺功能低下的典型表现。

基础过关

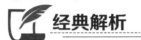

一、名词解释

1．甲状腺功能亢进症 　　　　　2．甲状腺危象

二、单项选择题

1．判断甲亢病情严重程度和治疗效果的重要标志是（　　）。

    A．突眼程度 　　　　　　　　　　　B．甲状腺大小

    C．体重是否增加 　　　　　　　　　D．脉率快慢和脉压大小

2．某女性甲亢患者，其基础代谢率（BMR）为+35%，则甲亢程度属（　　）。

    A．轻度甲亢 　　　　　　　　　　　B．中度甲亢

C．重度甲亢　　　　　　　　　　D．正常范围

3．甲亢患者不宜进食（　　　）食物。

A．高糖　　　　　　　　　　　B．高碘

C．高钾　　　　　　　　　　　D．高磷

4．患者，男性，32岁。甲状腺大部切除术后饮水时出现误咽、呛咳，可能是术中损伤了（　　　）。

A．喉上神经内侧支　　　　　　B．喉上神经外侧支

C．单侧喉返神经　　　　　　　D．双侧喉返神经

5．患者，女性，28岁。因甲亢行甲状腺次全切除术，术后回病房，护士发现患者声音嘶哑，最可能发生的并发症是（　　　）。

A．喉上神经内支损伤　　　　　B．双侧喉返神经损伤

C．喉上神经外支损伤　　　　　D．单侧喉返神经损伤

6．下列关于甲亢术后并发症的描述，正确的是（　　　）。

A．呼吸困难和窒息多由于排痰不畅　B．喉返神经损伤可引起饮水呛咳

C．喉上神经损伤可引起声音嘶哑　　D．甲状腺危象可出现高热、脉快

7．甲状腺切除术中出现甲状腺危象，可能是由于（　　　）。

A．手术时间过长　　　　　　　B．手术疼痛

C．失血过多　　　　　　　　　D．术前准备不足

8．患者，女性，34岁。行甲状腺大部切除术后2 h突感呼吸困难，颈部肿胀，切口有血液渗出，此时首选的处理是（　　　）。

A．吸氧　　　　　　　　　　　B．压迫止血

C．气管插管　　　　　　　　　D．拆除切口缝线，敞开伤口，去除血块

9．患者，女性，32岁。患甲亢拟行手术治疗，经使用抗甲状腺药物和碘剂后，下列病情不符合手术指标的是（　　　）。

A．心率100次/分　　　　　　　B．BMR+15%

C．情绪稳定，睡眠好转　　　　D．甲状腺缩小变硬

三、判断题

1．原发性甲亢禁止使用手术治疗。　　　　　　　　　　　　　　　（　　　）

2．原发性甲亢目前认为是一种自身免疫性疾病。　　　　　　　　　（　　　）

四、简答题

甲亢手术治疗的适应症有哪些？

五、论述题

患者，女性，32岁。双侧甲状腺肿大1年，易疲劳，失眠，食欲亢进，消瘦，心悸，性情急躁。查：双侧甲状腺弥漫性肿大，质软，腺体血管杂音明显，双手震颤，心率110次/分，血压140/80 mmHg。诊断为原发性甲亢，准备行甲状腺大部切除术。

问题：（1）该患者的甲亢程度如何？

（2）术前服用复方碘化钾有何作用？如何给药？

（3）术前准备有效的指标是什么？

提升训练

一、名词解释

1．基础代谢率   2．高功能腺瘤

二、单项选择题

1．患者，女性，28 岁。患中度甲亢，拟行手术治疗。术前药物准备服用碘剂的目的是（   ）。

    A．使患者安静合作

    B．使甲状腺充血肿大，有利于手术切除

    C．抑制腺体分泌，有利于保持呼吸道通畅

    D．抑制甲状腺素的释放，使甲状腺缩小变硬

2．患者，女性，27 岁。1 年来怕热、多汗、消瘦、眼球突出、甲状腺弥漫性肿大，P 115 次/分，BP 135/85 mmHg。下列关于患者入院后生活护理的叙述错误的是（   ）。

    A．高蛋白、高热量、高维生素饮食   B．多食含碘丰富的食物

    C．避免饮浓茶   D．充分休息，避免劳累

3．患者，女性，40 岁。有甲亢病史 3 年，在清晨空腹、静卧时测得 T 37℃，BP 135/90 mmHg，P 107 次/分。其基础代谢率为（   ）。

    A．+2%   B．+14%

    C．+33%   D．+41%

4．患者，男性，19 岁。多食，消瘦，甲状腺肿大，入院测得 T 37℃，P 94 次/分，BP 140/90 mmHg，^{131}I 摄取量 2 h 为 28%。该患者属于（   ）。

    A．轻度甲亢   B．中度甲亢

    C．重度甲亢   D．无甲亢

5．患者，女性，30 岁。医嘱行 ^{131}I 甲状腺功能测定，护士指导患者在试验期间应忌食的食物是（   ）。

    A．芹菜   B．紫菜

    C．花菜   D．番茄

6．患者，女性，24 岁。1 周前在外地诊断为"甲状腺功能亢进"，未进一步治疗，来院就诊，要求手术。查体：P 104 次/分，BP 120/70 mmHg。使用硫氧嘧啶类药物 2 周后症状已控制，此时必须做的术前准备还包括（   ）。

    A．继续服用硫氧嘧啶类药物   B．限制活动

    C．高热量、高蛋白饮食   D．服用碘剂 2～3 周

7．患者，女性，28 岁。因甲亢行双侧甲状腺大部切除术，术后 12 h 患者出现高热，脉率达 120 次/分，烦躁不安，其可能的原因是（   ）。

    A．切口内出血，压迫气管   B．甲状旁腺损伤

    C．甲状腺危象   D．双侧喉返神经损伤

8．患者，女性，30 岁。甲状腺大部切除术后第 2 天，出现面肌和手足持续性痉挛，伴疼痛，持续时间 10～15 min 不等，此时护士应备好（   ）。

    A．苯巴比妥   B．碘化钠

C．碳酸氢钠　　　　　　　　　　　D．氯化钙

9．甲亢患者术后最危急的并发症是（　　　）。

　　A．甲状腺危象　　　　　　　　　　B．手足抽搐

　　C．呼吸困难和窒息　　　　　　　　D．喉返神经损伤

10．甲亢患者术前准备最重要的是（　　　）。

　　A．测定基础代谢率　　　　　　　　B．心理护理

　　C．钡餐和心电图检查　　　　　　　D．抗甲状腺药物和碘剂的应用

三、判断题

1．由于术前准备不充分，甲亢症状未能控制常可引起手足抽搐。　　　　（　　　）

2．基础代谢率=脉率+脉压-110。　　　　　　　　　　　　　　　（　　　）

四、简答题

1．简述甲状腺大部切除术后常见并发症。

2．甲亢手术治疗的禁忌证有哪些？

第八章

胸 部 疾 病

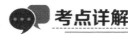 **复习要求**

1. 掌握：乳腺癌的临床表现；多根多处肋骨骨折的临床表现和治疗要点；开放性及张力性气胸的急救原则；肺癌临床表现及手术前后的护理要点；食管癌的临床表现及术后饮食护理要点。

2. 熟悉：急性乳腺炎的病因、临床表现、治疗要点及护理措施；乳腺癌的临床分期、术后伤口护理要点与功能锻炼指导；反常呼吸、损伤性气胸的病理特点和临床表现；进行性血胸的征象。

3. 了解：急性乳腺炎的健康教育，乳腺癌的转移途径、治疗要点；单根单处肋骨骨折、闭合性气胸、血胸的临床表现和治疗要点；肺癌的病因、病理分类；食管癌的病因、治疗要点。

考点详解

一、急性乳腺炎

急性乳腺炎是指乳房的急性化脓性感染，多发生在产后哺乳期的妇女，尤其是初产妇最为常见，常见于产后3～4周发病，致病菌以金黄色葡萄球菌为主。

1. 病因：除产后抵抗力下降外，主要与乳汁淤积、细菌入侵有关。

2. 临床表现：患乳胀痛，局部出现红、肿、热，可触及压痛明显的炎性肿块。患者有寒战、高热、不适，同侧腋窝淋巴结肿大，较重者出现全身感染中毒症状。数日后可形成脓肿，浅部脓肿可出现波动感。

实验室检查见血白细胞增多、中性粒细胞增多或核左移；脓肿形成时，B超检查可见液性暗区。

3. 治疗要点：控制感染，排空乳汁。脓肿形成之前，主要以抗菌药物等治疗为主。脓肿形成后应及时做脓肿切开引流。

脓肿切开引流时应注意：①为避免损伤乳管而形成乳瘘，手术切口多选择以乳头为中心的放射状切口，切至乳晕处止；乳晕下脓肿应沿乳晕边缘做弧形切口；深部脓肿或乳房后脓肿可沿乳房下缘做弧形切口，经乳房后间隙引流。②脓腔较大时，可在脓腔的最低部位另加切口做对口引流。

4．护理措施

（1）一般护理：密切观察病情变化，监测生命体征，尤其是体温变化，观察患乳红肿部位有无波动感；及时了解白细胞计数及分类变化，必要时做血细菌培养及药敏试验；缓解疼痛；若感染严重或并发乳瘘应断乳；遵医嘱早期、足量应用抗菌药物控制感染；对症处理，如物理降温，应用解热镇痛药物。脓肿形成后做好术前准备和心理护理，以便进行脓肿切开引流。

（2）术后护理：脓肿切开引流后，应保持引流通畅，须及时更换敷料，促进切口愈合。鼓励患者进食高热量、高蛋白质、高维生素饮食，提高患者抗感染和修复能力。

5．健康指导：预防乳头破损，矫正乳头内陷，防止乳汁淤积，防止细菌入侵。

二、乳腺癌

乳腺癌多发生于40～60岁绝经期前后的妇女，近年来成为威胁女性生命的、居首位的恶性肿瘤。

（一）转移途径

1．直接浸润：癌细胞可直接浸润至皮肤、胸肌、胸筋膜等周围组织。

2．淋巴转移：是最主要的转移途径，最初多见于同侧腋窝淋巴结，继而达锁骨下、锁骨上淋巴结，内侧的癌灶则向胸骨旁淋巴结转移。

3．血行转移：癌细胞可经淋巴途径进入静脉，也可直接侵入血循环随血流向远处转移。最常见的远处转移部位依次为肺、骨、肝。

（二）临床表现

1．乳房肿块：是乳腺癌最重要的早期表现，常好发于乳房外上象限，其次在乳晕区和内上象限，为无痛、单发小肿块，质硬、表面不光滑、与周围组织分界不清、多不易推动。患者常无自觉症状。

2．乳房外形变化：随肿块增大，侵及周围组织可引起乳房外形改变。

（1）酒窝征：癌肿侵犯连接皮肤与腺体的库柏（Cooper）韧带，使之缩短，可使癌肿表面皮肤凹陷，状似酒窝样，称为"酒窝征"，是乳腺癌的早期表现。

（2）乳头的改变：临近乳头或乳晕的癌肿侵犯乳管可使乳头内陷、抬高或偏斜。少数可有乳头血性溢液。

（3）橘皮样改变：癌肿继续增大与皮肤广泛粘连，造成皮下淋巴管被癌细胞堵塞时，可出现皮肤淋巴水肿，在毛囊处形成许多点状凹陷，使皮肤形成橘皮样改变。

（4）乳房局限性隆起：若乳房较小、癌块较大时，肿块会明显隆起于乳房表面。

（5）癌性溃疡和铠甲胸。

3．区域淋巴结肿大。

4．全身表现：早期一般无全身表现，发生血运转移可出现相应症状。肺转移可出现咳嗽、气急、胸痛；骨转移可出现局部疼痛；肝转移时出现肝大、黄疸等。最后由于长期慢性消耗出现恶病质，患者消瘦、无力、贫血、发热乃至死亡。

5．临床分期

（1）一期：癌肿直径≤3 cm，与皮肤无粘连，无腋窝淋巴结肿大。

（2）二期：癌肿直径≤5 cm，与皮肤粘连，尚能推动，同侧腋窝有散在、活动的肿大淋巴结。

（3）三期：癌肿直径>5 cm，与皮肤或胸肌粘连，同侧腋窝淋巴结已融合成团，但尚可推动。

（4）四期：癌肿广泛扩散到皮肤或与胸肌、胸壁粘连固定，同侧腋窝淋巴结已融合固定，或锁骨上淋巴结肿大，或有远处转移。

（三）辅助检查

1．乳腺 X 线钼靶摄片：目前早期发现乳腺癌的最有效方法，可用于乳腺癌的普查。

2．B 超检查：主要用于鉴别囊性肿块与实质性肿块。

3．病理学检查：①细胞穿刺检查；②活体组织检查：是确定肿瘤良性或恶性最可靠的方法。

（四）治疗要点

以手术治疗为主，配合放疗、化疗、内分泌治疗等综合治疗。手术方式有乳腺癌根治术、改良根治术、扩大根治术、单纯乳房切除术、保留乳房的乳腺癌切除术。

（五）术后伤口护理

1．防止皮瓣移动：术后 3 d 内患肩制动，伤口用弹性绷带加压包扎，使皮瓣紧贴胸壁。注意包扎要松紧适宜，以能容下一手指、能维持正常血运、不影响患者呼吸为宜。若绷带松脱应重新包扎，必要时局部加用沙袋压迫。

2．保持引流通畅：皮瓣下常规放负压引流管，注意保持通畅并观察记录引流液的量、颜色和性质，注意有无活动性出血。术后 3～4 d 渗出基本停止、皮瓣下无积液即可拔除引流管，更换敷料后继续加压包扎。引流过程中若发现皮瓣下积液，应报告医生及时处理，可在无菌操作下穿刺抽吸，然后加压包扎。

3．密切观察皮瓣颜色、创面愈合的情况：正常皮瓣颜色红润且与胸壁紧贴。若皮瓣颜色暗红，提示血液循环欠佳，有坏死的可能，应及时报告医生处理。若发现皮瓣边缘发黑坏死，应及时报告医生并协助将其剪除，待创面自行愈合或待肉芽生长良好后再植皮。

（六）术后功能锻炼

术后早期功能锻炼是减少瘢痕牵拉、恢复术侧上肢功能的重要环节。功能锻炼应注意需坚持不懈并循序渐进，逐渐增加活动量，避免皮瓣撕脱。

1．术后 24 h 内可做伸指、握拳、屈腕等锻炼。

2．术后 1～3 d 进行肘、腕、手的锻炼。

3．术后 4～7 d 患者可坐起，做肩关节小范围活动，鼓励患者用患侧手洗脸、刷牙、进食等，但注意避免上臂外展。

4．术后 1～2 周主要是肩关节功能锻炼，包括患侧手指爬墙运动、转绳运动、举杆运动、拉绳运动等，直至患侧手臂能经头顶扪及对侧耳郭。

三、胸部损伤

胸部损伤根据胸膜腔是否与外界相通，分为闭合性损伤和开放性损伤两类。

（一）肋骨骨折

肋骨骨折是最常见的胸部损伤类型，尤以第4～7肋骨骨折最多见。肋骨骨折可以是单根或多根，也可以是单处或多处骨折。多根多处肋骨骨折时引起局部胸壁软化，吸气时软化区胸壁向内凹陷，呼气时软化区胸壁向外凸出，这种和正常胸壁活动相反的现象称为反常呼吸运动，又称连枷胸。

1. 病因和发病机制：直接和间接暴力均可引起。肋骨骨折可导致气胸、血胸、皮下气肿或引起血痰、咯血、肺炎或肺不张；反常呼吸运动可引起纵隔扑动、缺氧和二氧化碳潴留、影响静脉血液回流，严重时发生呼吸和循环衰竭。

2. 临床表现：局部疼痛，深呼吸、咳嗽或体位转动时加剧，可出现不同程度的呼吸困难。局部胸壁有肿胀和畸形，压痛明显，胸廓挤压试验（+），可有骨擦音。多根多处肋骨骨折可有反常呼吸运动。X线检查可显示骨折部位、移位、范围及有无气胸、血胸。

3. 治疗要点：原则为固定、止痛及防治并发症。

（1）闭合性单根或多根单处肋骨骨折：镇静止痛、包扎固定、防治并发症。

（2）闭合性多根多处肋骨骨折：急救应立即局部压迫包扎，限制反常呼吸运动。保持呼吸道通畅，必要时气管插管或气管切开。治疗以内固定为主。

（3）开放性肋骨骨折：力争在伤后6～8h内彻底清创，有效内固定；术后预防感染和破伤风。

（二）损伤性气胸

创伤后空气经伤口进入胸膜腔，称为损伤性气胸。一般分为闭合性气胸、开放性气胸和张力性气胸三类。均可行X线检查以明确诊断。

1. 闭合性气胸：空气经伤口进入胸膜腔后，伤口闭合，不再漏气者称为闭合性气胸。伤侧肺萎陷，健侧肺部分受压，气体交换量减少。肺萎陷超过30%者出现胸闷、胸痛和气促症状；检查可见气管移向健侧，伤侧叩诊呈鼓音，呼吸音减弱或消失。

肺萎陷少于30%者无须特殊治疗；肺萎陷超过30%可经患侧锁骨中线第2肋间行胸膜腔穿刺抽气或放置胸膜腔闭式引流，同时应用抗生素预防感染。

2. 开放性气胸：胸壁有开放性伤口与胸膜腔相通，呼吸时空气经伤口自由出入胸膜腔者称为开放性气胸。伤侧肺萎陷，纵隔扑动，健侧肺残气量增加，造成严重缺氧，同时静脉回流发生严重障碍。临床上有显著呼吸困难、发绀、休克。检查胸壁有伤口，可听到空气进出伤口的响声，伤侧胸部饱满，气管移向健侧，叩诊呈鼓音，呼吸音消失。

急救时应立即封闭伤口，使其变为闭合性气胸，然后穿刺抽气减压。治疗应及早清创并剖胸探查，术后放置胸膜腔闭式引流，同时预防感染。

3. 张力性气胸：胸部损伤后，伤口处呈单向活瓣，气体只能进入胸膜腔而不能排出体外，使胸膜腔内压力不断升高者称为张力性气胸。伤侧肺完全受压萎陷，纵隔移向健侧，导致严重缺氧和循环功能障碍。临床上见极度进行性呼吸困难，端坐呼吸、发绀、休克，甚至窒息。伤侧胸部饱满，肋间隙增宽，呼吸幅度减低，可有皮下气肿，叩诊高度鼓音，呼吸音消失。

急救应立即于患侧锁骨中线第2肋间穿刺排气减压。治疗应纠正休克，行胸膜腔闭式引流，必要时剖胸探查。

（三）血胸

胸部损伤引起的胸膜腔积血，称为血胸。

少量血胸（成人 0.5 L 以下）仅表现为胸部 X 线显示肋膈窦消失；中量血胸（成人 0.5～1.0 L）和大量血胸（成人 1.0 L 以上）可表现为低血容量性休克症状及胸膜腔积液征象。

胸膜腔内进行性出血的征象为：①脉搏逐渐增快，血压持续下降，或经补充血容量后血压仍不稳定；②血红蛋白、红细胞计数、血细胞比容持续降低；③胸膜腔闭式引流血液每小时超过 200 mL，并持续 2～3 h；④胸膜腔穿刺抽血很快凝固或血凝固抽不出，且胸部 X 线显示胸膜腔阴影继续增大。

非进行性少量血胸可自行吸收，积血量较多时行胸膜腔穿刺抽出积血；进行性血胸应及时补充血容量，必要时立即开胸探查止血。

（四）胸膜腔闭式引流的护理

1. 保持管道的密闭：水封瓶长玻璃管应没入水中 3～4 cm，始终保持直立位。搬运患者、更换引流瓶、水封瓶破裂或连接部位脱节时，务必双重夹闭软质的引流管，以防空气进入胸膜腔。若引流管从胸腔滑脱，立即用手捏闭伤口处皮肤，消毒处理后用凡士林纱布封闭伤口，绝不可擅自将脱出的引流管再插入胸膜腔内，以免造成污染或损伤。

2. 严格无菌操作，防止逆行感染：引流瓶液面应低于胸壁引流口平面 60～100 cm。

3. 保持引流管道通畅。

4. 观察玻璃管水柱随呼吸波动的幅度：正常水柱上下波动 4～6 cm。水柱波动有两种情况：①正常情况下波动良好表示引流通畅。②玻璃管水柱随呼吸无波动时表示：一是引流管被血块堵塞，失去引流作用；二是肺膨胀良好，已无残腔。

5. 观察记录引流液的量、颜色和性状。

6. 妥善固定引流管。

7. 体位与活动：若患者血压平稳，应采取半卧位。

8. 拔管指征：胸膜腔引流后，如 24～48 h 内水柱停止波动，临床观察无气体逸出，或引流量明显减少且颜色变浅，即 24 h 引流液＜50 mL，脓液＜10 mL，经 X 线检查肺部正常，患者无呼吸困难，即可拔除引流管。

四、原发性支气管肺癌

原发性支气管肺癌（简称肺癌）大多起源于支气管黏膜上皮，又称支气管肺癌。

（一）病因

肺癌的病因至今尚未完全明确。大量资料显示，长期大量吸烟是导致肺癌的一个重要致病因素；大气污染或长期接触石棉、铬、铜、锡及放射性物质，也是导致肺癌的主要原因；人体的免疫状态、代谢活动、遗传因素、肺部慢性感染等，也对肺癌的发病有一定影响。

（二）病理

肺癌起源于支气管黏膜上皮，右肺多于左肺，上叶多于下叶。起源于肺段支气管以下的肺癌，位置在肺的周围，称周围型肺癌；起源于主支气管、肺叶支气管的肺癌，由于位置靠近肺门，称为中心型肺癌，临床多见。

1．病理分型：肺癌根据细胞类型分为鳞状细胞癌（最常见）、小细胞癌、腺癌、大细胞癌四种。

2．转移途径：肺癌的转移途径有直接扩散、淋巴转移和血行转移三条途径，以淋巴转移最常见。

（三）临床表现

1．早期

（1）刺激性干咳：为最常见的早期症状。表现为阵发性刺激性咳嗽，无痰或有少许白色黏液痰。

（2）咯血：约有1/3的患者为首发症状。表现为痰中带血点、血丝或间断性少量咯血，若癌组织侵犯大血管可引起大咯血。

（3）胸闷、气促、发热、胸痛。

2．晚期：肿瘤压迫和转移症状。侵犯喉返神经引起声音嘶哑；压迫食管引起吞咽困难；侵犯纵隔压迫上腔静脉，引起面、颈、胸及上肢静脉怒张和水肿；侵犯颈、胸交感神经节可引起霍纳综合征（表现为患侧眼睑下垂、瞳孔缩小、眼球内陷、面部无汗等）；转移到颅内时，可有头痛、呕吐、偏瘫；有肝转移时，可出现肝大、黄疸、腹水等。

（四）治疗要点

手术仍是最有效和最重要的治疗手段，可辅以放疗和化疗。

（五）护理措施

1．术前护理

（1）心理护理。

（2）改善营养状况：应给予高热量、高蛋白、高维生素饮食。

（3）呼吸道准备：术前应绝对戒烟2周以上；保持呼吸道通畅；预防呼吸道感染。

（4）术前的适应性训练。

2．术后护理

（1）观察生命体征。

（2）安置体位：①全麻未清醒、意识未恢复者取平卧位，头偏向一侧；②清醒并血压平稳后，取半卧位，偏向健侧；③一侧肺叶摘除术后酌情取健侧卧位；④全肺切除术后患者应避免完全侧卧位，宜取患侧1/4侧卧位；⑤有血痰或支气管瘘者取患侧卧位。

（3）饮食与补液：肺切除术后，应严格控制输液的量（24h补液量控制在2000 mL以内）和速度（以20～30滴/分为宜），以防肺水肿的发生。

（4）其他：做好呼吸道护理、胸膜腔闭式引流护理，加强术侧上肢功能锻炼等。

五、食管癌

食管癌是消化道的常见肿瘤，临床上以进行性吞咽困难为主要特征。

（一）病因及发病机制

1．病因：长期进食过快，喜食过热、过硬、腌制食物等不良饮食习惯，摄入霉变食物，吸烟、饮酒及食管慢性疾病等因素与食管癌的发生有关。

2．病理：食管癌以食管胸部中段多见，多为鳞状上皮癌，按病理形态分为髓质型（最常见）、蕈伞型、溃疡型、缩窄型。主要经淋巴转移，晚期可血行转移至肝、肺、骨骼等。

（二）临床表现

1. 早期：症状不明显，或偶有异常感觉，如吞咽食物哽噎感、停滞感或异物感，胸骨后针刺样、烧灼样疼痛等。

2. 中晚期：典型症状为进行性吞咽困难。患者逐渐出现消瘦、无力、营养不良甚至恶病质。

3. 侵犯及转移症状：晚期食管癌若侵犯喉返神经可引起声音嘶哑；侵犯颈交感神经节可产生霍纳综合征；累及气管形成食管—气管瘘，进食时出现剧烈呛咳和肺部感染；侵犯主动脉可引起大量呕血。晚期转移可触及锁骨上淋巴结肿大，甚至远处转移引起肝大及胸腹水等。

（三）治疗要点

手术疗法是治疗食管癌的首选方法，同时配合放疗和化疗等综合治疗。早期首选根治性切除术，晚期肿瘤不能切除者可行姑息性切除术。

（四）术后饮食护理

1. 术后严格禁食、禁水 3～4 d，禁食、禁水期间行持续胃肠减压，静脉输液。

2. 禁食期间避免咽下唾液，以防感染造成吻合口瘘。

3. 术后 3～4 d 肛门排气后可拔除胃管。拔管 24 h 后可先试饮少量温水，若无异常，术后 5～6 d 可给全清流质饮食，术后 10 d 可进半流质饮食，术后 3 周可进普通饮食。注意少量多餐，速度不宜过快，避免进食生、冷、硬、烫食物。

4. 食管癌、贲门癌切除术后，饭后 2 h 内勿平卧，睡眠时枕头抬高。

5. 安放十二指肠营养管者，可于肠蠕动恢复后由营养管滴入 40℃ 左右营养液，减少输液量。一般术后 10 d 经口摄入流质或半流质饮食，无异常后即拔除十二指肠营养管。

经典解析

1. 早期乳腺癌最常见的症状是（　　）。

　　A. 乳房内无痛性肿块　　　　　　　　B. 乳头血性溢液

　　C. 乳房皮肤橘皮样改变　　　　　　　D. 乳房肿胀，全身发热

【答案解析】本题应选 A。本题重点考查早期乳腺癌的常见症状。而 B、C 均为乳腺癌的晚期症状，D 选项不是常见症状，故选 A。

2. 开放性气胸的急救措施是迅速进行伤侧胸膜腔穿刺排气减压。　　　　　　（　　）

【答案解析】本题应判"错"。本题重点考查开放性气胸的急救措施。题目中描述的是张力性气胸的急救措施，故判"错"。

基础过关

一、名词解释

1. 急性乳腺炎　　　　2. 酒窝征　　　　　　3. 橘皮样改变

4. 反常呼吸运动　　　5. 损伤性气胸　　　　6. 闭合性气胸

二、单项选择题

1. 急性乳腺炎常见于（　　　）。
   - A. 妊娠末期的孕妇
   - B. 产后 3～4 周的哺乳期初产妇
   - C. 产后 3～6 个月的哺乳期经产妇
   - D. 乳头凹陷的青年女性

2. 急性乳腺炎患者的早期症状是（　　　）。
   - A. 局部硬结
   - B. 排乳不畅
   - C. 同侧腋窝淋巴结肿大
   - D. 乳房肿胀、疼痛

3. 下列对乳房脓肿切口的叙述错误的是（　　　）。
   - A. 乳房弧形切口
   - B. 乳晕边缘弧形切口
   - C. 以乳头为中心的放射状切口
   - D. 乳房下弧形切口

4. 下列关于预防急性乳腺炎措施的描述，不正确的是（　　　）。
   - A. 避免乳汁淤积
   - B. 防止乳头乳晕区损伤
   - C. 纠正乳头凹陷
   - D. 常规应用预防性抗菌药物

5. 乳腺脓肿手术切口常选择从乳晕边缘起呈放射状，其目的是（　　　）。
   - A. 避免损伤乳腺导管
   - B. 有利于引流通畅
   - C. 有利于换药操作
   - D. 有利于配合其他治疗

6. 确定乳腺肿块性质最可靠的方法是（　　　）。
   - A. 钼靶 X 线检查
   - B. B 超
   - C. 乳头溢液检查
   - D. 活体组织病理检查

7. 乳腺癌的好发部位是乳腺的（　　　）。
   - A. 内上象限
   - B. 外上象限
   - C. 乳头、乳晕区
   - D. 内下象限

8. 乳腺癌淋巴转移最常见的部位是（　　　）。
   - A. 颌下
   - B. 颈前
   - C. 颈后
   - D. 腋窝

9. 乳腺癌最常见的早期表现是（　　　）。
   - A. 乳房内无痛性肿块
   - B. 乳头血性溢液
   - C. 乳房皮肤橘皮样改变
   - D. 乳房肿胀，全身发热

10. 乳腺癌患者乳房局部皮肤出现橘皮样改变的原因是（　　　）。
    - A. 粘连
    - B. 癌肿侵及 Cooper 韧带
    - C. 肿物压迫
    - D. 癌细胞堵塞表浅淋巴管

11. 乳腺癌患者皮肤出现"酒窝征"的原因是（　　　）。
    - A. 粘连
    - B. 肿物压迫
    - C. 癌细胞堵塞表浅淋巴管
    - D. 癌肿侵及 Cooper 韧带

12. 下列关于乳腺癌患者术后进行功能锻炼的说法，错误的是（　　　）。
    - A. 术后 24 h 内开始活动
    - B. 术后 1～3 d 活动肘部
    - C. 术后 3 d 可进行肩部活动
    - D. 术后 10 d 可进行手指爬墙运动

13. 闭合性单根单处肋骨骨折最明显的症状是（　　　）。
    - A. 呼吸改变
    - B. 局部疼痛

C. 排痰困难 D. 咯血

14. 反常呼吸运动见于（ ）。

    A. 单根单处肋骨骨折   B. 单根多处肋骨骨折

    C. 多根单处肋骨骨折   D. 多根多处肋骨骨折

15. 下列对于反常呼吸运动的描述，不正确的是（ ）。

    A. 多见于多根多处肋骨骨折

    B. 由胸壁失去完整肋骨的支撑而软化引起

    C. 吸气时软化区外凸，呼气时软化区内陷

    D. 软化区广泛时，可随呼吸引起纵隔摆动

16. 在胸膜腔闭式引流时，若引流管从胸膜腔脱落，首先应该（ ）。

    A. 立即将引流管重新插入   B. 将引流管清洁后重新插入

    C. 用手捏紧放置引流管口的皮肤   D. 立即更换无菌导管

17. 在胸膜腔闭式引流管排气时常放置于患侧的（ ）。

    A. 锁骨中线第 2 肋间   B. 锁骨中线第 3～4 肋间

    C. 腋前线与腋中线之间第 6 肋间   D. 腋中线与腋后线之间第 7～8 肋间

18. 最常见的胸部损伤是（ ）。

    A. 肋骨骨折   B. 开放性气胸

    C. 张力性气胸   D. 闭合性气胸

19. 最易发生肋骨骨折的部位是（ ）。

    A. 第 1～3 肋   B. 第 4～7 肋

    C. 第 8～10 肋   D. 第 11～12 肋

20. 气胸时使用胸膜腔闭式引流，以下说法正确的是（ ）。

    A. 引流管应插入胸膜腔 6～10 cm

    B. 引流管应与水封瓶内的长玻璃管连接，切勿接错

    C. 更换引流瓶时应用一把止血钳夹闭胸腔引流管

    D. 若 48～72 h 水封瓶内无气泡溢出，即可拔出引流管

21. 闭合性气胸，肺压缩在（ ）以下者可在 1～2 周内自行吸收，无须治疗。

    A. 60%   B. 50%   C. 40%   D. 30%

22. 开放性气胸患者呼吸困难最主要的急救措施是（ ）。

    A. 吸氧   B. 输血补液

    C. 迅速封闭胸部伤口   D. 立即剖胸探查

23. 张力性气胸的典型临床表现是（ ）。

    A. 低血容量性休克   B. 反常呼吸

    C. 纵隔扑动   D. 呼吸困难及广泛性皮下气肿

24. 多根多处肋骨骨折出现反常呼吸运动的现场急救方法是（ ）。

    A. 固定胸廓   B. 吸氧

    C. 止痛   D. 胸腔闭式引流

25. 以下临床表现中可以反映肺癌已有全身转移的是（ ）。

    A. 痰中带血   B. 持续性胸痛

C．股骨局部破坏   D．持续性胸水

26．食管癌最常发生于食管的（   ）。

     A．颈部及胸部上段   B．胸部中段

     C．胸部下段   D．腹部

27．下列属于食管癌早期症状的是（   ）。

     A．进行性吞咽困难   B．进食停滞感、食管内异物感等

     C．体重减轻   D．进食后呛咳

28．食管癌的典型症状是（   ）。

     A．进行性吞咽困难   B．进食时胸骨后刺痛感

     C．上腹烧灼感   D．进食时呛咳

29．对食管癌患者的普查最常用的方法是（   ）。

     A．食管脱落细胞检查   B．纤维食管镜检查及活检

     C．X 线食管钡餐造影   D．超声内镜检查

30．疑为食管癌的患者，为确诊需做的检查是（   ）。

     A．食管脱落细胞检查   B．纤维食管镜检查及活检

     C．X 线食管钡餐造影   D．超声内镜检查

三、判断题

1．胸膜腔闭式引流的引流瓶应低于胸壁引流口平面 60～100 cm，以免瓶内液体逆流入胸膜腔。 （   ）

2．胸膜腔闭式引流排气时切口位置在患侧腋中线和腋后线之间的第 6～8 肋。 （   ）

3．开放性气胸的急救措施是迅速进行伤侧胸膜腔穿刺排气减压。 （   ）

4．急性乳腺炎的发生主要与乳汁淤积和细菌入侵有关。 （   ）

四、简答题

1．急性乳腺炎的预防措施有哪些？

2．简述乳腺癌术后伤口的护理。

3．简述乳腺癌术后的功能锻炼。

4．简述闭合性气胸的临床表现和治疗要点。

提升训练

一、名词解释

1．开放性气胸   2．张力性气胸   3．纵隔扑动

4．血胸

二、单项选择题

1．患者，女性，35 岁。右侧乳腺癌根治术后。出院时，提示患者已掌握正确的健康教育内容的描述是（   ）。

     A．"我出院后要穿几周紧身衣保持体形"

B．"我要注意避孕，2 年内我不能怀孕"

C．"在我化疗期间，我要坚持吃素"

D．"我要坚持右上肢的锻炼"

2．患者，女性，28 岁。乳腺癌扩大根治术后可以妊娠的时间是术后（　　）。

    A．1 年   B．2 年   C．3 年   D．5 年

3．乳腺癌术后为避免皮瓣和植皮片漂浮、坏死，应做的护理是（　　）。

    A．伤口放置引流管   B．加强病情观察

    C．鼓励和协助患者功能锻炼   D．提高机体抵抗力

4．乳腺癌患者术后包扎，若患者手指发麻，皮温下降，且脉搏不能扪及。护士正确的处理是（　　）。

    A．继续观察，不需要特殊处理   B．及时调整包扎胸带的松紧度

    C．立即拆除患处包扎胸带   D．给予吸氧

5．患者，男性，32 岁。左侧胸部多根多处肋骨骨折，查体：极度呼吸困难，发绀，周身冷汗，BP 69/42 mmHg，左胸饱满，气管向右侧偏移，叩诊呈鼓音。此时首要的处理方法是（　　）。

    A．吸氧   B．胸腔穿刺排气

    C．剖胸探查   D．固定胸壁

6．患者，男性，43 岁。因胸部挤压伤收住院。查体：左侧胸廓塌陷畸形，左侧第 3～7 肋骨骨折，右侧第 5～8 肋骨骨折。此时该患者的首要评估内容是（　　）。

    A．疼痛是否可以耐受   B．生命体征是否平稳

    C．体温是否异常   D．是否可以维持有效气体交换

7．患者，男性，43 岁。开胸手术后行胸膜腔闭式引流已 48 h，水封瓶长玻璃管内的水柱波动消失，但患者咳嗽时水柱仍有波动出现，提示（　　）。

    A．肺膨胀良好   B．引流管有堵塞

    C．患侧肺不张   D．呼吸道不通畅

8．患者，男性，22 岁。1 h 前被刺伤左胸，创口与胸膜腔相通，患者自觉严重呼吸困难，左侧前胸壁可见有气体进出伤口。急救措施为（　　）。

    A．立即手术   B．立即封闭伤口

    C．胸膜腔闭式引流   D．快速输液、应用抗生素

9．患者，女性，30 岁。胸外伤后 2 h，R 36 次/分，P 120 次/分，BP 80/60 mmHg，左胸胀满，触到皮下气肿，气管明显向右侧移位，叩诊高度鼓音，呼吸音消失。此时急救处理应（　　）。

    A．加压给氧   B．立即粗针穿刺排气减压

    C．立即升高血压抗休克   D．立即输液、输血

10．患者，男性，26 岁。因胸部受伤，出现胸痛，呼吸急促，口唇发绀，P 120 次/分，BP 80/50 mmHg。呼吸时能听到气体出入伤口的响声。气管移向健侧，患侧叩诊呈鼓音。应首先考虑此患者为（　　）。

    A．闭合性气胸   B．张力性气胸

    C．开放性气胸   D．损伤性血胸

11．关于血胸的体征，下列描述正确的是（　　　）。

  A．肋间隙变窄   B．患侧叩诊呈鼓音

  C．患侧呼吸音增强   D．气管向健侧移位

12．患者，女性，30 岁。车祸造成损伤性血胸，来院后立即为其行胸膜腔闭式引流术，在术后观察中，引流量（血量）为（　　　）时护士应立即报告医生患者有进行性血胸的可能。

  A．30 mL/h   B．50 mL/h

  C．100 mL/h   D．200 mL/h

13．患者，女性，58 岁。刺激性咳嗽 5 个月余。胸部 X 线片示右肺上叶有一不规则肿块阴影，经支气管镜检查诊断为小细胞肺癌。患者拟在全麻下行肺叶切除术，呼吸功能尚可，术后应取（　　　）。

  A．平卧位   B．头低足高仰卧位

  C．健侧卧位   D．患侧卧位

14．患者，女性，60 岁。诊断为右肺中央型肺癌，行右肺全肺切除，术后患者输液滴速一般每分钟不超过（　　　）滴。

  A．30   B．40   C．50   D．60

15．患者，男性，58 岁。近期进食时梗阻感加重，体重明显下降，初步诊断为食管癌。护士对其进行饮食指导，错误的是（　　　）。

  A．少食多餐   B．半流质饮食

  C．低蛋白质饮食   D．高热量饮食

16．患者，男性，50 岁。诊断为食管癌，择期进行手术，因其食管明显梗阻，术前为减轻食管黏膜水肿可采取的措施是（　　　）。

  A．术前禁食

  B．术前用生理盐水加抗生素冲洗食管

  C．纠正水、电解质酸碱失衡

  D．加强口腔卫生

三、判断题

1．淋巴转移是乳腺癌最主要的转移途径。   （　　　）

2．乳腺癌癌肿侵犯 Cooper 韧带可出现橘皮样改变。   （　　　）

3．X 线钼靶摄片是目前早期发现乳腺癌的最有效方法，可用于乳腺癌的普查。

                    （　　　）

4．肺癌最常见的早期症状是刺激性干咳。   （　　　）

5．进行性吞咽困难是食管癌的早期表现。   （　　　）

四、简答题

1．简述开放性气胸的临床表现及急救原则。

2．张力性气胸有何临床表现？急救原则是什么？

3．简述胸膜腔闭式引流的护理要点。

4．简述食管癌患者术后饮食的护理要点。

五、论述题

患者，女性，60岁。右乳外上象限有一 3 cm×4 cm 肿块，乳房局部皮肤出现橘皮样改变，同侧腋窝有 2 个散在淋巴结肿大，尚可推动。

问题：（1）写出该患者的诊断和诊断依据。

（2）目前这种疾病的治疗原则是什么？

（3）术后患者的伤口该如何护理？

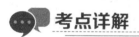

第九章

急性化脓性腹膜炎与腹部损伤

复习要求

1. 掌握：急性化脓性腹膜炎的临床表现、治疗要点及护理措施；腹部损伤的临床表现、急救措施及护理措施。

2. 熟悉：急性化脓性腹膜炎的辅助检查；盆腔脓肿、膈下脓肿的临床特点；腹部损伤的常用辅助检查、治疗要点。

3. 了解：急性化脓性腹膜炎的病因、分类；腹部损伤的病因。

考点详解

一、急性化脓性腹膜炎

急性化脓性腹膜炎简称急性腹膜炎，是指由化脓性细菌感染或化学性、物理性损伤等因素刺激而引起的腹膜的急性化脓性炎症。

（一）病因

原发性腹膜炎是指腹腔内无原发病灶，细菌由血液循环、淋巴途径或女性生殖道侵入腹膜腔引起的急性腹膜炎。病原菌多为溶血性链球菌或肺炎链球菌，以儿童多见，尤其是10岁以下女童，常发生于上呼吸道感染、肾病、猩红热及营养不良等情况时；成人可因肝硬化腹水感染引起；女性可由生殖系统慢性炎症时细菌通过阴道、子宫、输卵管向上扩散至腹膜腔引起。

继发性腹膜炎常继发于腹腔内脏器的感染扩散、穿孔、腹部损伤及手术污染，占急性腹膜炎的98%，常见于急性阑尾炎、溃疡病穿孔、绞窄性肠梗阻等情况时。致病菌以大肠杆菌最为多见，其次是厌氧拟杆菌、链球菌、变形杆菌等。

（二）临床表现

1. 症状：腹痛是最主要的症状。特点为持续性剧烈疼痛，以原发病变部位最为显著；恶心、呕吐；全身感染中毒症状。

2. 腹部体征：明显腹胀（腹胀进行性加重是病情恶化的重要标志之一），腹式呼吸减弱或消失；腹肌紧张、腹部压痛和反跳痛三者同时存在，称为腹膜刺激征（最重要的体征）；

胃肠胀气时叩诊呈鼓音，胃肠穿孔时肝浊音界缩小或消失，腹腔内积液多时移动性浊音(+)，肠鸣音减弱或消失。

3．并发症：常见腹腔脓肿（可分为膈下脓肿、盆腔脓肿、肠间脓肿；盆腔脓肿和膈下脓肿的特点见表 2-9-1）和粘连性肠梗阻。

表 2-9-1　盆腔脓肿和膈下脓肿的特点

类　型	特　点
盆腔脓肿	最常见。全身中毒症状轻，主要为直肠刺激症状（如排便次数增多、黏液便、里急后重等）和膀胱刺激症状（尿频、尿急、尿痛）。直肠指检前壁饱满；有触痛和波动感；B超可明确脓肿的大小及位置
膈下脓肿	脓液积聚于膈肌之下、横结肠及其系膜以上间隙内。全身中毒症状重；患侧上腹部持续钝痛，深呼吸时加重；胸膜下方叩痛，呼吸音降低。X线检查患侧膈肌抬高、活动受限、肋膈角模糊或有少量积液。B超可确诊

（三）辅助检查

1．实验室检查：血白细胞计数及中性粒细胞比值升高；有体液失衡的表现。

2．腹部 X 线检查：可见肠麻痹征象；胃肠道穿孔时多数可见膈下新月形游离气体。

3．B 超、CT 检查：能够了解肝、胆、脾、肾、胰腺等损伤或感染以及腹腔内积液、积脓情况。

4．腹腔穿刺：多可判断明确病因。胃、十二指肠溃疡穿孔穿刺液呈黄色浑浊状，无臭味，有时可抽出食物残渣；急性化脓性阑尾炎穿刺液呈稀脓性，有臭味；绞窄性肠梗阻可抽出血性脓液，臭味重；出血坏死性胰腺炎为血性渗出液，且胰淀粉酶含量高；若抽出不凝固血液，说明有腹腔内实质性脏器破裂；若抽出液为血液，抽出后迅速凝固，则可能误刺入血管，无临床意义。

（四）治疗要点

治疗原则为消除病因，改善全身情况，有效控制感染，积极防治休克，充分引流腹腔。

对原发性腹膜炎，病情较轻、全身情况良好的继发性腹膜炎或腹膜炎已经局限或有局限趋势者，可采用非手术治疗。主要措施包括半卧位；禁食、胃肠减压；输液输血，补充血容量，纠正体液失衡；使用抗生素控制感染；对症处理。

对经 6～8 h 严格非手术治疗病情不缓解反而加重及病情严重的继发性腹膜炎，应及时施行剖腹探查术。手术原则为探查和确定病因，正确处理原发病灶，彻底清理腹腔，采取恰当的腹腔引流。

（五）护理措施

1．非手术治疗与术前护理

（1）严密观察病情变化：①定时测量生命体征的变化；②详细记录液体的出入量，必要时监测每小时尿量；③定时观察腹部的变化；④动态监测实验室及其他检查结果的变化；⑤观察有无腹腔脓肿形成。

（2）体位：一般采取半卧位；休克患者则采取平卧或中凹卧位。

（3）禁食、胃肠减压。

（4）输液输血，纠正水、电解质紊乱，加强营养支持：根据病情和补液的监测指标安排好输液的顺序，调整好输液速度、量和种类。

（5）控制感染：遵医嘱应用有效抗生素，注意给药浓度、时间、途径及配伍禁忌；观察治疗效果及药物毒副作用。

（6）对症护理：遵医嘱给予镇静、止痛、吸氧、降温等措施。一般禁止灌肠和服用泻药，在病情观察期间和确定治疗方案之前禁用吗啡类强止痛剂。

（7）做好急诊手术前的各项常规准备。

2．术后护理

（1）继续监测病情变化。

（2）术后按麻醉要求安置体位，待病情稳定后取半卧位；鼓励患者及早活动，以防止肠粘连。

（3）继续胃肠减压，待肠蠕动恢复、肛门排气后拔除胃管进流质饮食，逐步恢复正常饮食。

（4）补液、营养支持。

（5）腹腔引流护理：正确连接引流装置，并妥善固定；保证引流通畅有效；严格遵守无菌操作原则，定时更换引流袋；准确记录引流量和性质。拔管指征：引流量明显减少，色清，患者体温正常、血白细胞计数正常，B超检查腹腔无积液或积脓。

（6）其他：术后遵医嘱继续使用有效抗生素控制感染；适当应用镇痛剂减轻疼痛；对腹胀明显者加用腹带，防止切口裂开。

二、腹部损伤

根据腹膜腔是否与外界相通，腹部损伤可分为闭合性腹部损伤和开放性腹部损伤。闭合性腹部损伤多发生在交通事故、工伤意外、爆炸、打架斗殴等情况时，大多由钝性暴力所致；开放性腹部损伤多发生于锐器损伤与火器伤。

（一）临床表现

1．腹痛：多在伤后立即发生。呈持续性，其性质与程度以上消化道器官破裂最为严重。

2．恶心呕吐：腹腔内器官损伤早期常伴恶心、呕吐。上消化道损伤可出现呕血。

3．休克：肝、脾、胰等实质性器官及血管破裂的主要表现是腹腔内（或腹膜后）出血及失血性休克。腹腔积血量较多时可出现移动性浊音。严重空腔脏器损伤早期可有创伤性休克，后期可导致感染性休克。

4．急性腹膜炎：胃、肠、胆道、膀胱等空腔脏器破裂时以急性腹膜炎的表现最为突出。一般情况下腹膜刺激征最显著处，也是损伤器官所在部位。胃肠破裂时常有肝浊音界缩小或消失（气腹征）。实质性器官损伤亦可有急性腹膜炎，但腹部症状和体征多较轻（肝、胰破裂时腹膜刺激征则较明显）。

5．多器官功能障碍综合征（MODS）。

6．开放性腹部损伤：可见到内脏器官脱出、胃肠内容物或浑浊液溢出、血液从伤口流出等征象。

腹部空腔脏器损伤与实质性器官损伤的表现特点及腹部不同器官损伤的临床特点见表2-9-2、表2-9-3。

表 2-9-2　腹部空腔脏器损伤与实质性器官损伤的表现特点

	空腔脏器损伤	实质性器官损伤
临床特征	以急性腹膜炎为主	以急性内出血（失血性休克）为主
腹部叩诊	肝浊音界缩小或消失	常见移动性浊音
血常规	白细胞计数增多，中性粒细胞增多	红细胞计数减少，血红蛋白值下降
X线、B超	腹腔内积气等	腹腔积液及肝、脾破裂有关征象
腹腔穿刺	可见浑浊液体、胃肠内容物等	可见不凝固血液

表 2-9-3　腹部不同器官损伤的临床特点

损伤器官	临床特点
脾破裂	左季肋区、左腰部或左上腹部受伤史；失血性休克，移动性浊音（＋）；左上腹腹膜刺激征较明显；X线、B超检查见脾或脾区异常征象
肝破裂	右季肋区、右腰部或右上腹部受伤史；失血性休克，移动性浊音（＋）；因胆汁随血液溢入腹腔，腹痛及腹膜刺激征明显；如有血液流入胆管可出现黑便或呕血；X线、B超检查见肝或肝区异常征象
小肠破裂	中、下腹部受伤史；急性腹膜炎表现特点，受伤部位体征显著；部分患者有气腹表现
结肠、直肠破裂（腹膜返折之上）	腹周围、腰背部受伤史；腹腔内损伤时局部腹痛或压痛轻，而全身感染中毒症状较重；可有气腹或血便；腹腔穿刺可得粪性液体；腹膜后结肠损伤常导致严重的腹膜后感染，有腰部胀痛、血便、腹膜后积气和积液征象

（二）辅助检查

1．实验室检查。

2．影像学检查：B超、X线检查、CT、MRI等。

3．腹腔穿刺或灌洗：观察抽出液体的性质，如血液、胃肠内容物、胆汁、浑浊脓性液体或证明是尿液等，即可分析、判断损伤器官的情况；穿刺液中淀粉酶值增高，提示胰、十二指肠或近段空肠损伤；抽出不凝血液是实质性器官破裂的有力证据。腹腔穿刺无阳性发现又高度怀疑有腹腔器官损伤时，可考虑腹腔灌洗。

（三）治疗要点

1．单纯性腹壁损伤按一般软组织损伤处理。

2．对暂不能确定有无腹内脏器损伤或内脏轻微损伤者，可进行非手术治疗，如禁食禁饮、抗感染、防治休克、对症处理等。一旦病情加重，须及时手术。

3．对已确诊为肝、脾等实质性脏器损伤者边抗休克边手术；胃肠等空腔脏器破裂者先抗休克后手术为宜，但如休克不易纠正时，亦应在抗休克的同时进行手术处理。

（四）护理措施

1．非手术治疗和术前护理

（1）急救护理：首先处理危及生命的情况，如心跳呼吸骤停、窒息、大出血、张力性气胸等；对已发生休克者应迅速建立通畅的静脉通路，必要时输血；开放性腹部损伤应妥善处理伤口，包扎固定。少量肠管脱出时，可用消毒或清洁碗覆盖保护后再包扎，切勿现场还纳，以防污染腹腔；若有大量肠管脱出，应先将其还纳入腹腔后暂行包扎，以免引起或加重休克。

（2）病情观察：出现下列情况之一者即应考虑腹腔内脏器损伤：①早期出现休克；

②持续性剧烈腹痛，进行性加重伴恶心呕吐；③有腹膜刺激征，并呈扩散趋势；④有气腹表现或移动性浊音；⑤有呕血、便血、尿血；⑥直肠指检、腹腔穿刺及腹腔灌洗等有阳性发现。诊断明确前需禁食，禁用吗啡、哌替啶等镇痛剂，禁忌灌肠，禁服泻药。

（3）卧床与体位：绝对卧床休息，不得随意搬动患者。

2．术后护理：按急性腹膜炎患者术后护理原则进行护理。

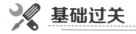 经典解析

1．急性腹膜炎最主要的体征是（　　　）。

    A．持续性剧烈腹痛 　　　　　　　　B．腹肌紧张、压痛、反跳痛

    C．出现移动性浊音 　　　　　　　　D．肠鸣音减弱或消失

【答案解析】本题应选 B。本题重点考查急性腹膜炎的主要体征。急性腹膜炎的主要体征是腹膜刺激征，包括腹肌紧张、压痛和反跳痛。A、C、D 三个选项属于急性腹膜炎的临床表现，故选 B。

2．腹肌紧张、压痛和腹胀合称为腹膜刺激征。　　　　　　　　　　　　　（　　　）

【答案解析】本题应判"错"。本题重点考查腹膜刺激征。题目中描述的腹胀不属于腹膜刺激征，故判"错"。

基础过关

一、名词解释

原发性腹膜炎

二、单项选择题

1．急性腹膜炎最主要的体征是（　　　）。

    A．持续性剧烈腹痛 　　　　　　　　B．腹肌紧张、压痛、反跳痛

    C．出现移动性浊音 　　　　　　　　D．肠鸣音减弱或消失

2．原发性腹膜炎与继发性腹膜炎的主要区别是（　　　）。

    A．有无全身感染 　　　　　　　　　B．有无腹膜刺激征

    C．腹胀的程度不一 　　　　　　　　D．腹腔内有无原发病灶

3．急性腹膜炎患者腹腔穿刺抽出稀薄脓液，略带臭味，最可能是（　　　）。

    A．小肠扭转 　　　　　　　　　　　B．胃、十二指肠溃疡急性穿孔

    C．急性出血坏死性胰腺炎 　　　　　D．急性化脓性阑尾炎

4．下列对于继发性腹膜炎的说法，不正确的是（　　　）。

    A．阑尾炎并发穿孔是常见原因之一

    B．闭合性腹部损伤引起并不少见

    C．是急性化脓性腹膜炎最常见的类型

    D．一般为单一病菌感染，毒性较弱

5．下列属于有利于腹膜炎渗液引流至盆腔，以减少毒素吸收的护理措施为（　　　）。

    A．禁饮食、胃肠减压，输液 　　　　B．保持腹腔引流通畅

C．应用有效抗生素　　　　　　　　D．安置半卧位

6．开放性腹部损伤有少量肠管脱出，现场急救时原则上应（　　　）。

    A．立即将其还纳入腹腔　　　　　　B．及早应用抗生素控制感染

    C．止痛处理，抗感染　　　　　　　D．暂不向腹腔回纳，架空包扎保护

7．空腔脏器破裂的主要临床表现是（　　　）。

    A．创伤性休克　　　　　　　　　　B．大量内出血

    C．急性腹膜炎　　　　　　　　　　D．急性肠梗阻

三、判断题

1．急性阑尾炎穿孔所引起的腹膜炎属于原发性腹膜炎。　　　　　　　（　　　）

2．腹腔穿刺抽出液为不凝血，应考虑误入血管。　　　　　　　　　　（　　　）

3．诊断腹膜炎的可靠体征为腹胀。　　　　　　　　　　　　　　　　（　　　）

4．X 线示膈下游离气体是诊断胃肠道穿孔的有效指标。　　　　　　　（　　　）

四、简答题

急性继发性腹膜炎有哪些腹部体征？

五、论述题

1．患者，男性，40 岁。3 h 前被他人用刀刺伤，伤及左上腹、右背部。伤后觉伤处疼痛，伤口出血，继之气急、腹痛，不伴咳嗽、咯血；发现肠管经腹部伤口突出体表。腹痛很快遍及全腹，以左上腹为甚，呈持续性疼痛进行性加重，自觉口渴、心慌。无呕血、便血。查体：T 36℃，P 104 次/分，R 33 次/分，BP 90/67 mmHg，右肩部有一约 5 cm 长的伤口与右侧胸膜腔相通，有鲜血外渗，右侧语颤减弱，叩诊鼓音，呼吸音减弱，心脏未见异常。左上腹有一约 6 cm 长的伤口，与腹腔相通，有约 50 cm 长的肠管脱出，呈紫黑色，少部分充血，全腹出现压痛、腹肌紧张、反跳痛，尤以脐周为甚。血常规：Hb 125 g/L，RBC 4.5×10^{12}/L，WBC 9.0×10^9/L，N 0.78，L 0.22。

    问题：（1）该患者最可能的诊断是什么？

        （2）简述现场急救措施。

📖 提升训练

一、名词解释

腹膜刺激征

二、单项选择题

1．患者，男性，40 岁，腹膜炎术后 5 天，突然出现寒战、发热、出汗等全身中毒症状，伴有上腹痛、呃逆以及季肋部压痛、叩击痛等，此时应考虑（　　　）。

    A．肠间脓肿　　　　　　　　　　　B．膈下脓肿

    C．盆腔脓肿　　　　　　　　　　　D．腹膜炎复发

2．患者，男性，32 岁。腹膜炎手术后 6 天体温升至 38℃，伴有腹泻，里急后重，患者最可能是发生了（　　　）。

A．细菌性痢疾　　　　　　　　　　B．急性胃肠炎

　　C．盆腔脓肿　　　　　　　　　　　D．膈下脓肿

　　3．患者，男性，20 岁。因车祸撞伤右上腹部，表现有明显的腹膜刺激征，应首先考虑的是（　　　）。

　　A．肝破裂　　　　　　　　　　　　B．脾破裂

　　C．胃破裂　　　　　　　　　　　　D．胆囊破裂

　　4．患者被汽车撞伤，右上腹剧痛，R 36 次/分，P 100 次/分，BP 90/65 mmHg，诊断不明确时禁用的药物是（　　　）。

　　A．盐酸异丙嗪　　　　　　　　　　B．安定

　　C．6-氨基乙酸　　　　　　　　　　D．吗啡

　　5．患者，男性，23 岁。腹部外伤后 2 h，上腹疼痛、恶心、呕吐。查体：面色苍白，P 114 次/分，BP 90/70 mmHg；上腹压痛，肌紧张，以右上腹显著，肠鸣音弱，移动性浊音（+），血红蛋白 100 g/L，白细胞 12×10^9/L。为明确伤情，比较简便有效的检查方法是（　　　）。

　　A．X 线腹部平片　　　　　　　　　B．血淀粉酶测定

　　C．腹部 B 超　　　　　　　　　　　D．诊断性腹腔穿刺

三、判断题

　　1．急性腹膜炎患者的疼痛，常为阵发性腹痛，患者喜蜷曲卧位。　　　　　（　　）

　　2．难以诊断的急性腹膜炎，最有价值的辅助检查是腹部 X 线检查。　　　（　　）

　　3．在护理外科急腹症患者时，应做到"四禁"，即禁饮食、禁用强止痛剂、禁止灌肠、禁服泻药。　　　　　　　　　　　　　　　　　　　　　　　　　　　　　　　（　　）

　　4．腹膜炎术后鼓励患者早期下床活动的主要目的是预防肠粘连。　　　　（　　）

　　5．腹部损伤时如脱出腹腔外内脏较多，应现场暂时回纳腹腔。　　　　　（　　）

四、简答题

　　急性化脓性腹膜炎非手术疗法的适应证及措施是什么？

五、论述题

　　患者，女性，25 岁。4 h 前被他人用铁棒击伤右上腹，家人搀扶其回家后，出现上腹闷胀不适，脉快，头晕，逐渐四肢出现湿冷，脸色苍白，测血压为 60/40 mmHg，脉搏 112 次/分。查体：腹部压痛、反跳痛、肌紧张，入院后患者出现恶心，呕出少量胃内容物。

　　问题：（1）患者可能损伤了哪个脏器？应立即进行什么检查？

　　　　　（2）针对该患者如何进行病情观察？

第十章

腹 外 疝

 复习要求

1. 掌握：腹外疝的概念、临床表现与护理措施。
2. 熟悉：腹外疝的病因、病理、类型、治疗要点。

 考点详解

腹外疝是腹内器官或组织经腹壁薄弱点或缺损处向体表突出而形成的局部包块。

（一）病因病理

1. 病因：腹壁或盆壁强度降低、腹内压增高。

2. 病理组成：包括疝环（疝门）、疝囊、疝内容物（以小肠最常见，其次为大网膜）及疝外被盖。

3. 病理类型：腹外疝可分为易复性疝（最常见），难复性疝（包括滑动性疝，滑动性疝是指腹腔间位脏器坠入疝囊并成为疝囊壁的一部分的疝），嵌顿性疝（指疝环较小而腹内压突然增高时，较多的疝内容物强行扩张疝环挤入疝囊，随后由于疝环的弹性回缩，使疝内容物被卡住而不能回纳），绞窄性疝（疝囊内肠管及其系膜的动脉完全阻断，动脉搏动消失、肠蠕动能力丧失、肠壁变黑坏死，囊内渗液转为血性，常合并急性腹膜炎，易发生感染性休克）四种类型。

（二）临床表现

1. 易复性疝：患者多无自觉症状或疝块较大时有局部坠胀不适。主要表现为局部包块，无触痛，常在站立、行走、咳嗽或劳动时出现。还纳疝内容物后，局部可触及腹壁的缺损处，此时让患者咳嗽，手指处有膨胀性的冲击感。

2. 难复性疝：除了局部坠胀、隐痛不适稍重外，主要特点是疝内容物不能完全还纳；滑动性疝可有消化不良和便秘等症状，疝块巨大者影响工作和生活。

3. 嵌顿性疝与绞窄性疝：嵌顿性疝的主要表现为腹内压骤升时突然出现局部痛性包块或原有的小疝块突然增大，并伴有剧烈疼痛，疝块紧张发硬，有明显的触痛，平卧或用手推送不能使疝内容物还纳。疝内容物如为肠管，还可有急性肠梗阻的表现，甚至出现水、电解质和酸碱平衡失调。嵌顿性疝发展为绞窄性疝时，疝内容物坏死穿孔可有疝外被盖组织急性蜂窝织炎或急性腹膜炎的表现，严重时可发生感染性休克。

腹外疝除了以上共性的表现外，不同部位的腹外疝还有其临床特点。常见腹外疝的临床特点见表 2-10-1。

表 2-10-1　常见腹外疝的临床特点

	腹股沟斜疝	腹股沟直疝	股 疝	脐 疝	切 口 疝
好发年龄	少年儿童和青壮年，男性多见	老年，男性多见	中年以上，女性多见	婴儿	有腹部手术史的任何年龄
突出径路	腹股沟管深环→腹股沟管→腹股沟管浅环→阴囊	直疝三角（不进入阴囊）	股环→股管→隐静脉裂孔	脐环	切口瘢痕处
疝块外形	腹股沟管内呈椭圆形，进入阴囊呈"梨"形	基底较大，呈半球形	基底较小，呈半球形	球形或锥形	形态不一
回纳后压迫深环	疝块不再出现	疝块仍可突出	—	—	—
嵌顿概率	较多发生	少见	最易发生	较少	少见

（三）治疗要点

手术是治疗腹外疝最有效的方法。常用手术方式有单纯疝囊高位结扎术和疝修补术（包括传统疝修补术、无张力疝修补术和经腹腔镜疝修补术）。

非手术治疗仅限于 1 岁以内患儿的脐疝和先天性腹股沟斜疝、年老体弱或伴有严重疾病不能耐受手术及慢性腹内压增高因素未解除者。

对发生嵌顿 3～4 h 内的腹外疝，疝内容物多无绞窄，可试行手法复位。对手法复位不成功的嵌顿性疝或怀疑可能发生绞窄者，均需紧急手术治疗。

（四）护理措施

手术前护理的重点是去除腹内压增高的因素（最重要），严格备皮（防止切口感染、避免疝复发的重要措施）。

手术后护理要点为：①术后取平卧位，膝下垫一软枕，使膝、髋关节微屈，以松弛腹股沟伤口张力，并降低腹腔内压力。传统疝修补术后应绝对卧床 4～7 d；无张力性疝修补术后 24～48 h 即可下床活动，但年老体弱、复发疝、绞窄性疝、巨大疝的患者应延长卧床时间（至少 10 d）。②防止腹内压增高，预防疝复发。③预防阴囊血肿，用 0.5 kg 沙袋压迫手术切口 24 h，并使用阴囊托或丁字带兜起阴囊。

（五）健康教育

出院 3 个月内不可参加重体力劳动和剧烈活动。

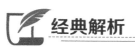 经典解析

1. 患者，男性，58 岁。因腹股沟斜疝嵌顿入院，行腹股沟斜疝修补术。术后护理措施中不恰当的是嘱患者（　　　）。

A. 早期下床活动　　　　　　　　　　B. 切口部位压沙袋

C. 咳嗽时注意保护切口　　　　　　　D. 术后 3 个月内避免重体力劳动

【答案解析】本题应选 A。本题重点考查腹外疝手术后的护理措施。A 选项考查手术后休息的时间，传统疝修补术后应绝对卧床 4～7 d；无张力性疝修补术后 24～48 h 即可下床活动，但年老体弱、复发疝、绞窄性疝、巨大疝的患者应延长卧床时间（至少 10 d）。题干中未明确手术方式，故 A 不对。B、C、D 选项均正确。

2. 为防止腹股沟斜疝术后阴囊血肿，可采用（　　　）。

    A. 观察伤口有无渗血　　　　　　　B. 0.5 kg 沙袋压迫伤口 24 h

    C. 避免咳嗽等腹内压增高因素　　　D. 术中严格止血

【答案解析】本题应选 B。本题重点考查术后预防阴囊血肿的方法。预防阴囊血肿，应用 0.5 kg 沙袋压迫手术切口 24 h，并使用阴囊托或丁字带兜起阴囊。故选 B。

🔧 基础过关

一、名词解释

腹外疝

二、单项选择题

1. 嵌顿疝与绞窄疝的鉴别要点是（　　　）。

    A. 疝块有无压痛　　　　　　　　　B. 疝块不能回纳的时间长短

    C. 有无休克表现　　　　　　　　　D. 疝内容物有无血液循环障碍

2. 嵌顿性疝手法复位后应重点观察的是（　　　）。

    A. 腹痛、腹部体征　　　　　　　　B. 生命体征

    C. 呕吐　　　　　　　　　　　　　D. 肛门排气

3. 最容易发生嵌顿的疝是（　　　）。

    A. 腹壁切口疝　　　　　　　　　　B. 股疝

    C. 腹股沟斜疝　　　　　　　　　　D. 脐疝

4. 腹股沟斜疝与直疝最有意义的鉴别点是（　　　）。

    A. 凸出的部位

    B. 疝块的大小

    C. 疝内容物是否进入阴囊

    D. 还纳疝内容物、压迫腹股沟管深环后疝内容物是否再突出

5. 腹外疝最常见的疝内容物为（　　　）。

    A. 小肠　　　　　　　　　　　　　B. 盲肠

    C. 大网膜　　　　　　　　　　　　D. 阑尾

三、判断题

1. 手术是根治腹外疝的唯一方法。　　　　　　　　　　　　　　　　　（　　　）

2. 腹股沟斜疝好发于老年男性。　　　　　　　　　　　　　　　　　　（　　　）

四、简答题

简述腹股沟斜疝与直疝的鉴别要点。

五、论述题

患者，男，4 岁。右腹股沟区可回复性肿块 1 年，肿块有时可以进入阴囊。体格检查：右侧腹股沟区肿块，可还纳，压迫腹股沟管内口后，肿块不再出现。

问题：（1）该患者的诊断是什么？诊断依据是什么？

（2）该疾病如何治疗？

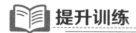 **提升训练**

一、名词解释

嵌顿性疝

二、单项选择题

1．患者，男性，28 岁。6 h 前负重物时，右侧斜疝发生嵌顿，入院后患者出现（   ）表现时，应做好急诊手术的术前准备。

    A．疝块增大，不能回纳   B．局部有剧烈疼痛

    C．全腹压痛，肌紧张   D．阵发性腹痛伴呕吐

2．患者，男性，60 岁。1 年来发现左侧腹股沟区有可复性肿块。查体：站立位时左侧腹股沟部内侧、耻骨结节外上有一半球形肿块突出，不降入阴囊，可还纳。应考虑（   ）。

    A．腹股沟斜疝   B．腹股沟直疝

    C．股疝   D．脐疝

3．患者，男性，26 岁。在硬膜外麻醉下行左腹股沟斜疝修补术。则恰当的术后饮食护理是（   ）。

    A．术后应禁食 48 h   B．术后即进普通饮食

    C．术后应胃肠减压   D．若术后 6 h 无恶心即可进流质饮食

4．患者，男性，58 岁。因腹股沟斜疝嵌顿入院，行传统腹股沟斜疝修补术。术后护理措施中不恰当的是（   ）。

    A．鼓励患者早期下床活动   B．切口部位压沙袋

    C．嘱患者咳嗽时注意保护切口   D．嘱患者术后 3 个月内避免重体力劳动

5．患儿，3 个月。因哭闹时脐部隆起就医，诊断为脐疝。患儿家长很是担心。护士对家长进行健康教育，不恰当的是（   ）。

    A．解释脐疝的发病原因及临床特点

    B．嘱其保持患儿大便通畅，防止便秘

    C．疝块还纳后局部可用大于脐环并外包纱布的硬币压迫

    D．建议尽早手术治疗

6．患者，男性，40 岁。建筑工地搬运工人。腹股沟斜疝行疝修补手术后，护士嘱其恢复工作的时间是（   ）。

    A．术后至少 6 个月   B．术后至少 2 个月

    C．术后至少 1 个月   D．术后至少 3 个月

三、判断题

1．滑动性疝属于易复性疝。　　　　　　　　　　　　　　　　（　　）

2．2 周岁以下的儿童发生腹外疝时不可手术治疗。　　　　　　（　　）

四、简答题

手术后的护理要点

五、论述题

患者，男，66 岁，长期便秘。3 年前发现右腹股沟区肿块，约 3 cm×3 cm，2 年来逐渐增大。肿块突出时感下腹坠胀、隐痛。体格检查：腹股沟区可扪及约 8 cm×5 cm 大小肿块，质软，无压痛，回纳后压迫内环，不再出现。

问题：（1）该患者可能的诊断是什么？

（2）该患者术后应采取什么体位？该患者行无张力疝修补术，多久可以下床？

（3）术后为预防阴囊血肿该如何处理？

第十一章

胃 肠 疾 病

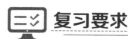 复习要求

1.掌握：胃、十二指肠溃疡术后常见并发症的观察与护理；急性阑尾炎的临床表现及护理措施；急性肠梗阻的临床表现、治疗要点及肠绞窄的临床征象；痔、直肠肛管周围脓肿、肛瘘的临床表现、治疗要点和肛门坐浴的护理要点；结、直肠癌术前肠道准备与术后肠造口的护理要点。

2.熟悉：胃、十二指肠溃疡的手术适应证及常见并发症的临床表现；胃癌的病理及辅助检查；急性阑尾炎的病因、辅助检查和治疗要点；粘连性肠梗阻、肠扭转和肠套叠的临床特点；内痔的好发部位；结、直肠癌的临床表现、辅助检查和直肠癌的常用手术方式。

3.了解：胃、十二指肠溃疡常用的手术方式；胃癌的病因、临床表现和治疗要点；急性阑尾炎的病理类型；肠梗阻的病因和分类；痔、直肠肛管周围脓肿和肛瘘的病因；结、直肠癌的病因病理和治疗要点。

考点详解

一、胃、十二指肠溃疡外科治疗

胃、十二指肠溃疡的病因、发病机制、临床表现及保守疗法见"内科护理学"部分相关内容。以下仅介绍与外科治疗有关的内容。

（一）手术适应证

胃、十二指肠溃疡急性穿孔、急性大出血、瘢痕性幽门梗阻、胃溃疡癌变或可疑癌变及长期内科治疗无效者。

（二）手术方式

1. 胃大部切除术（包括毕Ⅰ式和毕Ⅱ式两种），是我国最常用的手术方式。

2. 胃迷走神经切断术。

3. 胃穿孔修补术。

（三）严重并发症

1．胃、十二指肠溃疡急性穿孔：最严重的并发症。患者突发上腹部刀割或撕裂样剧痛，迅速蔓延至全腹，但仍以上腹为重。常伴有恶心呕吐、面色苍白、出冷汗，甚至休克。早期腹肌呈"板"样强直，全腹明显压痛和反跳痛，可有肝浊音界缩小或消失，肠鸣音消失。立位 X 线腹部检查多数可见膈下半月形游离气体影（最重要），腹腔穿刺可抽出黄色浑浊液体。

2．胃、十二指肠溃疡急性大出血：最常见的并发症，15%～25%的患者并发出血。轻者表现为黑便、呕血，呕血或便血后有头晕、无力、心悸，甚至昏厥。若短期内失血量超过 400 mL，出现血容量减少征象；若失血量超过 800 mL，则可出现低血容量性休克。胃镜检查可明确诊断（出血期间禁用 X 线钡餐造影检查）。

3．瘢痕性幽门梗阻：手术治疗的绝对适应证。患者上腹胀痛不适、食欲减退、恶心呕吐，呕吐物呈腐败酸臭味的宿食（主要症状），不含胆汁。呕吐后自觉胃部舒适，故患者常自行诱发呕吐。体检时手拍上腹可闻及震水音（特征性体征）。患者有营养不良、缺水、低钾低氯性碱中毒的表现。X 线钡餐造影和纤维胃镜检查可确诊。

（四）护理措施

重点是胃大部切除术后常见并发症的观察和护理。

1．吻合口出血：术后最早发生的并发症，多发生在术后 24 h 以内。短期内自胃管引流出较大量的血液，尤其是鲜血，甚至有呕血、黑便，严重者可出现休克。先给予禁食、止血药物、抗酸药物及输新鲜血液等措施止血，无效者应手术止血。

2．十二指肠残端破裂：毕Ⅱ式胃大部切除术后最严重的并发症，死亡率高达 10%～15%。多发生在手术后 3～6 d。表现为右上腹突然发生剧烈疼痛，出现局限或弥漫性腹膜炎表现；右上腹穿刺可抽出胆汁样液体。一旦发生应立即手术。术后妥善保持有效持续的负压引流；观察记录引流液的性质、颜色和量，保持体液平衡，抗感染治疗，给予全胃肠外营养支持。

3．胃肠吻合口破裂或瘘：很少见，多发生在手术后 5～7 d。常引起明显的急性腹膜炎的症状和体征，应立即手术。

4．术后梗阻：根据梗阻部位分为吻合口梗阻（主要表现为进食后上腹饱胀、呕吐，呕吐物为食物，多无胆汁。X 线检查见造影剂完全滞留在胃内）、空肠输入袢梗阻（完全性梗阻表现为患者突然发生上腹部剧痛，频繁呕吐，量少、不含胆汁，吐后症状不缓解；上腹偏右有压痛，甚至扪及肿块，可有休克症状。不完全性梗阻表现为进食后 15～30 min 上腹突然胀痛或剧痛，喷射状呕吐出大量胆汁样液体，呕吐后症状减轻或消失）、空肠输出袢梗阻（表现为进食后上腹饱胀钝痛，呕吐物为食物及胆汁。X 线钡餐检查可显示梗阻的部位）。先行禁食、胃肠减压，对症治疗；若症状不缓解，则及时手术。

5．倾倒综合征

（1）早期倾倒综合征：多发生在进食后 10～20 min 内，症状的发生与食物的性质和量有关，进甜食及牛奶易引起症状，过量进食往往立即导致症状发作。主要表现有头昏、心悸、出汗、面色苍白，心动过速，上腹饱胀不适、恶心呕吐、肠鸣频繁，可有绞痛，继而腹泻。症状持续 60～90 min 自行缓解。通过少量多餐，进食蛋白、脂肪类食物，控制甜食，限制液体食物，餐后平卧 20～30 min 等措施，多数患者半年至 1 年内可自愈；极少数症状严重而持久者应再次手术。

（2）晚期倾倒综合征（低血糖综合征）：餐后 2～4 h 出现全身无力、出汗、心悸、饥饿感、嗜睡、眩晕等。出现症状时稍进食即可缓解。饮食中减少糖类，增加蛋白质比例，少量多餐可防止其发生。

二、胃癌

胃癌是起源于胃黏膜上皮的恶性肿瘤，在我国各种恶性肿瘤中发病率居首位。高发年龄为 40～60 岁，男性多于女性。

（一）病因

病因可能与下列因素有关：①不良饮食和生活习惯；②长期幽门螺杆菌（Hp）感染；③胃溃疡、萎缩性胃炎、胃息肉等癌前病变；④遗传因素。

（二）病理

1. 好发部位：胃窦部最多见，其次为胃小弯、贲门部。

2. 大体分型

（1）早期胃癌：病变局限于黏膜或黏膜下层，无论病灶大小和有无淋巴结转移。

（2）进展期胃癌：病变深度已超过黏膜下层，为中、晚期胃癌。

3. 转移：淋巴转移是胃癌主要的转移途径，还可通过直接浸润、血行转移和腹腔种植性转移等途径进行扩散转移。

（三）临床表现

1. 早期胃癌：多无明显症状。有时可出现上腹部隐痛不适、反酸、食欲减退、消化不良等类似溃疡病的症状。

2. 进展期胃癌：随病情发展，症状加重，可出现上腹疼痛，由轻及重，缺乏规律性，解痉及抗酸治疗无效，伴乏力、贫血等。胃窦部癌可因幽门梗阻而出现恶心呕吐；贲门部癌可有进食哽噎感；癌肿侵及血管可有呕血和黑便等。

3. 体征：早期胃癌无明显体征，少数患者或仅有上腹部深压痛。进展期可有消瘦、精神状态差。晚期可呈恶病质，并可扪及上腹部包块，质硬有压痛。若有肝转移时，则出现肝大、腹水、锁骨上淋巴结肿大等。

（四）辅助检查

1. X 线钡餐检查：可发现胃部有不规则充盈缺损或腔内龛影。气钡双重造影更有助于发现早期胃癌。

2. 纤维胃镜检查：可直接观察病变部位，并可做活组织检查，是诊断胃癌的最佳方法。

3. 其他检查：大便潜血试验、腹部 B 超、CT 检查等均有助于胃癌的诊断。

（五）治疗要点

早发现、早诊断、早治疗是提高胃癌疗效的关键。早期施行根治性手术是治疗胃癌的主要方法，可切除胃的全部或大部，大、小网膜和区域淋巴结，并重建消化道。术后辅以化疗、放疗等综合治疗。

三、急性阑尾炎

急性阑尾炎是最常见的外科急腹症，好发于青壮年，10～40岁的患者约占85%。

（一）病因病理

1. 病因：阑尾管腔梗阻（急性阑尾炎的主要原因，其中淋巴滤泡明显增生约占60%，粪石阻塞或压迫约占35%）；细菌感染。

2. 病理：根据病理解剖学变化可分为急性单纯性阑尾炎、急性化脓性阑尾炎、急性坏疽穿孔性阑尾炎和阑尾周围脓肿4种病理类型。急性阑尾炎的转归有以下几种：①炎症消退；②炎症局限化；③炎症扩散。

（二）临床表现

1. 腹痛：典型表现为转移性右下腹痛（占70%～80%），少数患者一开始疼痛即局限于右下腹。若为持续性剧痛且范围扩大，波及腹腔大部或全腹，是阑尾坏死或穿孔并发腹膜炎的表现。病程中腹痛突然减轻，可能是阑尾腔梗阻解除、病情好转的表现，但也可能是阑尾坏疽穿孔，腔内积脓排入腹腔，使阑尾腔内压力骤减而腹痛有所缓解；但这种腹痛缓解是暂时的，随着腹腔内的炎症逐渐扩散，体征和中毒症状迅速恶化。

2. 消化道症状：恶心呕吐最常见，早期表现为反射性呕吐，部分可有便秘或腹泻。盆腔位阑尾炎可引起排便里急后重、黏液便等直肠刺激症状。

3. 全身症状：有不同程度的感染中毒症状。并发门静脉炎时可表现为寒战高热、黄疸、肝大有触痛，甚至形成肝脓肿。

4. 体征

（1）右下腹固定性压痛：是急性阑尾炎最常见和最重要的体征。当疼痛还位于脐周或上腹部时右下腹压痛就已经存在。常见的压痛点有：①麦氏点：在脐与右侧髂前上棘连线的中外1/3交界处；②兰氏点：在两侧髂前上棘连线的中、右1/3交界处；③莫氏点：在脐和右髂前上棘连线与右侧腹直肌外缘相交处；④Rapp压痛区。

（2）腹膜刺激征：当炎症侵及壁腹膜时出现不同程度的反跳痛和肌紧张，肠鸣音减弱或消失。

（3）其他辅助体征：包括结肠充气试验（Rovsing征）、腰大肌试验、闭孔内肌试验、直肠指检。

（4）腹部包块：阑尾周围脓肿较大时，可在右下腹触到境界不太清楚，不能活动，伴有压痛和反跳痛的包块。

（三）辅助检查

血白细胞计数及中性粒细胞比例升高；当阑尾靠近输尿管和膀胱时，尿中可出现少量红细胞和白细胞。

（四）治疗要点

一旦确诊，及时手术治疗，主要手术方式为阑尾切除术。非手术治疗主要适用于急性单纯性阑尾炎、有局限倾向的阑尾周围脓肿患者。措施包括卧床休息、控制感染和对症处理等。

（五）护理措施

1．非手术治疗与手术前护理：密切观察病情变化；遵医嘱应用有效抗菌药物；取半卧位卧床休息；疼痛明显者适当应用解痉剂缓解症状，但禁用吗啡或哌替啶等强镇痛剂，以免掩盖病情；禁忌灌肠和使用泻剂，以免炎症扩散或阑尾穿孔。

2．手术后护理：血压平稳后采用半卧位；术后待胃肠道蠕动恢复、肛门排气后可拔除胃管，进流质饮食；鼓励患者早期下床活动，促进肠蠕动，防止肠粘连；加强术后并发症的观察和护理（腹腔内出血、切口感染（最常见）、腹腔脓肿、粘连性肠梗阻和粪瘘）。

四、肠梗阻

任何原因引起的肠腔内容物的正常运行或通过发生障碍均称为肠梗阻。

（一）分类

1．按病因可分为：①机械性肠梗阻：由于肠腔阻塞、肠管受压、肠壁病变等引起肠腔变窄而使肠内容物通过发生障碍；②动力性肠梗阻：由于神经反射或毒素刺激引起肠壁肌功能紊乱，但无器质性的肠腔狭窄；③血运性肠梗阻：由于肠系膜血管栓塞或血栓形成，使肠管血运障碍，继而发生肠麻痹使肠内容物不能运行。

2．按肠壁有无血运障碍可分为：单纯性肠梗阻、绞窄性肠梗阻。

3．其他分类：按肠梗阻的部位分为高位肠梗阻、低位肠梗阻；按梗阻的程度分为完全性肠梗阻、不完全性肠梗阻；按肠梗阻发生的病程分为急性肠梗阻、慢性肠梗阻。

（二）病理生理

1．局部改变：单纯性机械性肠梗阻的梗阻部位以上肠管扩张；绞窄性肠梗阻肠壁缺血坏死，甚至破溃穿孔。

2．全身变化：循环、呼吸功能障碍；水、电解质及酸碱平衡紊乱；低血容量性休克和感染性休克，MODS。

（三）临床表现

1．症状：各种急性肠梗阻的共同表现为腹痛、呕吐、腹胀及肛门停止排便排气。

2．腹部体征：单纯性机械性肠梗阻可见腹胀、肠蠕动波、肠鸣音亢进，有气过水声或金属音；绞窄性肠梗阻有固定性压痛和腹膜刺激征，腹腔内渗液多时可有移动性浊音；麻痹性肠梗阻时腹胀均匀，肠鸣音减弱或消失。

若患者出现下列情况之一时，提示有肠绞窄的可能：①腹痛发作急骤，起始即为持续性剧烈疼痛，或持续性疼痛阵发性加剧，有时可出现腰背部牵涉痛，呕吐出现早、剧烈而频繁；②病情发展迅速，早期即出现休克，或一般抗休克治疗后改善不显著；③有明显的腹膜刺激征，体温上升、脉率增快、血白细胞计数及中性粒细胞比例增高；④腹胀不对称，腹部有局部隆起或扪及有压痛的肿块；⑤移动性浊音阳性或出现气腹征；⑥呕吐物、胃肠减压抽出液、肛门排出物、腹腔穿刺抽出液为血性；⑦经积极的非手术治疗，症状、体征无明显改善或反而加重；⑧腹部 X 线检查显示孤立、突出胀大的肠襻，不因时间而改变位置，或有假肿瘤阴影等征象。

3．常见机械性肠梗阻的临床特点见表 2-11-1。

表 2-11-1　常见机械性肠梗阻的临床特点

肠梗阻种类	临 床 特 点
粘连性肠梗阻	为肠粘连或肠管被粘连带压迫所致的肠梗阻，为最常见的肠梗阻类型。患者多有腹腔手术、创伤、感染史，以腹腔手术最为多见。有较典型的单纯性不全性机械性肠梗阻的表现，有时可形成完全性或绞窄性肠梗阻。一般采用非手术疗法，病情加重或发生肠绞窄时手术治疗
肠套叠	2 岁以下婴幼儿占 80%，尤以 4～10 个月婴儿发病率最高，与饮食性质改变引起的肠功能紊乱有关，以回结肠型最多见。典型表现为阵发性腹痛（哭闹）伴呕吐、果酱样黏液血便、腊肠形腹部肿块。空气或钡剂灌肠 X 线检查可见空气或钡剂在结肠内逆行受阻，受阻端呈"杯口"状或"弹簧"状阴影。早期可空气灌肠复位，否则应及时手术
肠扭转	小肠扭转多见于男性青壮年，多有饱餐后剧烈活动史。多表现为脐周剧烈绞痛，呈持续性疼痛、阵发性加剧，常牵涉到腰背部，患者往往不敢平卧。呕吐频繁，腹胀不显著或不对称，严重者有明显腹膜刺激征，移动性浊音阳性，可无高亢肠鸣音。X 线检查符合绞窄性肠梗阻的表现。治疗应及早手术乙状结肠扭转多见于男性老年人，常有习惯性便秘病史。除腹部绞痛外，有明显腹胀，但呕吐一般不明显。低压灌肠灌入量往往不超过 500 mL，钡剂灌肠 X 线检查见扭转部位钡剂受阻，钡影尖端呈"锥"形或"鸟嘴"形阴影。治疗应及早手术

（四）辅助检查

1. 实验室检查：血常规检查血液浓缩（血红蛋白、血细胞比容增高），血清 Na^+ 正常或轻度降低，血清 K^+、HCO_3^- 降低。肠绞窄时白细胞计数和中性粒细胞比例明显增高。

2. X 线立位检查：可见肠管扩张、积气及多个液平面。

（五）治疗要点

原则是尽快解除梗阻，恢复肠道通畅，纠正全身生理功能紊乱。

1. 基础治疗措施：包括禁食和胃肠减压；纠正水、电解质紊乱和酸碱失衡，补充血容量；积极防治感染和中毒。

2. 解除梗阻的措施

（1）非手术疗法：如肠套叠早期的空气灌肠复位，蛔虫性肠梗阻的驱虫疗法，粪块堵塞的灌肠疗法等。

（2）手术疗法：原则是在最短的时间内，以最简单的方法解除梗阻，恢复肠道的通畅。手术方式可根据病因、病变部位、性质及全身情况而定。

五、痔

痔是指直肠下端黏膜下或肛管皮下静脉丛扩大、曲张、淤血所形成的静脉团块。

（一）病因和类型

痔为最常见的肛肠疾病，多见于成人，以 20～40 岁青壮年为多见。病因有解剖因素、腹内压增高、其他因素（肛管及直肠下端慢性感染、静脉壁纤维化、长期饮酒、喜食辛辣食物等）。

痔可分为内痔（位于齿状线以上，由直肠上静脉丛迂曲扩张形成的静脉团，表面覆盖直肠黏膜）、外痔（位于齿状线以下，由直肠下静脉丛迂曲扩张形成，表面覆盖肛管皮肤）和混合痔三类。

（二）临床表现

1. 内痔：好发于直肠远端的左侧、右后及右前方（截石位的 3 点、7 点、11 点钟处）。主要表现为排便时无痛性出血和痔块脱出。按病程分为 4 期。①一期：以排便时无痛性出血为主，痔块不脱出肛门外；②二期：便血加重，严重时呈喷射状，排便时痔块脱出，但便后能自行回缩复位；③三期：便血量常减少，但腹压增高时痔块常可脱出，且不能自行回缩，须用手将其托回，同时可出现局部疼痛，痔块嵌顿时疼痛加剧，甚至发生痔块坏死；④四期：便血常消失，痔块长期脱出，不能回纳或回纳后立即又复发。

2. 外痔：一般无明显症状。过度用力排便使皮下静脉丛破裂出血，患者突然感到肛门剧痛，肛管皮下见边界清楚、触痛明显的暗紫色肿物时称为血栓性外痔。

3. 混合痔：在病理和表现上同时兼有内、外痔的特征。

4. 辅助检查：肛门视诊、直肠指检、肛门镜检查。

（三）治疗要点

治疗原则：保持大便通畅，防止便秘和腹内压增加，加强体育锻炼，避免久坐久站等。非手术疗法包括：调节饮食，不食辛辣食物；养成定时排便习惯；便后坐浴，防止便秘和蹲厕时间过长；二期内痔可采用注射硬化剂或胶圈套扎等疗法。手术疗法：用于血栓性外痔、混合痔及三期内痔。

六、直肠肛管周围脓肿

直肠肛管周围脓肿是指直肠肛管周围间隙内或其周围软组织内发生的急性化脓性感染并有脓肿形成。根据脓肿所在部位不同可分为肛门周围脓肿、坐骨肛管间隙脓肿、骨盆直肠间隙脓肿等。

（一）病因及病理

绝大多数直肠肛管周围脓肿由肛窦炎、肛腺感染发展而来，也可继发于肛周的软组织感染、损伤、肛裂及药物注射等。肛窦呈袋状向上开口，便秘、腹泻时可被较硬的粪便擦伤或嵌入，从而引起肛窦感染，由于肛腺开口于肛窦底部，肛窦感染后可发展为肛腺炎，肛腺形成脓肿后可向上扩散形成骨盆直肠间隙脓肿；向下扩散形成肛门周围脓肿；向外扩散则形成坐骨肛管间隙脓肿。直肠肛管周围脓肿切开或未能及时有效处理发生破溃后易形成肛瘘，脓肿形成是直肠肛管周围炎症的急性阶段，而肛瘘则是慢性期。

（二）临床表现

直肠肛管周围脓肿根据所在的部位不同，身体状况亦有不同。

1. 肛门周围脓肿：最常见。以局部表现为主，主要表现为肛周持续性跳痛以及局部红、肿、热，脓肿形成后可有波动感；全身感染症状不明显。

2. 坐骨肛管间隙脓肿：又称坐骨肛门窝脓肿，较常见。患者在发病初期就可出现寒战、高热、乏力等全身感染症状。肛门局部早期表现为持续性胀痛，后逐渐加重为显著性跳痛，炎症波及直肠和膀胱时，患者出现直肠和膀胱刺激症状。

3. 骨盆直肠间隙脓肿：又称骨盆直肠窝脓肿，较少见。由于脓肿位置深而高，且空间较大，故全身症状较重而局部体征不明显。除明显的全身中毒症状外，还可有直肠坠胀感、便意不尽、排尿困难等症状。急性炎症期常有发热、头痛、乏力、食欲缺乏等；重症（深部脓肿）可有寒战、高热，甚至出现感染性休克。诊断主要靠穿刺抽出脓液。

4．直肠肛门检查：①肛门周围脓肿：肛门视诊可见明显红肿，触诊有硬结和压痛，脓肿形成后可有波动感，穿刺可抽到脓液；②坐骨肛管间隙脓肿：脓肿形成后直肠指检于肠壁处可触及波动感，穿刺可抽到脓液；③骨盆直肠间隙脓肿：直肠指检可触及痛性包块，穿刺可抽到脓液。

（三）治疗要点

直肠肛管周围脓肿早期应予抗感染、局部理疗、软化大便、温水坐浴等治疗；重症患者给予降温、全身支持和防治休克处理；脓肿形成后及时手术切开引流。

七、肛瘘

肛瘘是肛管或直肠远端与肛周皮肤间形成的慢性感染性管道，由内口、瘘管、外口三部分组成，多见于男性青壮年。

（一）病因及病理

肛瘘绝大多数由直肠肛管周围脓肿发展而来。按瘘管位置高低肛瘘可分为低位肛瘘（瘘管位于肛门外括约肌深部以下者）和高位肛瘘（瘘管位于肛门外括约肌深部以上并跨越外括约肌深部）；按瘘管、瘘口数量分为单纯性肛瘘（一个内口、一个外口和一条瘘管）和复杂性肛瘘（多个瘘口和瘘管）。

（二）临床表现

1．疼痛：多为隐痛不适。急性感染疼痛多较剧烈。

2．瘘口排脓：瘘口处反复溢出少量脓性、血性、黏液性分泌物或气体，污染内裤。当外口阻塞或假性愈合时，瘘管中脓液积存，可再次形成脓肿并伴有明显疼痛。

3．肛周瘙痒：瘘口处排出的分泌物刺激肛周皮肤可引起潮湿、瘙痒，久之可形成湿疹。

4．直肠肛门检查：肛门周围可见单个或多个外口，呈红色乳头状突起，压之有少量脓液或脓血性分泌物排出。直肠指检内口处轻压痛，可触及硬结样内口及条索状瘘管。

（三）治疗要点

肛瘘极少自愈，多须手术治疗。瘘管切开术或瘘管切除术多用于低位单纯性肛瘘；挂线疗法适用于高位单纯性肛瘘的治疗或高位复杂性肛瘘的辅助治疗，方法为利用橡皮筋或有腐蚀作用的药线进行机械性压迫，使结扎处组织发生血运障碍而坏死，缓慢切开肛瘘，瘘管在慢性"切开"的过程中，基底部创面肉芽组织已逐渐愈合，可以防止发生术后肛门失禁。

（四）肛门坐浴的护理

肛门坐浴是直肠肛管疾病常用的辅助治疗方法。通过坐浴可增进血液循环以促进炎症吸收，缓解括约肌痉挛以减轻疼痛，清洁肛门而起到良好的清洁消炎作用。坐浴时用干净盆具盛温水或 1 ∶ 5 000 高锰酸钾溶液 3 000 mL 左右，水温保持在 40～50℃，嘱患者下蹲并使整个肛门会阴部浸泡在温水中，每次坐浴时间 20～30 min，每日 2～3 次。对年老体弱患者要加强保护，搀扶其坐下或起身，避免跌倒发生损伤。

八、结、直肠癌

大肠癌好发于 40～60 岁的男性，发生直肠最多见，其他依次为乙状结肠、盲肠、升结肠、降结肠和横结肠。临床上以大便性质改变、少量便血、腹部肿块和肠梗阻为主要表现。

（一）病因病理

1. 病因：目前认为与饮食结构（摄入高动物脂肪和蛋白、少纤维素食物）、缺乏活动、遗传、癌前病变（结肠息肉、溃疡性结肠炎）等因素有关。

2. 病理：

（1）大体类型：肿块型（好发于右半结肠）、浸润型和溃疡型（好发于左半结肠和直肠）。

（2）组织学类型：腺癌（多见）、黏液癌、未分化癌。

（3）转移途径：直接浸润、淋巴转移（主要途径）、血行转移和种植转移。

（4）Dukes 改良分期：A 期为癌肿局限在肠壁内；B 期为癌肿已穿透肠壁，但无淋巴结转移；C 期为癌肿已穿透肠壁，且有淋巴结转移；D 期为癌肿已发生远处转移。

（二）临床表现

排便习惯和粪便性状的改变为结肠直肠癌最早出现的症状。

1. 右半结肠癌：多为肿块型，主要表现为腹部隐痛不适、大便改变、腹部肿块与营养不良（癌性中毒、贫血）。

2. 左半结肠癌：浸润型多见，主要为急、慢性肠梗阻症状。

3. 直肠癌：以大便性质和排便习惯改变为主，有不完全性肠梗阻症状。晚期可出现肝大、黄疸、腹水、消瘦、贫血及恶病质。

（三）辅助检查

1. 直肠指诊：为直肠癌最简单而有效的检查方法，可发现 80% 的直肠癌患者，尤其是低位直肠癌，因此对疑有直肠癌的患者是首选检查。

2. 大便隐血试验：持续阳性者是早期诊断的重要线索。

3. 内镜检查：包括直肠镜、乙状结肠镜、纤维结肠镜检查，可直接观察病变并进行活组织检查（可确诊）。

4. 影像学检查：包括 X 线钡剂灌肠、CT、MRI、B 超检查等。

（四）治疗要点

以手术治疗为主，辅以化疗、放疗。根据结肠癌发生部位可行右半结肠切除术、左半结肠切除术和横结肠切除术；低位直肠癌行经腹会阴联合根治术（Miles 手术，用于距肛缘 7 cm 以内的直肠癌，需做永久性人工肛门）。高位直肠癌行经腹直肠癌切除术（Dixon 手术，用于距齿状线 5 cm 以上的直肠癌）。晚期无法根治的大肠癌可行姑息性手术。

（五）术前肠道准备

1. 术前 3 天口服肠道不吸收的抗生素。如新霉素 1 g 或链霉素 0.5 g，每日 4 次；口服甲硝唑 0.4 g，每日 3 次，抑制肠道细菌，以防术后感染。

2. 术前 3 d 控制饮食，给予流质饮食，以减少粪便和保证肠道的清洁。

3. 术前 1～2 d 口服液体石蜡 30 mL 或 50% 硫酸镁 30 mL，每日 3 次。

4. 术前晚及术日晨清洁灌肠。

（六）结肠造口（人工肛门）护理

1. 结肠造口一般术后 2～3 d 开放，开放时取左侧卧位，并预先用塑料薄膜将造瘘口与腹部切口隔开。

2. 每次排便后用温水洗净并揩干，用氧化锌软膏涂抹瘘口周围皮肤。

3. 肛袋要及时清洗并更换，用多支肛袋交替使用。

4. 手术 1～2 周后定时经造瘘口肛管注入生理盐水 500 mL，逐渐建立定时排便习惯，粪便已成形后不用肛袋，仅在腹部造口处覆盖敷料，用腹带固定。

5. 定期扩张造瘘口，并注意观察并发症的发生。

经典解析

1. 患者，男性，53 岁。发生消化道出血，精神紧张，烦躁不安，面色苍白，尿量减少，血压下降。应首先给予的处理是（　　　）

  A．升压药维持血压   B．静脉补液

  C．利尿剂   D．吸氧、保暖

【答案解析】本题应选 B。该患者发生消化道出血。烦躁不安，面色苍白，尿量减少，血压下降提示出血量大，引起体液不足，因此首先应给予的处理是静脉补液。

2. 患者，男性，36 岁。诊断为单纯性肠梗阻，非手术治疗过程中最重要的观察项目是（　　　）。

  A．腹痛加重   B．呕吐频繁

  C．腹胀较前明显   D．腹膜刺激征

【答案解析】本题应选 D。单纯性肠梗阻以非手术治疗为主，在治疗过程中，必须严密观察病情变化。如患者腹痛、呕吐、腹胀等症状无明显好转，且有脉搏增快，肠鸣音减弱，尤其是出现腹膜刺激征时，说明出现了绞窄性肠梗阻，应立即手术治疗。腹膜刺激征提示肠壁血运障碍、坏死，是最重要的观察项目。其他 3 项可受其他因素影响，程度上不如腹膜刺激征可靠。

 ## 基础过关

一、名词解释

1. 肠梗阻   2. 痔

3. 直肠肛管周围脓肿   4. 肛瘘

二、单项选择题

1. 与消化性溃疡发病最密切的因素是（　　　）。

  A．十二指肠肠壁薄弱   B．习惯性便秘

  C．先天畸形   D．幽门螺杆菌感染

2. 对上消化道穿孔诊断最有意义的是（　　　）。

  A．腹膜刺激征   B．移动性浊音

  C．膈下游离气体   D．肠鸣音消失

3. 下列对胃、十二指肠溃疡急性大出血非手术疗法护理措施的描述，不恰当的是（　　）。

    A. 定时观察脉搏、血压　　　　　　B. 记录呕血或便血量

    C. 暂禁食，卧床休息　　　　　　　D. 快速输血，使血压高于正常值

4. 胃大部切除术后 24 h 内的护理重点不包括（　　）。

    A. 监测生命体征　　　　　　　　　B. 处理切口疼痛

    C. 检查肠鸣音情况　　　　　　　　D. 保持胃肠减压通畅

5. 胃大部切除术后 1 周，患者进食后上腹饱胀，呕吐物有食物，无胆汁，最可能发生的并发症是（　　）。

    A. 十二指肠残端破裂　　　　　　　B. 吻合口梗阻

    C. 空肠输入段不完全梗阻　　　　　D. 空肠输出段完全梗阻

6. 在消化性溃疡患者的治疗过程中，健康宣教的内容不包括（　　）。

    A. 注意观察出血异常状况　　　　　B. 增加夜宵，多喝牛奶

    C. 介绍治疗方案及药物服用方法　　D. 少量多餐，清淡易消化饮食

7. 早期胃癌是指（　　）。

    A. 癌肿局限于胃窦内　　　　　　　B. 癌肿局限于黏膜或黏膜下层

    C. 癌肿长径不超过 2 cm　　　　　　D. 无区域淋巴结转移

8. 胃癌最主要的转移方式是（　　）。

    A. 直接蔓延　　　　　　　　　　　B. 血行转移

    C. 淋巴转移　　　　　　　　　　　D. 腹腔种植

9. 下列关于原发性胃癌的叙述，错误的是（　　）。

    A. 手术是治疗胃癌的首选方法

    B. 早期无明显症状及体征

    C. 血液转移为晚期胃癌最主要的转移途径

    D. 早期均出现恶心、呕吐宿食及进食梗阻感

10. 引起急性阑尾炎最常见的原因是（　　）。

    A. 阑尾腔内存在多种化脓性细菌　　B. 粪石压迫损坏阑尾黏膜

    C. 阑尾淋巴滤泡增生　　　　　　　D. 反射性阑尾动脉痉挛

11. 急性阑尾炎患者最典型的症状是（　　）。

    A. 转移性脐周疼痛　　　　　　　　B. 转移性右下腹痛

    C. 固定的脐周疼痛　　　　　　　　D. 固定的右下腹痛

12. 最常发生肠套叠的年龄为（　　）。

    A. 2 岁以内　　　　　　　　　　　B. 2～4 岁

    C. 4～5 岁　　　　　　　　　　　D. 5～7 岁

13. 单纯性肠梗阻与绞窄性肠梗阻最主要的判断要点是（　　）。

    A. 梗阻的时间　　　　　　　　　　B. 梗阻的严重程度

    C. 肠管壁有无血运障碍　　　　　　D. 有无并发症

14. 肠梗阻患者的共同临床特征是（　　）。

    A. 腹痛、腹胀、呕吐、便秘

B．腹痛、呕吐、肠鸣音亢进、腹胀

C．腹胀、恶心呕吐、腹痛、停止排便排气

D．腹部胀痛、肠鸣音消失、肌紧张、溢出性呕吐

15．肠梗阻解除的标志是（　　　　）。

  A．腹痛减轻   B．呕吐减少

  C．腹胀消失   D．肛门排气、排便

16．明确为肠梗阻后，极为重要的是了解（　　　　）。

  A．梗阻原因   B．梗阻部位

  C．梗阻程度   D．有无肠绞窄

17．临床上最常见的直肠肛管周围脓肿是（　　　　）。

  A．肛周皮下脓肿   B．骨盆直肠间隙脓肿

  C．直肠后间隙脓肿   D．直肠黏膜下脓肿

18．确诊骨盆直肠间隙脓肿最主要的检查方法是（　　　　）。

  A．直肠指诊   B．穿刺抽脓

  C．超声检查   D．内镜检查

19．以下不属于肛瘘患者临床特点的是（　　　　）。

  A．肛门瘙痒   B．反复形成脓肿

  C．排便后肛门剧烈疼痛   D．肛周外口时有分泌物排出

20．下列关于痔的说法错误的是（　　　　）。

  A．痔是肛管皮下或直肠下端黏膜下静脉丛扩张、迂曲而形成的静脉团

  B．齿状线是区别内、外痔的主要标志

  C．内痔出现静脉破裂可引起剧烈疼痛

  D．外痔在没有发生血栓以前一般不会出现剧烈疼痛

21．内痔的早期症状是（　　　　）。

  A．痔块脱出   B．疼痛

  C．便秘   D．便血

22．内痔的主要表现是（　　　　）。

  A．肛门不适   B．排便时无痛性间歇性出血

  C．肛门环状肿物   D．肛周红肿

23．内痔多发生在（　　　　）。

  A．膝胸位6点、9点、12点处

  B．截石位3点、7点、11点处

  C．膝胸位3点、7点、11点处

  D．截石位6点、9点、12点处

24．下列各项不是痔形成的因素的是（　　　　）。

  A．静脉壁本身薄弱   B．久坐久站

  C．长期排尿困难   D．长期腹泻

25．下列关于肛门坐浴的护理措施不恰当的是（　　　　）。

  A．坐浴时的水温应维持在41～43℃，坐浴时间为20～30 min

B．坐浴时患者的肛门、会阴部应全部浸泡在热水中

C．常采用 0.2%的高锰酸钾溶液

D．对年老体弱患者要搀扶其坐下或起身，以免跌倒

26．结肠癌最好发的部位在（　　　）。

A．盲肠
B．升结肠

C．降结肠
D．乙状结肠

27．结肠癌最早出现的症状为（　　　）。

A．腹痛
B．排便习惯改变

C．腹部肿块
D．肠梗阻症状

28．直肠癌简单而又最重要的检查方法是（　　　）。

A．直肠指检
B．直肠镜

C．乙状结肠镜
D．X 线钡剂灌肠

29．在胃、十二指肠溃疡急性穿孔非手术治疗初期，最重要的护理措施是（　　　）。

A．半卧位，严密观察病情变化
B．准确记录出入量

C．应用抗生素控制感染
D．禁饮食，胃肠减压，输液

三、判断题

1．术后胃出血是胃大部切除术后最严重的并发症。（　　）

2．瘢痕性幽门梗阻必须手术治疗。（　　）

3．右下腹固定而明显的压痛点是急性阑尾炎的典型体征。（　　）

4．阵发性腹痛、便血和腹部出现肿块是小儿肠套叠的典型临床征象。（　　）

5．内痔好发于直肠远端的膝胸位 3 点、7 点、9 点处。（　　）

6．外痔位于齿状线以下，由直肠下静脉丛迂曲扩张形成。（　　）

7．肛瘘患者的临床特点包括肛门瘙痒、反复形成脓肿和排便后肛门剧烈疼痛。（　　）

8．内痔的主要表现是肛门环状肿物。（　　）

9．排便习惯和粪便性状改变是结肠癌最早出现的症状。（　　）

10．内镜检查是诊断直肠癌首选的检查方法。（　　）

四、简答题

1．消化性溃疡的手术指征是什么？

2．简述胃溃疡、十二指肠溃疡急性穿孔的临床特点。

3．简述肠梗阻的典型临床表现及腹部体征。

4．简述内痔的分期及其临床表现。

5．简述结肠癌手术术前肠道准备的目的和方法。

提升训练

一、名词解释

1．早期胃癌　　2．血栓性外痔　　3．肠套叠

二、单项选择题

1．患者，男性，35 岁。十二指肠溃疡急性穿孔后行胃大部切除术，术后第 4 天突发右上腹部剧痛，伴明显腹膜刺激征。最可能发生了（　　　）。

　　A．十二指肠残端破裂　　　　　　　B．吻合口梗阻

　　C．空肠输入段梗阻　　　　　　　　D．吻合口出血

2．患者，女性，50 岁。胃大部切除术后 8 天，在进食高渗性流食后 20 min，感腹胀不适、心悸、乏力、呕吐，并有肠鸣音亢进和腹泻。应考虑（　　　）。

　　A．吻合口梗阻　　　　　　　　　　B．倾倒综合征

　　C．空肠输出段梗阻　　　　　　　　D．十二指肠残端瘘

3．患者，男性，50 岁。患十二指肠溃疡 5 年，近日腹痛节律消失，持续上腹痛，伴频繁呕吐隔夜宿食。其最可能的问题是（　　　）。

　　A．上消化道出血　　　　　　　　　B．十二指肠溃疡穿孔

　　C．十二指肠溃疡瘢痕性幽门梗阻　　D．十二指肠溃疡癌变

4．患者，男性，44 岁。患消化道溃疡多年，今晚饮酒后出现上腹部剧烈疼痛，面色苍白，腹肌紧张，全腹明显压痛、反跳痛。对该患者首要的护理措施是（　　　）。

　　A．吸氧　　　　　　　　　　　　　B．建立静脉通路

　　C．绝对卧床休息　　　　　　　　　D．禁食及胃肠减压

5．患者，男性，53 岁。阑尾切除术后第 1 天，护士要求患者下床活动，其最主要的目的是（　　　）。

　　A．有利于伤口愈合　　　　　　　　B．预防血栓性静脉炎

　　C．预防肺不张　　　　　　　　　　D．防止肠粘连

6．患者，男性，36 岁。1 天前右下腹有转移性腹痛，麦氏点有固定的压痛。诊断为阑尾炎，采取保守治疗。现腹痛缓解后突然加重，范围扩大，应考虑是（　　　）。

　　A．单纯性阑尾炎　　　　　　　　　B．化脓性阑尾炎

　　C．坏疽性阑尾炎　　　　　　　　　D．阑尾穿孔

7．患者，男性，34 岁。阑尾穿孔合并腹膜炎手术后第 7 天，T 39℃，伤口无红肿，大便次数增多，混有黏液，伴里急后重。该患者可能并发了（　　　）。

　　A．肠炎　　　　　　　　　　　　　B．肠粘连

　　C．盆腔脓肿　　　　　　　　　　　D．膈下脓肿

8．患者，男性，45 岁。阑尾切除术后 5 天，伤口红肿，触之有波动感，穿刺抽到脓液，其最佳处理是（　　　）。

　　A．用依沙吖啶纱布换药　　　　　　B．局部理疗

　　C．全身应用抗生素　　　　　　　　D．拆去缝线，伤口敞开引流

9．患者，女性，28 岁。行阑尾切除术后第 1 天，护士应注意观察的并发症为（　　　）。

　　A．伤口出血　　　　　　　　　　　B．腹腔脓肿

　　C．切口感染　　　　　　　　　　　D．肠粘连

10．患者，男性，32 岁。阑尾切除术后第 5 天，体温升高，大便次数增多，排黏液便，有里急后重，考虑并发了盆腔脓肿。首选的检查方法是（　　　）。

　　A．腹部 B 超　　　　　　　　　　　B．腹腔穿刺

C．直肠指检　　　　　　　　　　　D．X 线腹部透视

11．患者，男性，19 岁。饭后剧烈运动后突然出现剧烈腹痛，向腰背部放射，呕吐，应考虑为（　　）。

A．肠扭转　　　　　　　　　　　　B．肠套叠

C．肠粘连　　　　　　　　　　　　D．肠系膜动脉栓塞

12．患者，男性，35 岁。患急性肠梗阻，体检时腹部发现固定性压痛及腹膜刺激征，提示肠梗阻的性质为（　　）。

A．痉挛性　　　　　　　　　　　　B．麻痹性

C．粘连性　　　　　　　　　　　　D．绞窄性

13．患者，女性，38 岁。肛门胀痛，排尿困难 6 天。畏寒、高热，肛门外未见明显异常，直肠指诊：肛管左壁局限性隆起，压痛明显。下列关于该患者的护理不妥的是（　　）。

A．物理降温　　　　　　　　　　　B．控制排便

C．遵医嘱应用抗生素　　　　　　　D．嘱患者多饮水

14．患者，男性，37 岁。因反复肛周疼痛、瘙痒 3 个月就诊，确诊为肛周脓肿，遵医嘱予温水坐浴。以下护理措施正确的是（　　）。

A．用 1∶1 000 高锰酸钾溶液坐浴

B．坐浴水温控制在 60℃左右

C．坐浴前应用抗生素软膏

D．坐浴时间为 20～30 min

15．患者，男性，27 岁。半年前因肛周皮下脓肿切开引流，之后局部皮肤反复红肿、破溃，局部有瘙痒。关于其处理，下列叙述错误的是（　　）。

A．该患者需要进行手术治疗

B．患者饮食应清淡

C．每次排便后用无菌纱布擦拭干净即可

D．为防止肛门狭窄，可于术后 5～10 日扩肛

16．患者，男性，40 岁。直肠肛管检查时取膝胸位，病变部位为 11 点处，若患者改为截石位，则其病变部位是（　　）。

A．5 点处　　　　　　　　　　　　B．11 点处

C．7 点处　　　　　　　　　　　　D．3 点处

17．患者，男性，40 岁。排便时出现鲜红色血液，血液在粪便表面，无疼痛。首先应考虑的直肠肛管疾病是（　　）。

A．血栓性外痔　　　　　　　　　　B．肛裂

C．内痔　　　　　　　　　　　　　D．肛门周围脓肿

（18～19 题共用题干）

患者，男性，50 岁。反复出现排便后肛门疼痛，时有瘙痒 4 年余，站立或行走过久时有肿胀感，昨日突发便后肛门剧烈疼痛，咳嗽时疼痛加剧。查体见肛门处有一紫红色肿块，有触痛感。

18．患者最可能的诊断是（　　）。

A．直肠息肉脱出　　　　　　　　　B．血栓性外痔

C．肛管周围脓肿   D．内痔并发感染

19．患者术后不会出现的情况是（   ）。

    A．伤口出血   B．尿潴留

    C．肛门疼痛   D．肠粘连

20．患者，女性，56 岁。近 1 个月来排便次数增加，有里急后重感，偶有便血。此时应首先进行的检查是（   ）。

    A．X 线钡剂灌肠   B．直肠指检

    C．乙状结肠镜   D．大便常规

21．患者，男性，42 岁。突起阵发性腹痛，伴腹胀、呕吐 2 天。T 38℃，P 93 次/分，BP 100/60 mmHg。腹部饱满、胀气，右下腹部有轻度压痛，肠鸣音亢进。腹部 X 线平片检查发现小肠高度扩张、胀气，有多个液气平面，未见结肠胀气。应考虑为（   ）。

    A．麻痹性肠梗阻   B．高位小肠梗阻

    C．低位小肠梗阻   D．绞窄性肠梗阻

三、判断题

1．毕 I 式胃大部切除术后较毕 II 式胃大部切除术后的并发症多。   （   ）

2．急性阑尾炎病程中腹痛突然减轻代表病情好转。   （   ）

3．小肠扭转多见于男性老年人，常有习惯性便秘病史。   （   ）

4．粘连性肠梗阻以手术后腹腔内粘连最多见。   （   ）

5．临床最多见的直肠肛管周围脓肿是坐骨肛管间隙脓肿。   （   ）

6．直肠肛管疾病患者进行肛门坐浴的水温应为 35～39℃。   （   ）

7．大便潜血试验可作为结直肠癌高危人群的初筛方法和普查手段。   （   ）

8．距肛缘 7 cm 以内的直肠癌的手术方式多采用 Dixon 手术。   （   ）

四、简答题

1．胃大部切除术后的常见并发症有哪些？

2．患者出现哪些情况时应考虑绞窄性肠梗阻的可能？

3．肛门坐浴时的护理注意事项有哪些？

4．简述人工肛门的护理要点。

五、论述题

1．患者，男性，43 岁。中上腹胀痛、呕吐 12 天急诊入院。患者有反复腹痛 10 余年，好发于夜间，黑便史 2 次，药物治疗效果不佳，症状逐渐加重。12 天前开始出现中上腹胀痛不适，进食加重，以后出现恶心呕吐，吐出物为宿食，有酸臭味，常发生在下午和晚上。

体格检查：皮肤干燥、弹性差，唇干；上腹部膨隆，可见胃型和胃蠕动波，用手轻拍上腹部可闻及振水声。

问题：（1）患者可能的医疗诊断是什么？

      （2）目前存在哪些护理诊断/问题？

      （3）术前主要的护理措施有哪些？

2. 患者，女性，60 岁。因腹痛、腹胀、肛门无排气排便 4 天住院。8 年前因十二指肠球部溃疡穿孔做过手术。查体：T 38.5℃，P 112 次/分，BP 100/70 mmHg；腹部膨隆、不对称，可见肠型和蠕动波，腹部压痛及反跳痛，无腹水征，肠鸣音亢进，有气过水声及金属音。腹部 X 线检查示：中下腹处见小肠有数个气液平面，盲肠胀气。

问题：（1）该患者最可能的诊断是什么，可能的病因是什么？

　　　（2）对该患者术前病情观察的重点内容有哪些？

第十二章

肝、胆、胰疾病

 复习要求

1. 掌握：胆囊结石与急性胆囊炎、急性梗阻性化脓性胆管炎的临床表现、治疗要点和T形管引流的护理要点；原发性肝癌的临床表现。

2. 熟悉：胆道蛔虫病的临床表现，原发性肝癌的辅助检查、治疗要点与术后并发症的护理。

3. 了解：胆石症与胆道感染的病因、原发性肝癌的病理分类与转移途径。

 考点详解

一、特殊检查

检查方法包括B型超声（胆道疾病普查和诊断首选；检查前应禁食12 h，禁饮4 h）、经皮肝穿刺胆管造影（PTC）、经内镜逆行胰胆管造影（ERCP）、术中及术后胆管造影、CT、胆道镜（术中胆道镜检查、术后胆道镜检查）、MRI。

二、胆道疾病

（一）胆石症与胆道感染

胆石症与胆道感染是常见的外科急腹症之一，多见于40岁以上女性，发病率比男性高2～3倍。以急性梗阻性化脓性胆管炎（AOSC）最为严重，死亡率高。

1. 病因及发病机制：发病因素包括：①代谢异常；②胆汁淤积；③细菌感染。④其他：胆道异物、胆囊功能异常，遗传因素等。胆结石按其化学成分可分为胆固醇结石、胆色素结石、混合性结石三种。结石、梗阻、感染三者互为因果，可引起化脓性胆管炎、胆囊炎、肝脓肿、胆道出血、胰腺炎、胆汁性肝硬化或肝萎缩。

2. 临床表现

（1）胆囊结石和急性胆囊炎：胆囊结石最常见，约占胆结石的50%，多为胆固醇结石。易误诊为"消化不良"和"胃病"。较小结石可于进食油腻食物后或睡眠中改变体位时引起胆绞痛及急性胆囊炎。急性胆囊炎主要表现为右上腹剧烈绞痛、阵发性加重，可向右肩背部放射，伴恶心、呕吐，重者出现发热、畏寒，少数（约 15%）有轻度黄疸。腹部检查有右上腹压痛及肌紧张，Murphy 征（+），胆囊穿孔可导致弥漫性腹膜炎。实验室检查：白细胞总数及中性粒细胞比例增多；B 超检查可明确诊断。

（2）胆总管结石：占 20%～30%，多为胆色素结石或混合结石。当肝外胆管结石梗阻并继发感染时，出现典型的夏柯（Charcot）三联征：右上腹绞痛、寒战高热、黄疸，同时伴恶心、呕吐。腹部检查有剑突下偏右深压痛，腹膜刺激征不明显，可触及肿大的肝脏或胆囊，有时有肝区叩击痛。实验室检查：大便呈白陶土样，血清总胆红素增高，直接胆红素增高，尿胆素（+）、尿胆原（−），尿呈茶色。B 超检查可协诊。

（3）急性梗阻性化脓性胆管炎（AOSC）：也称急性重症胆管炎（ACST），是胆石症最凶险的并发症，须及时手术。患者常有胆道病反复发作及胆管手术史。起病急骤，具有雷诺（Reynolds）五联征（右上腹持续性绞痛、寒战高热、黄疸、感染性休克和神经系统症状）。腹部检查：剑突下压痛及肌紧张，肝大，肝区叩击痛，有时可触及肿大的胆囊。实验室检查：白细胞＞$20×10^9$/L，血小板＜$100×10^9$/L，PaO_2 明显下降；B 超、CT 检查可发现明显改变。

（二）胆道蛔虫症

胆道蛔虫症多发于农村青少年儿童，有肠道蛔虫病史。早期表现为突然发生的剑突下阵发性"钻顶样"剧痛，伴恶心、呕吐，常突然发作、突然缓解，间歇期宛如常人；腹部检查：腹部柔软，仅有剑突下偏右侧轻微深压痛，症状与体征不相符是其最大特点。继发胆道感染时可发生寒战高热、黄疸，甚至发生急性胰腺炎、细菌性肝脓肿，可诱发结石。实验室检查：白细胞计数及嗜酸性粒细胞比例增高，大便检查可有蛔虫卵。B 超、X 线检查可协诊。

（三）治疗要点

治疗原则是解痉镇痛、控制感染、排石取石、驱虫祛黄。

1. 非手术治疗：适用于胆管结石较小、胆总管下端无明显器质性狭窄、肝内广泛小结石、肝内胆管泥沙样结石、术后复发、残余结石、胆道蛔虫病及较大结石但无严重并发症等患者。治疗措施包括卧床休息、禁食、输液、抗生素应用、解痉镇痛、驱虫、体外震波碎石、中药排石汤等。

2. 手术治疗：适用于胆管狭窄、胆囊结石、急性梗阻性化脓性胆管炎、急慢性胆囊炎及并发胆囊穿孔、结石嵌顿反复发作经非手术治疗无效者。手术方式有胆囊切除术，胆肠内引流术，胆总管切开探查取石、取虫加 T 形管引流术，Oddi 括约肌成形术，经内镜下括约肌切开取石术，腹腔镜胆囊切除术等。

（四）护理措施

参见急性腹膜炎的护理要点，重点是 T 形管引流的护理。

T 形管引流的护理要点：①妥善固定；②保持引流通畅；③保持局部清洁，保护引流口皮肤；④观察记录引流胆汁的量及性状；⑤T 形管一般放置 2 周左右拔管，拔管前先试夹引流管 1～2 天，如无异常情况即可拔除，否则继续引流并进行相应处理。

三、原发性肝癌

原发性肝癌是指发生于肝细胞或肝内胆管上皮细胞的肿瘤，是我国常见的恶性肿瘤之一，好发年龄为 40～50 岁，男性多于女性，占肿瘤死亡率的第 2 位。

（一）病因

原发性肝癌可能与病毒性肝炎（乙肝、丙肝和丁肝）、肝硬化、摄入含有黄曲霉毒素的霉变食物及亚硝胺类化学性致癌物质、长期酗酒、环境污染等因素有关。

（二）病理

1. 分类：原发性肝癌按大体形态可分为结节型、巨块型、弥漫型 3 型，以结节型最常见，且多伴有肝硬化。按组织学类型可分为肝细胞型、胆管细胞型和混合细胞型 3 类，我国 90%以上的原发性肝癌属于肝细胞型。

2. 转移：癌栓经门静脉系统的肝内血行转移发生最早，也最常见。肝外血行转移最多见于肺，其次是骨、脑等。淋巴转移以肝门淋巴结最多见。此外，癌肿也可向邻近器官直接蔓延和向腹腔种植性转移。

（三）临床表现

1. 肝区疼痛：多数肝癌患者以此为首发症状，也是最常见和最主要的症状。多为持续性钝痛、刺痛或胀痛，夜间或劳累后加重。累及膈肌时疼痛可向右肩背部放射。癌肿破裂时可致腹腔内出血，表现为突发右上腹剧痛、腹膜刺激征、出血性休克等。

2. 全身和消化道症状：主要表现为乏力、进行性消瘦、食欲减退、营养不良、恶心、呕吐、腹胀和发热等，晚期可有全身衰竭和恶病质。

3. 肝大：为中、晚期肝癌最常见的体征。肝大呈进行性，质地坚硬，边缘不规则，表面凸凹不平，呈大小结节或巨块状，可伴压痛。

（四）辅助检查

1. 肝癌血清标志物监测：血清甲胎蛋白（AFP）为诊断原发性肝癌最常用的血清肿瘤标志物，也用于普查、判断治疗效果及预测复发。

2. 影像学检查

（1）腹部超声：诊断肝癌最常用的方法。

（2）CT 和 MRI：是诊断肝癌及临床分期的最重要的方法。

（3）肝动脉造影。

3. 肝穿刺活组织检查：超声引导下肝穿刺活检，找到肿瘤细胞即可确诊。

（五）治疗要点

1. 手术治疗：手术切除是治疗肝癌首选和最有效的方法，可行肝叶切除术、半肝切除术或局部切除术。

2. 化疗：原则上不做全身化疗。手术不能切除的肝癌，目前多用抗癌药物区域灌注即介入治疗，是目前非开腹手术治疗肝癌的首选方法。

3. CT、MRI、肝动脉造影病理学检查：确诊检查方法；如肝穿刺活检。

（六）术后并发症的护理

1．术后腹腔内出血：是肝切除术常见的并发症之一。肝断面出血、术后 24 h 内绝对卧床休息，避免剧烈咳嗽；密切观察生命体征和引流情况。手术当日可从腹腔引流管引流出血性液体 100～300 mL，若血性液体增多，脉搏加快、血压下降，需警惕腹腔内出血，应做好再次手术止血的准备。

2．肝性脑病：密切观察患者的意识状态，注意有无肝性脑病的前驱症状，如嗜睡、烦躁不安等性格和行为异常。一旦出现应立即报告并配合医生积极治疗。可给予患者吸氧，避免肝性脑病的诱因，禁用肥皂水灌肠，便秘者可口服乳果糖。

3．上消化道出血：肝癌多伴有肝硬化，手术易诱发门静脉高压而发生食管—胃底静脉破裂出血，引起上消化道大出血。应注意胃肠减压的引流情况。

4．胆瘘：观察腹部有无腹痛、腹胀、腹膜刺激征等，以了解有无胆瘘的发生。一旦出现应立即报告并配合医生积极治疗。

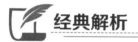 经典解析

患者，女性，65 岁。行胆总管切开取石、T 管引流术，以下情况说明胆总管远端有阻塞的是（　　）。

  A．胆汁引流量过多   B．胆汁引流量过少
  C．胆汁稀薄   D．胆汁棕色、稠厚

【答案解析】本题应选 A。T 管引流期间，如胆总管远端有阻塞，胆汁不能流向肠道，会出现 T 管引流的胆汁量过多。

 基础过关

一、名词解释

1．Charcot 三联征   2．Reynolds 五联征   3．原发性肝癌

二、单项选择题

1．胆固醇结石的好发部位是（　　）。
  A．胆总管   B．左、右肝管
  C．肝内胆管   D．胆囊

2．Charcot 三联征是指（　　）。
  A．腹痛、恶心、高热   B．恶心、腹痛、寒战
  C．腹痛、腹胀、寒战高热   D．腹痛、寒战高热、黄疸

3．诊断胆道疾病的首选检查方法是（　　）。
  A．B 超   B．X 线检查
  C．PTC   D．ERCP

4．胆囊结石一般呈（　　）。
  A．慢性胆囊炎表现   B．急性胆囊炎表现
  C．Charcot 三联征表现   D．腹膜刺激征表现

5. 胆总管内放置 T 形管的目的是（　　　）。
    A. 减少毒素吸收　　　　　　　　　　B. 减少胆汁分泌
    C. 减轻腹胀　　　　　　　　　　　　D. 引流胆汁入肠道或分流至体外

6. 胆道蛔虫病腹痛的特点是（　　　）。
    A. 阵发性腹部绞痛　　　　　　　　　B. 持续性绞痛伴阵发性加重
    C. 阵发性钻顶样绞痛　　　　　　　　D. 持续性腹部胀痛

7. 胆道手术后 T 形管引流的留置时间一般是（　　　）。
    A. 3 天　　　　　　　　　　　　　　B. 7 天
    C. 10 天　　　　　　　　　　　　　D. 14 天

8. 原发性肝癌最早、最常见的转移途径是（　　　）。
    A. 淋巴转移　　　　　　　　　　　　B. 肝内血行转移
    C. 种植转移　　　　　　　　　　　　D. 肝外血行转移

9. 原发性肝癌普查时首选的检查方法是（　　　）。
    A. 乙型肝炎病毒感染标志　　　　　　B. CT 或 MRI
    C. B 超　　　　　　　　　　　　　　D. AFP 测定

10. 原发性肝癌肝区疼痛的特点是（　　　）。
    A. 间歇性隐痛　　　　　　　　　　　B. 持续性胀痛
    C. 阵发性绞痛　　　　　　　　　　　D. 刀割样疼痛

三、判断题

1. 胆道蛔虫病可出现剑突下阵发性"钻顶样"剧痛及剑突下偏右侧明显深压痛。
                                        （　　　）
2. 胆道蛔虫病最典型的特点是症状与体征程度相符。　　　　　　　　　（　　　）
3. 原发性肝癌发生最早、最常见的转移途径是肝内血行转移。　　　　　（　　　）

四、简答题

1. 简述 T 管引流的护理要点。

📖 提升训练

一、单项选择题

1. 患者，女性，52 岁。诊断为急性胆囊炎。下列关于其临床特点的描述可能性最大的是（　　　）。
    A. 右上腹阵发性绞痛　　　　　　　　B. 有明显的黄疸
    C. 寒战高热　　　　　　　　　　　　D. 粪便呈陶土色

2. 患者，男性，50 岁。因胆总管结石合并胆管炎收住入院拟行手术治疗，术后需放置（　　　）。
    A. 胆囊造瘘管　　　　　　　　　　　B. 胸腔引流管
    C. T 形引流管　　　　　　　　　　　D. 空肠造瘘管

3. 患者，女性，35 岁。行胆总管切开取石、T 管引流术后，T 管引流液每天 2 000 mL 左右，提示（　　　）。

A．胆汁量减少   B．胆汁量正常

C．胆管下端梗阻   D．胆管上端梗阻

4．患儿，男性，11 岁。4 h 前突发剑突下偏右侧阵发性剧痛，每次发作时患者辗转哭闹，伴恶心、呕吐，呕吐物为苦水，发作间隙期无明显异常，检查剑突下偏右侧有轻微深压痛。病后未排便，不发热、无黄疸。此时应考虑（　　　）。

A．急性胆囊炎   B．胆道蛔虫病

C．急性胃炎   D．胆石症

5．患儿，女性，10 岁。剑突下突发阵发性"钻顶样"剧烈腹痛 3 h，呕出一条蛔虫，患儿立即全身发抖，双目紧闭，面色苍白，查体不配合。此时患儿的主要心理反应为（　　　）。

A．焦虑   B．自卑

C．孤独   D．恐惧

6．患儿，女性，10 岁。突发腹部"钻顶样"疼痛 2 h 来诊。大汗淋漓，辗转不安，疼痛停止时又平息如常。查体，剑突偏右方有压痛，无腹肌紧张及反跳痛。为明确诊断，应采取的检查是（　　　）。

A．腹部 B 超   B．ERCP

C．右上腹 X 线平片   D．测血清淀粉酶

7．患儿，男性，9 岁。被诊断为"胆道蛔虫病"，经非手术治疗后症状缓解。医嘱给予患儿驱虫药治疗（每天 1 次）。服用驱虫药的时间应是（　　　）。

A．早餐后   B．午餐前

C．晚餐后   D．晚上睡前

8．患者，男性，36 岁。行胆总管切开取石、T 管引流术后第 3 天，护士查房时发现 T 管无胆汁流出，患者主诉腹部胀痛。此时首先应（　　　）。

A．用无菌生理盐水冲洗 T 管   B．检查 T 管是否受压扭曲

C．用注射器抽吸 T 管   D．继续观察，暂不处理

9．患者，男性，56 岁。原发性肝癌行肝叶切除术，术后嘱其避免过早活动的目的是（　　　）。

A．减少能量消耗   B．避免肝断面出血

C．利于有效引流   D．利于肝细胞再生

10．患者，男性，52 岁。近 2 个月来消瘦、乏力、纳差，上腹部隐痛不适，皮肤巩膜黄染进行性加深，经检查确诊为肝癌，需进行手术，其术前护理不正确的是（　　　）。

A．给予维生素 K   B．适量输血和白蛋白

C．术前 3 天口服抗生素   D．全面检查肝功能和凝血功能

二、判断题

1．胆总管结石梗阻并发急性胆管炎时可出现典型的 Charcot 三联征。 （　　　）

2．胆石症和胆道感染患者出现典型的 Reynolds 五联征，应考虑急性梗阻性化脓性胆管炎。 （　　　）

3．原发性肝癌患者最常见和最主要的症状是肝大。 （　　　）

4．在我国诱发原发性肝癌最主要的疾病是甲型肝炎。 （　　　）

三、论述题

患者，女性，55 岁。因剑突下持续疼痛伴呕吐 2 天急诊入院，诊断为"急性胆囊炎伴胆囊结石"。患者 2 天前晚饭后突然出现上腹部疼痛，以剑突下为甚，疼痛向右肩部放射，伴恶心、呕吐，呕吐物为胃内容物及黄色苦味液体，自服消炎利胆片，腹痛无明显缓解。

体格检查：T 37.3℃，P 90 次/分，BP 120/85 mmHg。急性痛苦面容，皮肤巩膜无黄染，腹部平坦，右上腹及剑突下压痛、反跳痛，无肌紧张，Murphy 征阳性。

辅助检查：血常规示红细胞计数 $4.77×10^{12}$/L，血红蛋白 114 g/L，白细胞计数 $12.7×10^9$/L。

问题：（1）针对患者目前的病情，护士可采取哪些措施缓解患者疼痛？

（2）患者行腹腔镜胆囊切除术后的护理措施有哪些？

第十三章

周围血管疾病

复习要求

1. 掌握：下肢静脉曲张、血栓闭塞性脉管炎的临床表现及护理措施。
2. 熟悉：下肢静脉曲张、血栓闭塞性脉管炎的常用辅助检查及治疗要点。
3. 了解：下肢静脉曲张、血栓闭塞性脉管炎的病因及健康教育。

考点详解

一、下肢静脉曲张

下肢静脉曲张是指下肢表浅静脉因血液回流障碍而引起的迂曲和扩张。晚期常并发小腿慢性溃疡和感染，为外科的常见病之一。

（一）病因

多发生于持久从事重体力劳动或站立工作的人员，及腹内压增高者。下肢静脉分浅、深两组，正常时，下肢静脉血液保持由远而近、由浅入深的流向。

静脉壁薄弱、静脉瓣膜缺陷及浅静脉内压力持续升高是引起浅静脉曲张的主要原因。

（二）临床表现

下肢静脉曲张主要发生于大隐静脉。

1. 早期：曲张静脉弯曲、隆起，似蚯蚓状，长时间站立后患下肢酸痛、沉重、发胀、易疲劳。

2. 后期：患肢小腿皮肤出现萎缩、干燥、色素沉着、足踝部水肿等营养障碍表现，轻微损伤可引起慢性溃疡。

（三）辅助检查

1. 深静脉通畅试验（Perthes 试验）：判断深静脉是否通畅，决定能否手术。

2. 大隐静脉瓣膜功能试验（Trendelenburg 试验）：了解大隐静脉瓣膜功能，以决定治疗方法。

3. 交通静脉瓣膜功能试验（Pratt 试验）：了解交通支瓣膜功能，以决定治疗方法。

4．下肢静脉造影检查：是诊断下肢静脉疾病最可靠、最有效的方法。

5．B超和多普勒扫描。

（四）治疗要点

轻度可穿医用弹力袜和缠绕弹力绷带；避免站立过久，多抬高患肢。对范围较小的局限性静脉曲张，可行硬化剂注射治疗。凡深静脉通畅、无手术禁忌证者均可手术治疗。

（五）护理措施

1．术前护理

（1）抬高患肢30°～40°，有利于静脉、淋巴回流，减轻肿胀。

（2）并发小腿溃疡者，术前应加强换药，并全身应用抗生素。有皮肤慢性炎症或皮炎者，及时换药。

（3）严格备皮。若术中需植皮时，还应做好供皮区皮肤准备。

2．术后护理

（1）密切观察血压、脉搏、肢体温度及伤口有无渗血或血肿；观察肢体的色泽、感觉和脉搏强度，以判断血管通畅度。

（2）大隐静脉高位结扎加分段剥离术后应抬高患肢30°，同时做足背伸屈运动，以促进静脉血回流。同时注意保持弹力绷带适宜的松紧度。弹力绷带一般需维持2周。

（3）术后如无异常，24～48 h后应鼓励患者下地行走，避免久站、久坐。

3．健康教育

平时保持良好的坐姿，避免久站；坐时双膝避免交叉过久；休息时抬高患肢；保持大便通畅。

二、血栓闭塞性脉管炎

血栓闭塞性脉管炎（TAO）又称Buerger病，是一种进展缓慢的累及周围血管的炎症和闭塞性病变，多发生在下肢中小型动脉。

（一）病因

目前认为与长期吸烟、寒冷与潮湿的生活环境、慢性损伤及感染有关，是一种累及血管的炎症性、节段性、周期性发作的慢性闭塞性疾病，好发于男性青壮年。

（二）临床表现

1．局部缺血期：此期临床特点为间歇性跛行；患肢足背、胫后动脉搏动明显减弱；部分患者可有游走性静脉炎。

2．营养障碍期：此期临床特点为休息痛（静止痛）；患肢足背及胫后动脉搏动消失；足与小腿皮肤苍白、干冷，肌肉萎缩，趾甲增厚。

3．坏疽期：此期临床特点为干性坏疽，继发感染时可转为湿性坏疽，常伴有全身感染中毒症状。

（三）辅助检查

1．皮肤温度测定：在15～25℃室温条件下，患肢温度较正常侧相应部位低2℃以上，表示该侧肢体供血不足。

2. 肢体抬高试验（Buerger 试验）：将肢体抬高，观察 1 min，如变苍白考虑供血不足；然后自然下垂，若受试肢体颜色由苍白转为正常的时间超过 10 s，提示有供血不足。

（四）治疗要点

治疗原则为解除血管痉挛，促进侧支循环，控制病变进展，防治并发症，尽可能保存肢体，减少伤残。主要措施为采用中、西药、手术及高压氧等综合治疗。

（五）护理措施

1. 止痛：疼痛是患者较为突出的症状。使用止痛药物可减轻患者痛苦，但应避免药物成瘾。

2. 保护患肢：防止外伤，注意保暖，避免受寒，但不能局部加温。保持足部清洁、干燥，有足癣者宜及时治疗。

3. 绝对戒烟：禁止咖啡、浓茶及刺激性食物。

4. 测皮温：在 15～20℃室温条件下，患肢皮温常较正常侧低 2℃以上。应定期用半导体测温计测量肢体皮肤温度，两侧对照，并记录，以观察疗效。

5. 对施行血管重建术的患者，术后患肢应平置并制动 2 周。卧床期间坚持做足背伸屈运动，以促进小腿部静脉血液回流。

6. 健康教育：绝对戒烟；保护患肢，避免外伤；注意患肢保暖；指导患者进行肢体运动，以促进侧支循环建立；合理使用止痛药物。

经典解析

1. 患者平卧抬高下肢，排空静脉血，在大腿根部扎止血带阻断大隐静脉，然后让患者站立，10 s 后放开止血带，若出现自上而下的静脉逆向充盈，则提示（　　　）。

    A．大隐静脉瓣膜功能不全　　　　　B．小隐静脉瓣膜功能不全

    C．下肢深静脉通畅　　　　　　　　D．交通支瓣膜功能异常

【答案解析】本题应选 A。此为大隐静脉瓣膜功能试验。若曲张静脉自上而下迅速逆向充盈，提示大隐静脉瓣膜功能不全。

2. 患者，男性，38 岁，稍长距离步行后感左小腿疼痛，肌肉抽搐而跛行，稍休息后症状消失，平时感左足发凉，怕冷，有麻木感，左足背动脉搏动减弱。应考虑（　　　）。

    A．深静脉血栓形成　　　　　　　　B．动脉粥样硬化

    C．血栓闭塞性脉管炎（局部缺血期）　D．血栓闭塞性脉管炎（营养障碍期）

【答案解析】本题应选 C。血栓闭塞性脉管炎（局部缺血期）无明显临床表现，或只有患肢麻木、发凉、针刺等异常感觉，患肢皮肤温度稍低，色泽较苍白，足背和胫后动脉搏动减弱。

基础过关

一、名词解释

1. 下肢静脉曲张　　　　2. 血栓闭塞性脉管炎　　　　3. 间歇性跛行

二、单项选择题

1. 下肢静脉曲张早期的主要症状是（　　）。
 A. 下肢沉重感 　　　　　　　　　 B. 曲张静脉破裂出血
 C. 溃疡形成 　　　　　　　　　　 D. 血栓性静脉炎

2. 下列属于下肢静脉曲张的主要病因的是（　　）。
 A. 静脉瓣膜功能不全 　　　　　　 B. 心功能不全
 C. 下肢运动减少 　　　　　　　　 D. 长期卧床

3. 确诊下肢静脉疾病最可靠的方法是（　　）。
 A. B 超 　　　　　　　　　　　　 B. 交通支瓣膜功能试验
 C. 下肢静脉造影 　　　　　　　　 D. 深静脉回流试验

4. 大隐静脉曲张患者不能进行手术治疗的情况是（　　）。
 A. 大隐静脉瓣膜功能不全 　　　　 B. 交通支瓣膜功能不全
 C. 患肢深静脉回流不畅 　　　　　 D. 小腿慢性溃疡

5. 治疗下肢静脉曲张最根本、最有效的方法是（　　）。
 A. 使用弹力绷带或穿弹力袜 　　　 B. 硬化治疗
 C. 手术治疗 　　　　　　　　　　 D. 抬高患肢

6. 血栓闭塞性脉管炎的病因不包括（　　）。
 A. 长期大量吸烟 　　　　　　　　 B. 气候寒冷潮湿
 C. 下肢活动不足 　　　　　　　　 D. 免疫功能异常

7. 血栓闭塞性脉管炎最常见的病变部位是（　　）。
 A. 上肢的中小动脉 　　　　　　　 B. 上肢的中小静脉
 C. 下肢的中小静脉 　　　　　　　 D. 下肢的中小动脉

8. 血栓闭塞性脉管炎局部缺血期患肢表现正确的是（　　）。
 A. 间歇性跛行 　　　　　　　　　 B. 趾甲变厚、肌肉萎缩
 C. 持续性疼痛、夜间更甚 　　　　 D. 趾端皮肤发绀、发凉

三、判断题

1. 下肢静脉曲张主要发生在下肢深静脉。 （　　）
2. 下肢静脉曲张患者，凡深静脉通畅、无手术禁忌证者均可手术治疗。 （　　）
3. 在建筑工地从事负重工作不容易发生下肢静脉曲张。 （　　）
4. 血栓闭塞性脉管炎多发生于下肢的小静脉。 （　　）
5. 血栓闭塞性脉管炎营养障碍期时，患者常表现为典型的间歇性跛行。 （　　）

四、简答题

1. 简述血栓闭塞性脉管炎的生活护理要点。
2. 简述下肢静脉曲张的临床表现。

📖 提升训练

一、名词解释

深静脉通畅试验

二、单项选择题

1. 患者，女性，30岁。下肢表浅静脉曲张，给予保守治疗。下列会加重病情的是（　　）。

    A. 避免久立
              B. 防止便秘

    C. 适当休息，抬高患肢
      D. 坐位时双膝交叉

2. 患者，男性，60岁。因下肢不适6个月来院就诊，被诊断为下肢静脉曲张。护士最可能观察到的临床表现是（　　）。

    A. 皮肤溃疡
              B. 足部水肿

    C. 下肢酸麻乏力
        D. 下肢静脉迂曲、隆起

3. 患者，男性，50岁。患单纯性下肢静脉曲张，行大隐静脉高位结扎剥脱术，术后早期活动的目的是防止发生（　　）。

    A. 患肢肿胀
              B. 患肢僵硬

    C. 血管痉挛
             D. 深静脉血栓

4. 患者，女性，60岁。因右下肢静脉曲张行大隐静脉高位结扎剥脱术。术后护士指导其使用弹力绷带的正确方法是（　　）。

    A. 包扎前应下垂患肢

    B. 手术部位的弹力绷带应缠绕得更紧

    C. 两圈弹力绷带之间不能重叠

    D. 包扎后应能扪及足背动脉搏动

5. 患者，男性，49岁。双小腿静脉明显隆起并伴酸胀。行大隐静脉剥脱术，术后弹力绷带一般维持包扎的时间是（　　）。

    A. 1周
               B. 2周

    C. 3周
               D. 4周

6. 患者，女性，47岁。长时间站立后自感右下肢酸胀、沉重，体检见右小腿内侧有蚯蚓状静脉团块，诊断为单纯性下肢静脉曲张，行大隐静脉高位结扎剥脱术。术后2天，正确的护理措施是（　　）。

    A. 绝对卧床
               B. 半坐卧位

    C. 鼓励下地行走
         D. 保持患肢下垂

7. 患者，女性，39岁。下肢静脉曲张剥脱术后护理措施错误的是（　　）。

    A. 尽量穿宽松衣物
      B. 抬高患肢30°

    C. 绝对卧床休息1周
    D. 术后弹性绷带包扎2周

8. 患者，男性，35岁。患血栓闭塞性脉管炎2年，近来双下肢出现持续性疼痛，夜间尤为明显，无法入眠。对其护理不正确的是（　　）。

    A. 嘱其戒烟
               B. 抬腿练习

    C. 热水袋保暖，减轻疼痛
    D. 保护患肢

9. 患者，男性，64岁。偏瘫卧床3年。近日出现小腿疼痛、肿胀、苍白，疑为深静脉血栓形成。社区护士指导家属禁止按摩患肢，其目的是（　　）。

    A. 预防出血
             B. 防止血栓脱落

    C. 促进静脉回流
         D. 缓解疼痛

三、论述题

患者，男性，42 岁。吸烟 20 年，出现右下肢麻木发冷，间歇性跛行 8 年，足背动脉搏动消失。患者为初次就诊。

问题：（1）为防止病情进一步加重，首先应采取什么措施？

（2）为明确诊断还应做哪些检查？

（3）为促进侧支循环建立，可采取的护理措施有哪些？该注意什么？

第十四章

泌尿及男性生殖系统疾病

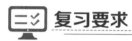 **复习要求**

1. 掌握：肾、输尿管、膀胱结石的临床表现、治疗要点及护理措施；良性前列腺增生的临床表现。

2. 熟悉：肾、尿道损伤的临床表现和治疗要点；肾、输尿管结石的病因；良性前列腺增生的护理措施；急性肾衰竭的病因、多尿期的临床表现及护理措施。

3. 了解：肾损伤的病理类型；尿道损伤的病因；泌尿系统结石的一般护理和体外冲击波碎石术的护理要点；良性前列腺增生的病因、治疗要点。

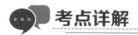 **考点详解**

一、肾损伤

（一）病因病理

腰部遭受直接暴力撞击、挤压或间接的剧烈震荡以及锐器、火器等打击都可引起肾损伤。肾损伤分为闭合性损伤和开放性损伤，肾损伤以闭合性损伤较多见。
根据肾脏损伤程度，可分为以下四种病理类型。

1. 肾挫伤：肾包膜和肾盂黏膜均完整，血尿轻。

2. 肾部分裂伤：肾包膜破裂或肾盂黏膜，可有明显血尿、肾周围血肿或尿外渗。

3. 肾全层裂伤：肾包膜、实质和肾盂黏膜均断裂或裂伤，血尿严重。

4. 肾蒂裂伤：肾蒂血管撕裂或断裂，常来不及诊治即死亡。

（二）临床表现

1. 血尿：常表现为全程血尿。血尿的轻重与损伤程度并不一定一致。

2. 疼痛：腰、腹部疼痛，肾绞痛，全腹疼痛。

3. 腰、腹部肿块。

4. 休克。

5. 发热。

（三）治疗要点

1．非手术治疗：嘱患者绝对卧床休息2～4周，加强止血、抗休克、抗感染等措施。

2．手术治疗：有以下情况者需手术治疗：难以控制的出血、开放性肾损伤、肾盂破裂、肾粉碎伤、肾蒂伤、合并腹腔脏器伤、严重尿外渗。

3．出院后3个月内不宜参加体力劳动。

二、尿道损伤

（一）病因

尿道损伤在泌尿系统损伤中最常见，多发生于男性青壮年。好发于尿道球部（多由骑跨伤所致）和膜部（多因骨盆骨折引起）。可分为开放性损伤和闭合性损伤。闭合性损伤多因钝性暴力导致，进行尿道腔内器械检查、治疗时操作不当亦可引起；开放性损伤多为锐器或火器所致。根据损伤程度分为挫伤和撕裂伤。

（二）临床表现

1．休克。

2．疼痛。

3．尿道口滴血或血尿。

4．排尿困难与尿潴留。

5．局部血肿和瘀斑。

6．尿外渗：前尿道损伤时尿外渗至会阴、阴囊、阴茎及前腹壁浅筋膜；后尿道损伤尿外渗至耻骨后间隙和膀胱周围。

（三）治疗要点

合并休克者首先应抗休克。能自行排尿者采用多饮水、使用抗生素防治感染等措施。排尿困难者若能插入导尿管，应留置导尿管7～14 d；若不能插入导尿管者须手术治疗。手术方式有尿道修补术、断端吻合术、尿道会师术和耻骨上膀胱造瘘。术后常规留置导尿管，并采用止血、抗感染等措施。有尿外渗者，局部多切口引流。

后期可能形成尿道狭窄，应定期扩张尿道。

三、泌尿系统结石

泌尿系统结石，又称尿石症，包括肾结石、输尿管结石、膀胱结石和尿道结石，是泌尿外科的常见病。

结石由晶体和基质组成。晶体成分主要有草酸钙、磷酸钙、尿酸盐、磷酸镁铵和碳酸盐等；基质主要是氨基己糖。尿石多在肾内形成，可下降至输尿管、膀胱及尿道，但膀胱亦可形成结石。尿石主要引起尿路梗阻、感染和黏膜损伤，且互为因果。

（一）病因

目前认为泌尿系统结石是多种因素综合作用的结果。尿中形成结石晶体的盐类呈超饱和状态，尿中抑制晶体聚集的物质不足和核基质等的存在，是形成结石的主要因素。这些因素与个人生活史、患有某些疾病等情况有关。①疾病史：如甲状旁腺功能亢进、痛风、泌尿系统异物、梗阻或感染等；②长期卧床；③饮食习惯：长期饮水少，喜食菠菜、番茄、芦笋等高草酸饮食，易患草酸盐结石；喜食动物内脏、花生、豆类等高嘌呤类饮食，易患尿酸盐结石；儿童食物中长期低蛋白、低磷酸盐等，易患膀胱结石；④环境因素；⑤用药史：如大量使用维生素 C、维生素 D、糖皮质激素及磺胺类药物等；⑥年龄和性别因素。

（二）临床表现

1. 肾、输尿管结石

（1）疼痛。

（2）血尿：多为镜下血尿。疼痛或活动后伴发血尿是肾、输尿管结石的特征性表现。

（3）其他表现：合并感染时腰痛加重，并出现寒战、高热和膀胱刺激症状等表现；伴严重肾积水时，可触及腹部肿块。

2. 膀胱结石：典型症状为排尿突然中断，并出现放射至会阴部的剧烈疼痛。改变体位可恢复排尿，疼痛可缓解，合并感染则出现脓尿，膀胱刺激症状加重；结石嵌顿于膀胱颈部，可发生急性尿潴留。

（三）辅助检查

1. 实验室检查：尿液检查常见红细胞，若运动后尿中红细胞增多，则有重要意义；伴感染时有白细胞。结石成分测定。血和尿的钙、磷、尿酸、肌酐水平测定。

2. 影像学检查：X 线检查（包括平片、排泄性尿路造影、逆行尿路造影）、CT、B 超。

3. 膀胱镜检查：是判断有无膀胱结石最可靠的方法（不作为常规检查）。

（四）治疗要点

1. 肾、输尿管结石

（1）保守疗法：结石直径＜0.6 cm，光滑，无尿路梗阻、无感染、纯尿酸或胱氨酸结石。方法有大量饮水、调节饮食、控制感染、解痉止痛、调节尿 pH、药物治疗等。

（2）体外冲击波碎石术（ESWL）：是目前治疗肾、输尿管结石的首选方法。最适宜于直径＜2.5 cm 的结石。

（3）手术治疗：

①非开放性手术：经皮肾镜取石或碎石术（PCNL）：主要适用于直径＞2.5 cm 的肾盂结石及下肾盏结石；经尿道膀胱（输尿管）碎石术。

②开放性手术：较少采用。

2. 膀胱结石：治疗原则是手术治疗的同时去除病因。常用方法：小结石采用经膀胱镜机械、激光、超声、液电波碎石；结石过大、过硬或有膀胱憩室者，经耻骨上膀胱切开取石。

（五）护理措施

1. 非手术疗法的护理

（1）促进排石：鼓励患者多饮水，每日饮水量应在 3 000 mL 以上；指导患者适当运动；遵医嘱使用抗生素防治感染。

（2）解痉止痛。

（3）根据结石成分、生活习惯和条件适当调整饮食。

（4）调节尿 pH。

（5）药物治疗：临床常用枸橼酸钾治疗含钙结石；用别嘌呤醇治疗尿酸盐结石；用乙

酰异羟肟酸防止磷酸镁铵晶体的形成；用巯 α-丙酰甘氨酸治疗胱氨酸结石。向患者介绍用药的注意事项，密切观察药物的不良反应。

2. 体外冲击波碎石术的护理

（1）碎石术前护理：术前检查心、肝、肾等重要脏器功能及凝血功能；术前 3 d 内禁食肉、蛋及糖类等易产气的食物，术前晚服用缓泻剂或灌肠；术日晨应禁食、禁水。嘱患者在治疗过程中要配合定位措施；告知患者在碎石过程中碎石机的响声较大，不必紧张。（2）碎石术中护理：①镇静止痛；②按要求调整好患者体位并固定；③保护邻近器官。

（3）碎石术后护理：①鼓励患者多喝水；②若出现肾绞痛遵医嘱用解痉止痛药物；③每次排尿均须过滤，以便观察碎石排出情况；④直径＞2 cm 的结石或感染性结石须常规应用广谱抗生素 3～5 d；⑤观察有无 ESWL 后并发症；⑥嘱患者遵医嘱定期拍摄泌尿系统平片，以了解结石排出情况；⑦两次 ESWL 治疗的间隔期不得少于 1 周。

（六）健康教育

1. 鼓励患者多饮水，保证每日尿量不少于 2 000 mL；同时增加适当运动，以预防尿石形成和促进尿石排出。

2. 指导患者根据尿石成分合理安排饮食，以减少结石的产生和复发。

3. 告知患者养成良好的排尿习惯，做到不憋尿，避免膀胱过度充盈。

四、良性前列腺增生

（一）病因

良性前列腺增生多发生于 50 岁以上的男性。一般认为，老龄和激素失衡是发病的基础，性激素的分泌紊乱是发病的重要原因。受凉、劳累、情绪改变、进食辛辣食物及酗酒等因素，常可使原有病情加重。

（二）临床表现

前列腺增生的病程一般分为刺激期、代偿期和失代偿期三个阶段。

1. 尿频：尤以夜间为甚，是前列腺增生最早出现的症状。

2. 排尿困难：进行性排尿困难是前列腺增生最重要的症状。由轻至重，发展缓慢，严重时尿呈滴沥状。

3. 尿潴留：以慢性尿潴留多见。亦可出现急性尿潴留。

4. 其他：合并膀胱炎时可有膀胱刺激征；伴有膀胱结石时可并发血尿；长期排尿困难可引起腹外疝、内痔及脱肛；晚期可出现肾积水和肾功能不全。

（三）辅助检查

1. 血、尿常规及肾功能检查。

2. B 超检查。

3. 尿流率检查：最大尿流率＜10 mL/s 表明梗阻较为严重，是手术指征之一。

4. 直肠指检：排尿后可于直肠前壁触及前列腺增大，表面光滑，质韧有弹性，中央沟变浅、消失或隆起。

（四）治疗要点

刺激期和代偿早期前列腺增生常用 5α-还原酶抑制剂和 α-受体阻滞剂治疗；对合并心、

脑、肺等重要器官疾病而不能耐受手术者，可采用微波、射频、激光、前列腺支架、气囊扩张、高能聚焦超声等方法治疗，大部分患者的症状可获减轻。对梗阻严重、反复感染或有肾功能不全、残余尿量超过 60 mL 者，应手术治疗。

目前最常用的是经尿道前列腺电切术（TURP），手术创伤小，效果较好，尤其适用于高龄体弱者。对发生急性尿潴留者，应导尿并留置导尿管；若导尿管不能插入，则行耻骨上膀胱穿刺或造瘘引流尿液。

（五）护理措施

1. 非手术及术前护理

（1）病情观察：严密观察生命体征，及时发现并发症。

（2）生活护理：保持大便通畅；忌烟、酒及进食辛辣刺激食物；勿在短时间内快速大量饮水，或饮用有利尿作用的饮料。

（3）用药护理：前列腺增生早期，症状较轻时可采用药物治疗。雌激素的副作用大，不宜长期服用。

（4）对症护理：急性尿潴留时，减少饮水，尽快解除尿潴留。导尿是最简单、最常用的方法。

2. 术后护理

（1）严密观察病情。

（2）耻骨上经膀胱前列腺切除术术后护理：观察及防止手术后出血是手术后护理的重点。①安置体位：术后患者应卧床休息，不得随意活动或坐起。②密切观察导尿管引流的血尿情况：一般术后 48 h 为血尿，以后血尿颜色应由深变浅，渐至正常。术后气囊内应保留液体 30～50 mL，以压迫前列腺窝，达到止血作用。③拔管护理：耻骨后引流管于手术后 3～4 d 拔除，气囊导尿管一般在术后 10 d 左右拔除。耻骨上膀胱造瘘管一般在术后 2 周左右拔除。④并发症防治：术后 1 周内，禁止做肛门肛管排气或灌肠，以免挤压前列腺窝引起出血。

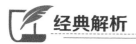 **经典解析**

患者，男性，45 岁，右侧输尿管结石。1 h 时前肾绞痛发作，剧烈疼痛，难以忍受，被送至医院急诊科。患者辗转不安、面色苍白、出冷汗，呕吐 2 次。首要的处理措施是（ ）。

　　A．静脉输液　　　　　　　　　B．解痉、镇痛

　　C．镇静、止吐　　　　　　　　D．抗感染

【答案解析】本题应选 B。输尿管结石发生绞痛主要是因结石造成梗阻，处理应以解痉镇痛为主。

 基础过关

一、名词解释

1. 肾绞痛　　　　　2. 少尿　　　　　3. 无尿

二、单项选择题

1. 后尿道损伤，尿外渗常出现的部位是（　　）。
   A. 下腹部　　　　　　　　　　　　B. 阴茎、阴囊
   C. 会阴部　　　　　　　　　　　　D. 膀胱周围

2. 肾、输尿管结石的主要临床表现是（　　）。
   A. 疼痛、肿块　　　　　　　　　　B. 疼痛、脓尿
   C. 疼痛、血尿　　　　　　　　　　D. 疼痛、休克

3. 膀胱结石最典型的症状是（　　）。
   A. 尿急　　　　　　　　　　　　　B. 排尿疼痛、尿流中断
   C. 尿频　　　　　　　　　　　　　D. 排尿困难

4. 良性前列腺增生最早出现的症状是（　　）。
   A. 排尿困难　　　　　　　　　　　B. 尿频
   C. 血尿　　　　　　　　　　　　　D. 尿潴留

5. 良性前列腺增生最重要的症状是（　　）。
   A. 排尿困难　　　　　　　　　　　B. 尿频
   C. 血尿　　　　　　　　　　　　　D. 尿潴留

三、判断题

1. 男性前尿道球部损伤多由骨盆骨折所致，后尿道膜部损伤多因骑跨伤引起。
   （　　）
2. 疼痛后伴发血尿是肾、输尿管结石的特征性表现。　　　　　　　（　　）
3. 手术治疗是目前治疗肾、输尿管结石的首选方法。　　　　　　　（　　）
4. 两次体外冲击波碎石术治疗的间隔期不得少于 2 周。　　　　　　（　　）
5. 进行性排尿困难是前列腺增生最早出现的症状。　　　　　　　　（　　）

四、简答题

1. 简述泌尿系结石的一般护理措施。
2. 简述体外冲击波碎石术（ESWL）的护理要点。
3. 前列腺增生的临床表现有哪些？

📖 提升训练

一、单项选择题

1. 患者，男性，22 岁。从高处坠下，会阴部骑跨于硬物上，不能排尿，尿道外口有少许溢血，外阴部和下腹壁肿胀，试插导尿管失败。此时应考虑（　　）。
   A. 前尿道损伤　　　　　　　　　　B. 会阴部挫伤
   C. 后尿道损伤　　　　　　　　　　D. 膀胱损伤

2. 患者，男性，25 岁。不慎从高处摔下，诊断为尿道损伤，下列处理错误的是（　　）。
   A. 恢复尿道的连续性　　　　　　　B. 引流尿液，解除尿潴留
   C. 尿外渗部位，应做切开引流　　　D. 用气囊导尿管压迫止血

3. 患者，女性，42 岁。确诊输尿管结石 2 年余，护士在采集病史时，其主诉的主要症状是（　　）。

    A. 与活动有关的疼痛　　　　　　　B. 排尿困难

    C. 尿频尿急　　　　　　　　　　　D. 无痛性血尿

4. 患者，男性，43 岁。近日来腰部隐痛，2 h 前活动后突然出现阵发性剧痛，并向会阴部放射，伴面色苍白、恶心、呕吐，镜下血尿。此时应考虑（　　）。

    A. 急性胆管炎　　　　　　　　　　B. 急性阑尾炎

    C. 肾结石　　　　　　　　　　　　D. 肠梗阻

5. 患儿，男性，7 岁。在排尿过程中突然尿流中断、疼痛不已，蹲下后又能继续排尿，应考虑（　　）。

    A. 肾结石　　　　　　　　　　　　B. 膀胱结石

    C. 尿道结石　　　　　　　　　　　D. 输尿管结石

6. 患者，男性，66 岁。近 5 年来排尿次数增多，夜尿尤甚，1 个月来出现排尿费力和分段排尿，有时排尿不成线并出现终末血尿。最可能的诊断是（　　）。

    A. 膀胱结石　　　　　　　　　　　B. 膀胱肿瘤

    C. 前列腺增生　　　　　　　　　　D. 前列腺癌

7. 患者，男性，64 岁。既往有排尿困难史多年，夜尿次数增多，直肠指诊发现前列腺肥大，中间沟消失。该患者目前应考虑（　　）。

    A. 膀胱癌　　　　　　　　　　　　B. 良性前列腺增生

    C. 尿道狭窄　　　　　　　　　　　D. 膀胱结核

8. 患者，男性，71 岁。因良性前列腺增生行前列腺切除术。术后留置气囊导尿管的主要目的是（　　）。

    A. 切口引流　　　　　　　　　　　B. 膀胱冲洗

    C. 压迫前列腺窝　　　　　　　　　D. 观察尿量

二、判断题

1. 尿道损伤患者试插导尿管成功后应留置导尿管 7～14 天。　　　　　（　　）

2. 出现肾绞痛时，可遵医嘱应用阿托品和哌替啶解痉止痛。　　　　　（　　）

3. 前列腺增生患者残余尿量大于 30 mL，应手术治疗。　　　　　　　（　　）

4. 前列腺切除术后早期护理的重点应是观察和防治出血。　　　　　　（　　）

三、论述题

患者，男性，35 岁。厨师，平素喜肉食，不喜蔬菜，不爱喝水。因活动后突发腰部疼痛，向下腹、会阴及大腿内侧放射。尿液检查示镜下血尿。尿路平片示右肾盂内有多个直径 0.3～0.5 cm 大小的结石。拟诊为肾结石。

问题：（1）该患者发生肾结石的相关因素有哪些？

    （2）患者出现疼痛和血尿的原因是什么？

    （3）目前的主要治疗及护理措施有哪些？

第十五章

运动系统疾病

复习要求

1.掌握：骨折的临床表现、急救处理和治疗要点；关节脱位的临床表现和治疗要点；颈椎病、腰椎间盘突出症的护理措施。

2.熟悉：骨折的并发症和一般护理措施，小夹板固定、石膏绷带固定和牵引患者的护理要点；关节脱位的病因、分类和肩关节脱位的临床表现；颈椎病、腰椎间盘突出症的临床表现。

3.了解：骨折的病因和分类。

考点详解

一、骨折

骨的完整性和连续性中断，即为骨折。

（一）病因及分类

1．病因：①直接暴力；②间接暴力；③积累劳损：长期、反复的慢性压力集中作用于骨骼所发生的骨折，也称疲劳性骨折；④骨骼病变：由骨髓炎、骨肿瘤等病变导致骨质破坏，使骨在受到轻微外力甚至正常活动时即可发生骨折，称为病理性骨折。

2．分类

（1）根据骨折处皮肤黏膜的完整性分类：①闭合性骨折：骨折处皮肤或黏膜完整，骨折断端不与外界相通；②开放性骨折：骨折处皮肤或黏膜破损，骨折断端与外界相通，常伴有不同程度的污染，易继发感染。

（2）根据骨折程度和形态分类：①不完全性骨折：骨的完整性和连续性部分中断，如裂缝骨折、青枝骨折等；②完全性骨折：骨的完整性和连续性全部中断，如横形骨折、斜形骨折、螺旋形骨折、粉碎性骨折、嵌插骨折、压缩性骨折等。

（3）根据骨折端稳定程度分类：①稳定性骨折：骨折端不易移位或复位固定后不易再发生移位的骨折，如裂缝骨折、横形骨折、嵌插骨折等；②不稳定性骨折：复位固定后易于发生再移位的骨折，如斜形骨折、螺旋形骨折、粉碎性骨折等。

（二）临床表现

1. 全身表现：见于严重骨折和多发性骨折：①休克；②发热：一般不超过 38℃，开放性骨折出现高热时应考虑感染的可能。

2. 局部表现：可出现骨折处疼痛、肿胀、瘀斑和伤肢的功能障碍等一般表现。骨折的特有体征包括：①畸形：主要为患肢缩短、成角、旋转畸形；②异常活动；③骨擦音或骨擦感。

以上特有体征中有一项出现，即可确诊为骨折。无特有体征时应常规进行 X 线检查，以便确诊。

（三）骨折并发症

1. 早期并发症：常见的并发症有：①休克；②血管、神经损伤；③脏器损伤；④脂肪栓塞综合征：成人骨折断端髓腔内血肿压力过大，髓腔破坏后脂肪滴进入破裂的静脉窦内，可引起肺、脑脂肪栓塞；⑤骨筋膜室综合征：多见于前臂和小腿，是由于骨筋膜室内压力增高，局部肌肉和神经急性缺血，肢体出现剧痛、肿胀、皮肤苍白或发绀、功能障碍等一系列表现的综合征；⑥感染。

2. 晚期并发症：常见的并发症有：①关节僵硬（最常见）；②愈合障碍；③损伤性骨化（骨化性肌炎）；④缺血性肌挛缩（骨折最严重的并发症之一，及时发现并正确处理骨筋膜室综合征是预防的关键）；⑤创伤性关节炎；⑥缺血性骨坏死；⑦其他：长期卧床易引起皮肤压疮、坠积性肺炎、下肢深静脉血栓、泌尿系统感染和结石等。

（四）急救处理

原则是用简便而有效的方法抢救生命，正确处理伤口，妥善固定骨折处，防止继续损伤和污染，迅速转运至医院，进行及时正确的治疗。

疑有脊柱骨折，应三人采用平托法或滚动式搬运法将患者移至硬板担架上，仰卧，避免躯干屈曲或扭转；颈椎骨折应有专人固定患者头部并使下颌处于过伸位并给予牵引，与全身同步移至硬板担架后仰卧，肩两侧垫软枕，使颈部呈略过伸位，颈两侧用沙袋固定。

（五）治疗要点

骨折的治疗原则是复位、固定和康复治疗。

1. 复位：是将移位的骨折端恢复正常或接近正常的解剖位置，重建骨的支架作用。常用方法有手法复位（最常用）、持续牵引复位（既有复位作用、又有固定作用）和手术复位。

2. 固定：有外固定和内固定。外固定包括使用小夹板、石膏绷带、持续牵引固定、外展架、外固定器等，用于肢体外部固定；内固定是通过手术将固定物置于肢体内部的固定。

3. 康复治疗：通常在骨折固定后即可开始康复治疗。早期开始康复治疗，有利于患肢功能恢复，防止并发症的发生。

（六）骨折的一般护理

1. 病情观察：急危重患者应严密观察生命体征及病情变化并做好记录。

2. 饮食护理：鼓励患者进食清淡、高蛋白、高热量、高维生素、含粗纤维多的饮食，多饮水，避免进食牛奶、糖等易产气食物。注意多饮水，防治便秘。

3. 卧床护理：卧床期间做好生活护理，鼓励、促使患者主动功能锻炼。做好大小便护理、皮肤护理，防止发生压疮和呼吸系统、泌尿系统感染。

4．疼痛的观察和护理：①观察全身和局部的情况：有无发热、水肿、局部温度升高、出血、感觉异常、放射痛、意识障碍等；②根据引起疼痛的不同原因对症处理；③护理操作时动作要轻柔、准确；④移动患者时对损伤部位要重点扶托保护，一次性缓慢移至舒适体位。

（七）骨折外固定的护理

1．小夹板固定的护理

（1）协助医生选择适当规格的夹板，准备软质固定衬垫。

（2）夹板外绑扎的布带，松紧度一般应使捆扎带的带结能向远近两侧较容易地各移动1 cm 或容成人一横指伸入。

（3）固定后抬高患肢，观察患肢远端有无感觉障碍及血液循环障碍；应告知门诊患者，若出现异常应随时返回医院复诊。

（4）固定 2 周后，应根据病情及时行 X 线检查。

（5）指导患者做好患肢功能锻炼。

2．石膏绷带固定的护理

（1）协助医生行石膏绷带包扎：①清洗患肢皮肤，如有伤口提前更换敷料；②用衬垫包裹患肢将要固定的区域，在骨隆突处适当加厚衬垫；③帮助患者维持肢体功能位或固定所需体位；④将所需宽度合适的石膏卷或折叠的石膏绷带置于 35～40℃温水中浸泡，待气泡排尽后，用双手握住石膏卷两端取出，从两边向中间挤出水分；⑤协助包扎时注意：自肢体近端向远端包扎，每圈压住前一圈的 1/3，松紧均匀，按抚妥帖；用手掌（不用手指）扶托石膏型；包扎时暴露远端指（趾）；修齐石膏边缘，注明骨折情况和包扎日期。

（2）石膏绷带固定后护理：①石膏干固前禁止搬动和压迫；②抬高患肢；③注意观察肢体远端感觉、运动和血液循环情况，了解有无石膏型局部压迫现象；④保持石膏型清洁，避免受潮、松脱或断裂；⑤拆除石膏后，用温水清洗皮肤并涂搽皮肤保护剂；⑥指导患者功能锻炼。

3．持续牵引的护理

（1）做好牵引术配合工作：①用物准备；②患者准备：向患者及家属介绍牵引的重要性、目的、注意事项；清洗牵引肢体局部皮肤，必要时剃毛并消毒皮肤；③摆好患者体位，协助医生进行牵引术。

（2）牵引术后护理：①设置对抗牵引；②保持有效牵引；③观察患肢远端感觉、运动或血液循环情况，定时测量记录患肢长度，并与健侧比较；④骨牵引针孔处预防感染的护理：两端套上软木塞，预防感染，避免牵引针左右移动，保护针孔处血痂；⑤皮牵引的皮肤护理；⑥指导患者功能锻炼。

二、关节脱位

构成关节的关节面对合关系失常，称为关节脱位（脱臼）。

（一）病因及分类

1．病因

（1）创伤性脱位。

（2）先天性脱位。

（3）病理性脱位。

（4）习惯性脱位：创伤性脱位使关节囊或关节周围韧带撕裂或撕脱，如处理不当易形成关节周围软组织松弛或薄弱，遇较轻外力作用可反复发生脱位。

2．分类

（1）按脱位时间分：新鲜脱位（时间不超过3周）、陈旧性脱位（时间超过3周）。

（2）按有无伤口通入关节内分：闭合性脱位、开放性脱位。

（3）按脱位程度分：全脱位（关节面对合关系完全失常）、半脱位（关节面对合关系部分失常）。

（二）临床表现

1．一般表现：关节疼痛、肿胀、活动功能丧失。

2．特征表现：畸形；弹性固定；关节部位空虚。

3．并发症：可合并关节内、外骨折；可引起关节附近重要血管损伤；牵拉或压迫作用可致附近神经麻痹；晚期可发生骨化性肌炎或创伤性关节炎。

（三）治疗要点

治疗的原则是复位、固定、功能锻炼。

1．复位：主要采取手法复位。对合并关节内骨折、软组织嵌入、陈旧性脱位、手法复位失败者可行手术复位。

2．固定：复位后适当外固定使关节处于稳定位置2～3周。

3．功能锻炼：固定期间要进行关节周围肌肉的收缩活动和患肢其他关节的主动活动。解除固定后逐渐进行以病变关节为重点的主动功能锻炼。

（四）肩关节脱位

1．临床表现：局部疼痛、不能活动、方肩畸形、原关节盂处空虚。杜加试验（Dugas征）阳性。

2．治疗：常采用足蹬复位法；复位后伤肢贴胸壁，屈肘90°悬托固定于胸前约3周。

三、颈椎病

（一）病因及分类

颈椎病是指由颈椎间盘退行性变及继发的椎间关节退行性变，引起临近血管、神经、脊髓受累而导致的症状和体征。常见的病因包括颈椎间盘退行性变、急慢性损伤及先天性颈椎椎管狭窄。

（二）临床表现

颈椎病的临床表现多样，分以下四种类型进行介绍。

1．神经根型颈椎病：此类型最常见，约占颈椎病的50%～60%，是由于颈椎病变压迫神经根所致。临床常表现为颈肩痛，常向上肢放射，伴有皮肤感觉异常、上肢肌力下降、手指活动受限等。体检可见：上肢牵拉试验阳性（医生一手扶患者患侧颈部，一手握患侧腕部，两手向相反方向牵拉，患者患侧上肢出现放射痛和麻木感）；压头试验阳性（患者取坐位，头后仰并偏向患侧，医生用手掌压其头顶，患者出现颈部疼痛并放射至患侧上肢）。

2．脊髓型颈椎病：由于颈椎病变压迫脊髓患者早期出现行走不稳、手活动不便、四肢乏力，颈痛不明显。后期病情加重时出现自下而上的上运动神经元性瘫痪。

3．交感神经型颈椎病：由于颈椎病变的刺激通过脊髓反射或脑-脊髓反射而出现交感神经症状。①交感神经兴奋症状：头痛头晕、恶心呕吐、视觉及听觉障碍、心跳加速、心律不齐、血压升高等。②交感神经抑制症状：头昏眼花、鼻塞、流泪、心动过缓、血压下降等。

4．椎动脉型颈椎病：由于颈椎病变直接刺激压迫椎动脉，病变后颈椎稳定性降低，常由于患者活动时牵拉颈动脉，颈交感神经兴奋，反射性引起椎动脉痉挛等因素所致。患者出现眩晕、头痛、视觉障碍甚至猝倒等症状。

上述四种类型可单独或多种同时出现，可用 X 线、CT、MRI 等检查明确病因、病变部位、类型、程度等。

（三）治疗及护理

1．非手术治疗及护理

（1）枕颌吊带牵引：可采用坐位或卧位，患者头前屈 15° 左右，牵引重量为 2～6 kg，每日数次，每次 1 h，也可持续牵引 6～8 h/d，2 周为一疗程。脊髓型颈椎病不宜采用此法。

（2）颈托或颈围：可限制患者颈椎活动过度，同时有牵引作用。

（3）推拿、按摩及理疗：按摩应由专业人士操作，以免加重损伤。

（4）药物治疗：在症状突出时可用非甾体抗炎药、肌松弛剂等对症治疗，宜短期使用。

（5）健康指导：指导患者生活中的正确姿势，并教会患者做颈部的按摩和上肢锻炼方法。

2．手术治疗及护理：适用于非手术治疗无效，反复发作或严重的脊髓型颈椎病患者。可采用颈椎间盘摘除术，颈椎植骨融合术，颈椎半椎板或全椎板切除术等，以解除刺激或压迫状况。术后应注意观察伤口局部出血情况，呼吸变化及有无脊髓压迫等，并鼓励患者早期进行功能锻炼。

四、腰椎间盘突出症

（一）病因及分类

腰椎间盘突出症是指由于椎间盘变性后，导致纤维环破裂及髓核突出，刺激压迫神经根或马尾神经而出现的一系列综合征，是腰腿痛的常见病因之一。好发于 L_4～L_5 和 L_5～S_1 之间，常见致病因素包括：腰椎间盘退行性变、各种急慢性损伤、妊娠等。

（二）临床表现

患者大多先出现腰痛，而后出现坐骨神经痛（从下腰部向臀部、大腿后方、小腿外侧至足部的放射痛），伴肢体麻木感。腹内压增高时，疼痛加剧。部分马尾神经受压的患者，可出现鞍区感觉迟钝，大小便和性功能障碍。查体可见：①病变椎体间隙、棘突旁 1 cm 处有深压痛、叩痛，并引起下肢放射痛。②部分患者脊柱正常生理弯曲消失，出现腰椎前凸、后凸、侧凸畸形，腰部活动受限。③直腿抬高试验及加强试验阳性：患者仰卧，膝关节伸直后，被动抬高患肢，抬高至 60° 以内即出现坐骨神经放射痛，即为直腿抬高试验阳性；而后，放下患肢，疼痛消失后，被动背屈距小腿关节以牵拉坐骨神经，若患者又出现放射痛，即为加强试验阳性。④受压神经支配的区域出现感觉异常、肌力下降及反射异常等。

临床常用 X 线、CT、MRI 协助诊断，也可用脊髓造影、肌电图检查确定受损范围及程度。

（三）治疗及护理

1．非手术治疗与护理：适用于首次发作、病情较轻的患者，可采用以下措施。

（1）绝对卧硬板床休息：约 3～4 周，嘱患者一切活动均在卧位情况下进行，翻身时避免脊柱弯曲，合理安排饮食预防便秘。

（2）持续骨盆牵引：约 2 周，注意保持牵引的有效性，高血压、心脏病、妊娠期患者禁用此法。

（3）硬膜外封闭：常用皮质类固醇药物封闭，按硬膜外麻醉进行常规护理。

（4）物理疗法：可采用热疗、按摩、电疗等。

2．手术治疗与护理：适用于非手术治疗无效、马尾神经受压者，可行髓核摘除术、椎板切除术等。

术后护理：

（1）平卧硬板床 1～3 周。

（2）注意伤口及引流管的护理，如出现伤口渗出增多、疼痛加剧或下肢感觉、运动功能障碍加重，及时报告医生并协助处理。

（3）指导患者功能锻炼，术后卧床时可做下肢按摩，协助患者定时翻身，进行四肢的活动锻炼；条件允许的情况下，协助患者进行腰背肌锻炼、直腿抬高练习，并逐步开始下床行走。

（4）注意观察术后是否有尿潴留、椎间隙感染、脑脊液漏等并发症。

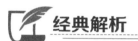 经典解析

1．患者，男性，23 岁。前臂骨折复位行石膏绷带包扎后 1 h，自觉手指剧痛，护士观察到其手指发凉发绀，不能自主活动，应首先考虑的原因是（   ）。

A．室内温度过低　　　　　　　　B．石膏绷带包扎过紧

C．神经损伤　　　　　　　　　　D．静脉损伤

【答案解析】本题应选 B。石膏包扎后手指发凉、发绀，表明末梢循环受阻，常见于石膏绷带包扎过紧。

2．患者，男性，35 岁。坐汽车出行未系安全带，在交通事故中被甩出车外，导致颈部剧痛，四肢感觉和运动功能尚存，身体多处软组织损伤，此时急救搬运方法正确的是（   ）。

A．立刻将其扶起　　　　　　　　B．专人托扶头部

C．2 人抱持搬运　　　　　　　　D．3 人徒手搬运

【答案解析】本题应选 B。颈椎损伤患者需有专人托扶头部，并使其与躯干保持一条直线，即保持脊柱中立位。

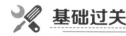 基础过关

一、名词解释

1．骨折　　　　　　　2．病理性骨折

3．关节僵硬　　　　　　　4．弹性固定

二、单项选择题

1．下列各项属于不完全性骨折的是（　　）。
　　A．横行骨折　　　　　　　　　　B．青枝骨折
　　C．压缩骨折　　　　　　　　　　D．嵌插骨折

2．骨折时最具有诊断意义的表现是（　　）。
　　A．疼痛与压痛　　　　　　　　　B．功能障碍
　　C．异常活动　　　　　　　　　　D．肿胀、瘀斑

3．骨折的特有体征是（　　）。
　　A．肿胀、瘀斑、畸形
　　B．畸形、异常活动、骨擦音
　　C．畸形、功能障碍、异常活动
　　D．畸形、弹性固定、骨擦感

4．下列不属于骨折早期并发症的是（　　）。
　　A．骨化性肌炎　　　　　　　　　B．感染
　　C．内脏器官损伤　　　　　　　　D．脂肪栓塞

5．下列属于骨折晚期并发症的是（　　）。
　　A．肱骨干骨折损伤桡神经　　　　B．骨盆骨折损伤后尿道
　　C．肱骨髁上骨折损伤肱动脉　　　D．股骨颈骨折时股骨头坏死

6．在前臂缺血性肌挛缩时特有的畸形是（　　）。
　　A．枪刺刀畸形　　　　　　　　　B．猿手畸形
　　C．垂腕畸形　　　　　　　　　　D．爪形手

7．闭合性骨折转运前最重要的是（　　）。
　　A．使用止痛剂　　　　　　　　　B．手法复位
　　C．固定伤肢　　　　　　　　　　D．抬高患肢

8．对于疑有脊柱骨折的患者，在搬运时应该（　　）。
　　A．用软担架搬动　　　　　　　　B．3人平托放于硬板上搬运
　　C．2人抱持搬运　　　　　　　　D．1人抱持或背负搬运

9．开放性骨折最重要的治疗措施是（　　）。
　　A．早期彻底清创　　　　　　　　B．早期使用抗生素
　　C．及时使用 TAT　　　　　　　　D．及时复位固定

10．骨折与关节脱位共有的特殊体征是（　　）。
　　A．畸形　　　　　　　　　　　　B．异常活动
　　C．骨擦音　　　　　　　　　　　D．弹性固定

11．对于进行骨牵引的患者，如果牵引过度可引起（　　）。
　　A．肌肉萎缩　　　　　　　　　　B．剧烈疼痛
　　C．骨质脱钙　　　　　　　　　　D．骨愈合障碍

12．关于骨折的治疗，下列叙述不正确的是（　　）。
　　A．复位是骨折治疗的原则之一

B．固定是使骨折部位恢复正常或接近正常的解剖位置

C．大多数骨折可手法复位

D．功能锻炼应循序渐进

13．下列最不稳定的骨折类型是（　　　）。

A．斜形骨折　　　　　　　　　　B．青枝骨折

C．横形骨折　　　　　　　　　　D．裂纹骨折

14．四肢骨折拆除外固定时关节活动较差，其原因是（　　　）。

A．缺血性肌挛缩　　　　　　　　B．关节强直

C．关节僵硬　　　　　　　　　　D．骨折尚未完全愈合

15．关于骨折急救处理时进行妥善固定的目的，下列叙述错误的是（　　　）。

A．使移位的骨折得到适当的矫正

B．止痛，可以防止休克

C．便于运输

D．减少骨折端出血

16．关于闭合性骨折的治疗原则，下列叙述错误的是（　　　）。

A．及时清创　　　　　　　　　　B．复位

C．固定　　　　　　　　　　　　D．功能锻炼

17．关节脱位的特征表现是（　　　）。

A．疼痛、压痛　　　　　　　　　B．肿胀、瘀斑

C．弹性固定　　　　　　　　　　D．功能障碍

18．肩关节脱位的特有体征是（　　　）。

A．异常活动　　　　　　　　　　B．方肩畸形

C．骨擦音　　　　　　　　　　　D．功能障碍

19．关节脱位复位后，一般需外固定（　　　）。

A．5～7 天　　　　　　　　　　 B．2～3 周

C．4～5 周　　　　　　　　　　　D．6～8 周

20．下列属于开放性关节脱位表现的是（　　　）。

A．局部疼痛　　　　　　　　　　B．弹性固定

C．关节处明显肿胀　　　　　　　D．关节囊破裂，关节腔与外界相通

21．骨折及关节损伤最为常见的并发症是（　　　）。

A．关节僵硬　　　　　　　　　　B．愈合障碍、关节强直

C．缺血性肌挛缩　　　　　　　　D．创伤性关节炎

22．引起颈椎病的基本病因是（　　　）。

A．颈椎间盘退行性变　　　　　　B．急性或慢性损伤

C．先天性颈椎管狭窄　　　　　　D．遗传因素

23．颈椎病类型中发病率最高的是（　　　）。

A．神经根型　　　　　　　　　　B．脊髓型

C．交感神经型　　　　　　　　　D．椎动脉型

24. 下列属于椎动脉型颈椎病主要症状的是（　　　）。
  A．头痛   B．耳聋、耳鸣
  C．眩晕、猝倒   D．上肢麻木
25. 腰椎间盘突出最易发生的部位是（　　　）。
  A．$L_1 \sim L_2$ B．$L_2 \sim L_3$
  C．$L_3 \sim L_4$ D．$L_4 \sim L_5$
26. 护士指导腰椎间盘突出症患者在手术后早期即进行直腿抬高练习，其目的是预防
（　　　）。
  A．神经根粘连   B．血肿形成
  C．骨质疏松   D．肌肉萎缩

三、判断题

1. 开放性骨折出现高热时应考虑感染的可能。   （　　　）
2. 骨筋膜室综合征多见于上臂和小腿。   （　　　）
3. 骨折复位时最常采用手法复位。   （　　　）
4. 骨折断端已戳出创口时应立即现场还纳。   （　　　）
5. 小夹板固定时缚夹板的带结应尽量收紧，以不能上下移动为宜。 （　　　）
6. 牵引针孔处的血痂要及时清除。   （　　　）
7. 骨折合并大血管损伤应及时应用止血带止血。   （　　　）
8. 关节脱位的治疗原则是复位、固定和功能锻炼。   （　　　）
9. 引起颈椎病的基本病因是急性或慢性颈部损伤。   （　　　）

四、简答题

1. 简述骨折的晚期并发症。
2. 简述小夹板固定患者的护理要点。
3. 简述石膏绷带固定患者的护理要点。
4. 简述牵引术后的护理措施。

提升训练

一、名词解释

1. 脂肪栓塞综合征   2. 骨筋膜室综合征

二、单项选择题

1. 患者，男性，32 岁。长期进行长跑训练，在 20 千米拉力赛后左足第 2、3 跖骨骨折，此骨折最有可能为（　　　）。
  A．病理性骨折   B．疲劳性骨折
  C．裂缝骨折   D．青枝骨折
2. 患者，男性，65 岁。原发性支气管肺癌骨转移。今晨起床时，左小腿疼痛、肿胀，不能行走。X 线示左侧胫腓骨骨干双骨折。导致该患者骨折最可能的原因是（　　　）。
  A．直接暴力   B．间接暴力

C．病理性骨折　　　　　　　　　　D．疲劳性骨折

3．患者，男性，56 岁。车祸致左股骨中段开放性骨折，局部畸形，骨折端外露，伤口有活动性出血。下列急救措施不妥的是（　　　）。

A．将外露骨折端现场整复　　　　　B．用清洁布类加压包扎伤口

C．就地取材固定患肢　　　　　　　D．迅速送往医院

4．患儿，女性，11 岁。放学回家路上被人突然撞击，跌倒在地，入院诊断为髌骨骨折，其致病因素为（　　　）。

A．直接暴力　　　　　　　　　　　B．间接暴力

C．病理性骨折　　　　　　　　　　D．积累劳损

5．患者，男性，28 岁。不慎从高处跌落，疑有脊柱骨折，在现场处理中错误的是（　　　）。

A．立即背起患者去医院

B．初步检查有无其他损伤

C．平托法将患者置于硬板担架上

D．保持脊柱中立位，防止前屈、旋转

6．患者，女性，40 岁。在急诊科从事护理工作 13 年，因为工作长期处于紧张状态，在患者行动不便时还要协助搬运患者，劳动强度较大，因此经常感到身心疲惫。近期腰部不适加重，检查为腰椎间盘突出。导致其损伤的职业因素属于（　　　）。

A．化学性因素　　　　　　　　　　B．生物性因素

C．机械性因素　　　　　　　　　　D．放射性因素

三、判断题

1．关节僵硬是骨折及关节损伤最常见的晚期并发症。　　　　　　　　（　　）

2．下肢骨折的患者为设置对抗牵引可抬高床头 15～30 cm。　　　　　（　　）

3．患者石膏管型内疼痛时，应及时给予止痛剂。　　　　　　　　　　（　　）

4．石膏绷带固定应自肢体远端向近端包扎。　　　　　　　　　　　　（　　）

5．手术复位可达理想的解剖复位，因此最为常用。　　　　　　　　　（　　）

6．颈椎病发病率最高的类型是神经根型。　　　　　　　　　　　　　（　　）

7．腰椎间盘突出最易发生的部位是 $L_2 \sim L_3$。　　　　　　　　　　　（　　）

四、论述题

患者，男性，28 岁。不慎从高处跌落，1 h 后急送医院。

体格检查：神清，腹痛，右大腿部畸形、疼痛。X 线片显示右股骨下端骨折。经闭合复位后采用胫骨结节牵引。

问题：（1）为保持有效牵引，牵引过程中有哪些注意事项？

（2）为避免过度牵引，护理措施有哪些？

（3）骨牵引常见的并发症有哪些？